Sophia's
필라테스 홈트

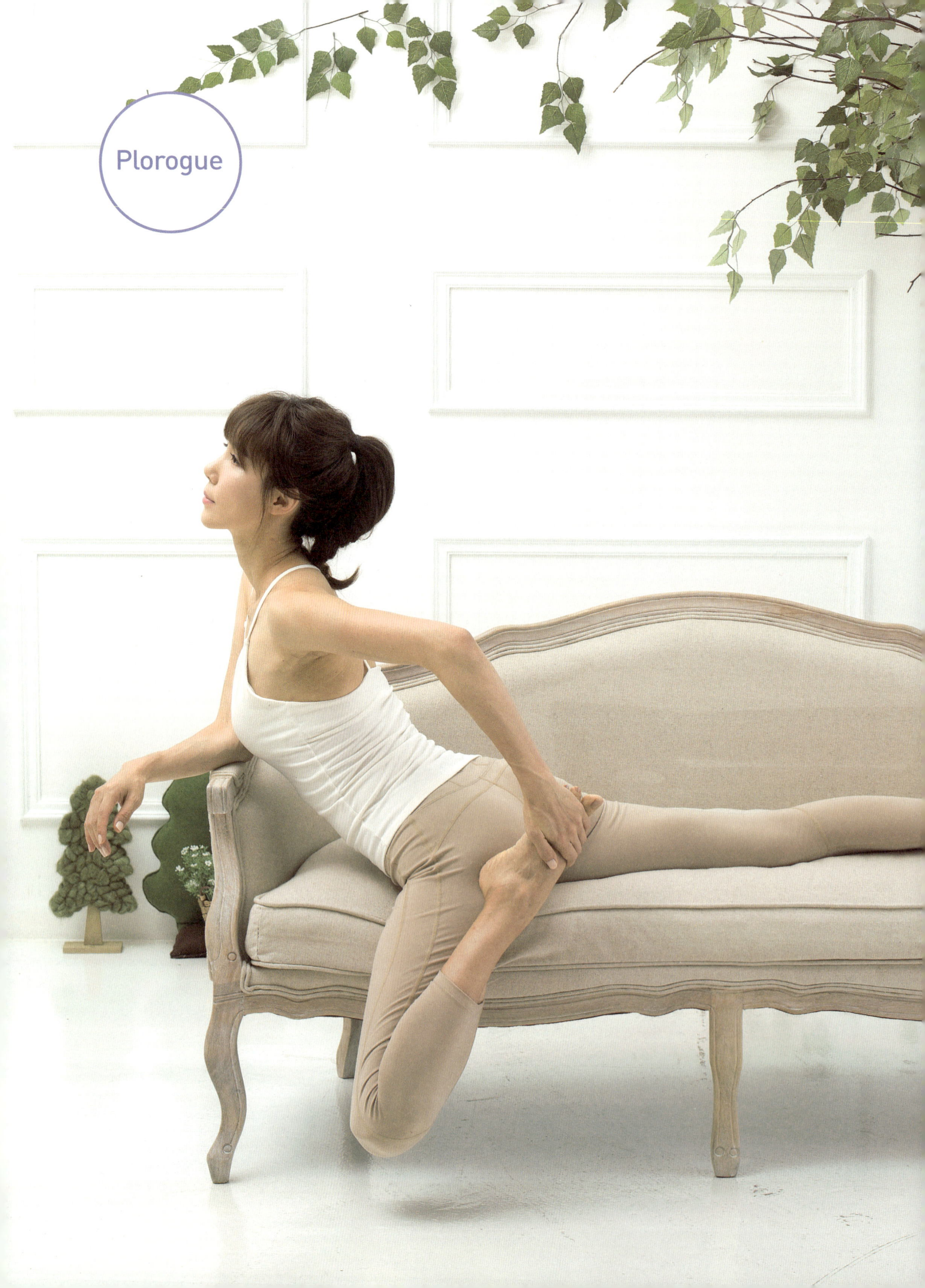

Plorogue

나 혼자 운동한다!
필라테스 홈트 Pilates Home Training

요즘 필라테스가 젊은 여성들에게 아주 인기예요. 멋진 모습으로 필라테스를 하는 사진 속 주인공들을 보면서 '나도 저렇게 하면 몸매가 날씬해질 수 있을까?' 상상하게 되죠. 사진 속 이미지뿐 아니라 실제로도 필라테스만큼 남녀노소에게 좋은 운동이 없답니다.

필라테스는 신체의 균형과 근육의 힘, 유연성을 길러주는 전신운동이에요. 필라테스를 꾸준히 하면 근육이 단련돼 군살이 없어지고, 관절과 척추가 강화돼 자세에 균형이 잡혀요. 스트레스 해소에도 도움이 되고, 심폐능력과 순환기가 강화되는 효과도 있어요.

필라테스는 근력과 지구력, 유연성이 향상된다는 점에서 요가와 비슷한 점이 많아요. 하지만 요가보다 동적이어서 다이어트 효과가 클 뿐 아니라, 지루하지 않고 재미있게 운동할 수 있답니다.

필라테스는 특히 현대 해부학과 운동과학을 바탕으로 고안된 신체 단련 운동이기 때문에 어떤 운동보다 과학적이고 운동 효과가 큽니다. 제2차 세계대전 때 독일인 조셉 필라테스(Joseph H. Pilates)에 의해 병사들의 재활운동으로 개발되었다고 알려져 있어요.

필라테스의 핵심은 근육을 반복적으로 긴장·이완시키는 것이에요. 격렬하게 움직이는 것보다 연속 동작을 서서히 반복함으로써 근육과 관절의 약한 부분을 강화하고 유연성을 높이는 운동입니다. 운동의 효과를 높이기 위해 폼롤러나 링, 짐볼, 근력밴드 등을 보조기구로 이용하기도 합니다.

흔히 필라테스는 전문 스튜디오에서 값비싼 도구를 이용해서 하는 것으로 잘못 알고 있는 사람이 많아요. 하지만 실제로는 필라테스만큼 경제적인 운동도 드물 거예요. 공간의 구애를 받지 않고 언제 어디서나 쉽게 전신운동을 할 수 있으니까요.

「필라테스 홈트」는 누구나 쉽게 할 수 있는 필라테스의 교과서라고 할 수 있어요. 이 책은 조셉 필라테스의 '오리지널 컨트롤로지'에 기초해서 꼭 필요한 동작으로 구성했어요. 운동 초보자부터 숙련자까지 단계별로 운동할 수 있고, 라이프 사이클에 따라 시간별로 선택할 수 있는 게 특징입니다.

먹고 마시고 여행하는 것도 혼자가 대세인 요즘, 운동 역시 '혼운동'이 최고죠. 내 컨디션에 맞춰 언제 어디서든 마음 편하게 할 수 있으니까요.

혼운동의 맞춤 교과서 「필라테스 홈트」와 함께 운동을 시작해볼까요?

박서희

Plorogue 나 혼자 운동한다! 필라테스 홈트   2
이 책의 활용법   6
필라테스 바른 자세 체크하기   8

Part 1
필라테스 매일 프로그램
Plates Daily Program

15분 프로그램   12
30분 프로그램   14
50분 프로그램   18

Part 2
필라테스 홈 트레이닝
Plates Home Training

Sitting 앉아서 하는 동작
바른 자세 익히기 Neutral Posture   27
척추 앞으로 뻗기 Spine Stretch Forward   28
종아리 뻗기 Calf Stretch   30
척추 비틀기 Spine Twist   32
톱질하기 Saw   34
V자 앉기 Teaser   36

Kneeling 무릎을 꿇고 하는 동작
바른 자세 익히기 Neutral Posture   39
허벅지 스트레칭 Thigh Stretching   40
무릎 꿇고 쪼그려 앉기 Kneeling Squat   42
무릎 꿇고 다리 옆으로 들기 Kneeling Side Leg Lift   44
무릎 꿇고 옆구리 늘이기 Kneeling Side Bend   46

Side Lying 옆으로 누워서 하는 동작
바른 자세 익히기 Neutral Posture   49
조개 자세 Clam   50
옆으로 누워 다리 들기 Side Lying Leg Lift   52
안쪽 허벅지 단련하기 Inner Thigh Lift   54
옆으로 누워 발차기 Side Lying Kick   56
다리 길게 들기 Long Leg Lift   58

Prone 엎드려서 하는 동작
바른 자세 익히기 Neutral Posture   61
상체 들어올리기 Sphinx   62
다리 들어올리기 Leg Raise   64
수영하기 Swimming   66
백조 자세 Swan   68
두 발 차기 Double Kick   70

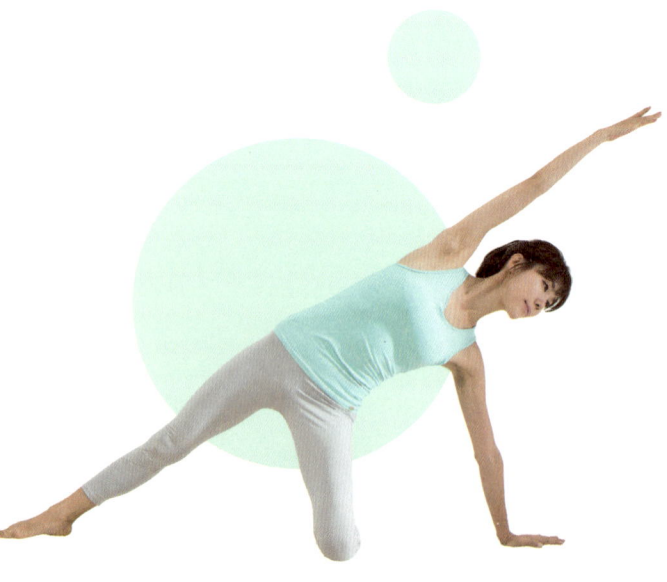

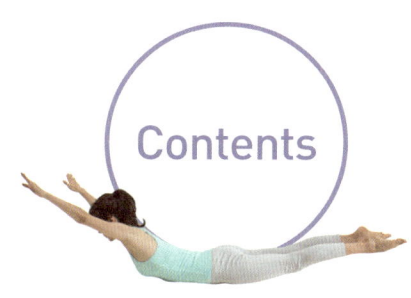
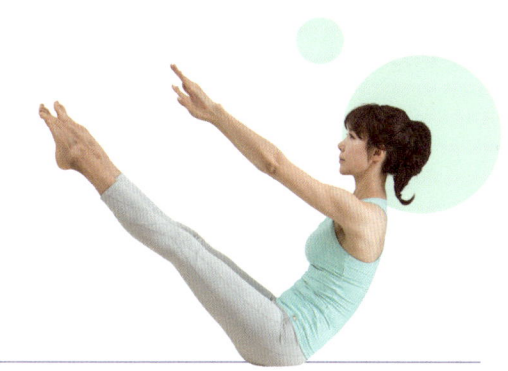

Contents

Part 3
소도구 필라테스
Plates with Props

All Fours 기어가는 자세로 하는 동작
바른 자세 익히기 Neutral Posture   73
고양이 기지개 Cat Stretch   74
엇갈려 균형 잡기 Alternate Balance   76
다리 뒤로 차기 Leg Kick-Back   78
런지 스트레칭 Lunge Stretching   80
엎드려 다리 들기 Leg Pull-Front   82

Supine 누워서 하는 동작
바른 자세 익히기 Neutral Posture   85
다리 밀기 Leg Sliding   86
한 다리 뻗기 One Leg Stretch   88
백 번 숨쉬기 Hundred   90
둥글게 말아 오르기 Roll-Up   92
둥글게 말아 넘기기 Roll-Over   94
자전거 타기 Bicycle   96
뒤로 구르기 Rolling Back   98
가위질하기 Scissors   100
골반 들기 Shoulder Bridge   102
두 다리 뻗기 Double Leg Stretch   104

Standing 서서 하는 동작
바른 자세 익히기 Neutral Posture   107
서서 앞으로 숙이기 Standing Roll-Down   108
필라테스 호흡 Pilates Breathing   110

폼롤러 운동
목 스트레칭 Neck Stretching   114
어깨 스트레칭 Shoulder Stretching   115
상체 스트레칭 Upper Body Stretching   115
하체 스트레칭 Lower Body Stretching   116
후면 스트레칭 Back of the Body Stretching   117
윗몸일으키기 Curl Up   118
다리 들어올리기 Leg Raise   118
다리 번갈아 뻗기 Single Leg Stretch   119
백조 자세 Swan   120
무릎 구부려 앉기 Squat   120

링 운동
옆구리 스트레칭 Side Stretching   121
전신 스트레칭 Full Body Stretching   122
종아리 스트레칭 Calf Stretching   122
허벅지 스트레칭 Thigh Stretching   123
척추 스트레칭 Single Leg Roll-Up   123
가슴 운동 Chest Press   124
허벅지 운동 Bridge   125
백 번 숨쉬기 Hundred   126
복부 운동 Leg Raise   127
코어 균형 운동 Teaser   127

PILATES
이 책의 활용법

여유시간에 따라 선택할 수 있도록
15분, 30분, 50분 프로그램으로 구성했다.

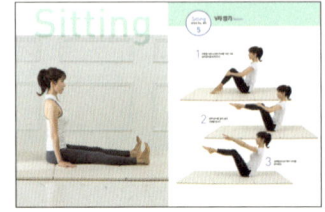
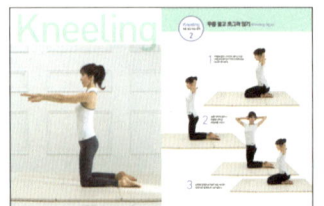
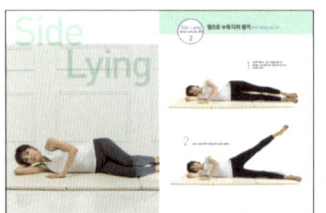
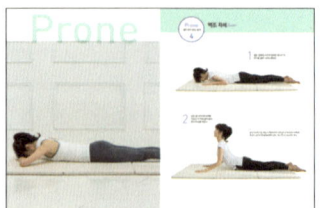
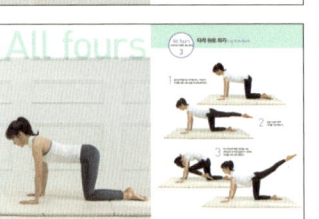
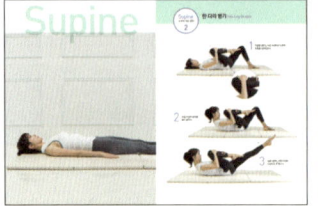
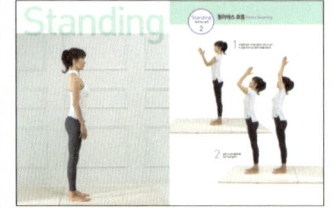

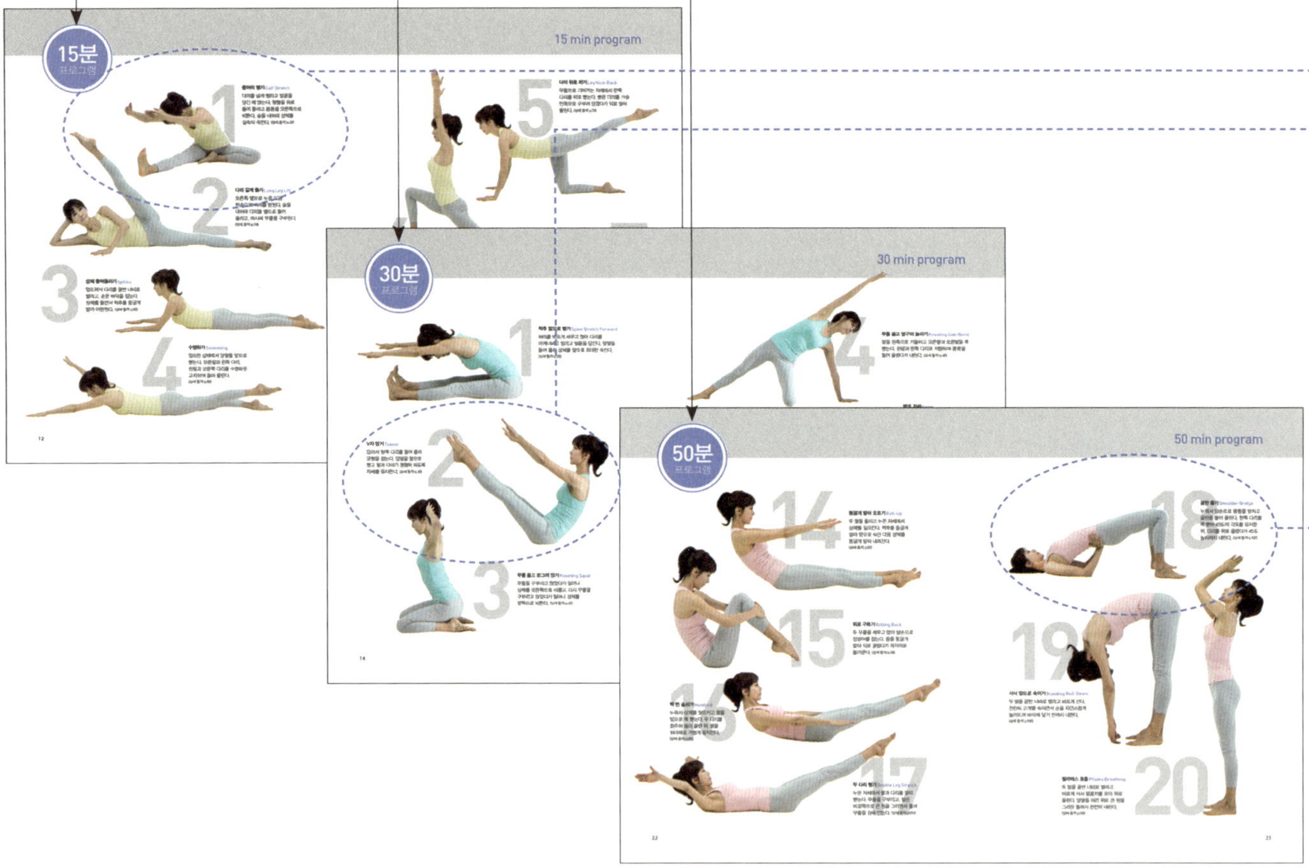

필라테스의 주요 동작별로 나누어 신체 각 부위를 체계적으로 운동할 수 있다.

앞에서 15분, 30분, 50분으로 구성한 프로그램의 상세한 동작을 설명한다.

*표
동작을 할 때의 요령과 횟수 등을 알려준다.

Tip
동작을 할 때 주의할 점, 알아두어야 할 사항 등을 소개한다.

운동 효과를 200% 높이는 필라테스 홈트 활용법

1 책을 전체적으로 훑어본다.
2 15분 프로그램을 일주일간 해본다.
3 30분 프로그램을 한 달간 해본다.
4 50분 프로그램을 해보고 스스로 DIY프로그램을 만든다.
5 책에 나온 사진을 오려서 자신만의 프로그램을 만들어 잘 보이는 곳에 붙이고 매일 운동한다.

NEUTRAL POSTURE
필라테스 바른 자세 체크하기

필라테스에서는 중립 자세를 유지하는 것이 특히 중요하다. 에너지의 원천이 되는 파워하우스에 집중해 바른 자세를 유지하도록 한다. 서 있을 때와 누워 있을 때, 앉아 있을 때 등 기본이 되는 바른 자세를 익힌다.

서 있을 때의 중립 자세 Standing Neutral
귀, 어깨, 골반, 무릎, 발목이 일직선을 이루도록 척추를 펴고 반듯하게 선다. 바른 자세를 자주 체크한다.

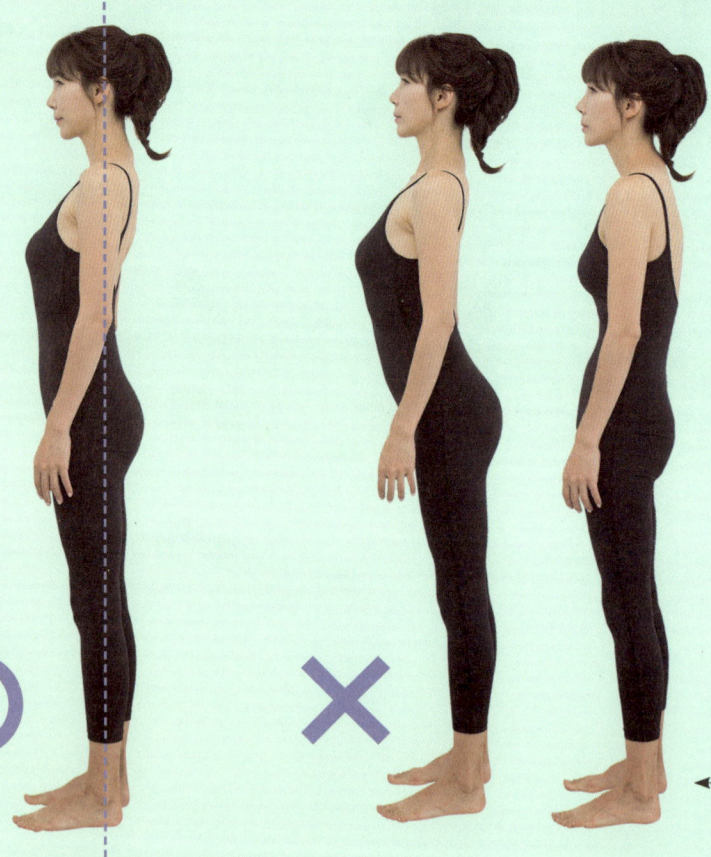

바르게 서는 방법

발을 자연스럽게 벌리고 서서 가슴을 활짝 연다. 어깨는 펴고 턱은 당긴다. 허벅지와 엉덩이를 조이고 아랫배는 당긴다.

← 근육의 지나친 수축과 긴장으로 신체의 중립이 틀어진 상태

필라테스의 핵심 코어, 파워하우스, 그리고 호흡

필라테스에서 파워하우스와 코어는 중요한 개념이다.

코어는 몸의 핵심적인 부위로 모든 움직임과 운동의 중심이 되는 곳이다. 우리 몸에서 복부, 등허리, 엉덩이 부위의 근육이 코어근육에 해당된다. 코어근육은 요추와 골반, 고관절을 연결하며 몸의 중심을 이어주는 역할을 한다. 코어근육이 강하면 척추를 더 잘 지탱할 수 있고, 척추가 탄탄하면 몸 전체가 더 튼튼해지고 근력이 강화되어 파워 또한 향상된다.

코어근육을 힘의 원천이 되는 근육이라고 해서 '파워하우스'라고도 하는데, 몸의 중심이 되는 척추를 바로잡기 위하여 파워하우스를 중심으로 운동한다.

필라테스에서 또 하나의 중요한 개념은 호흡이다. 필라테스는 동작마다 고유의 호흡 패턴이 있어 이를 따라야 운동 효과가 커진다. 동작을 할 때는 정신을 집중하며, 한 동작에서 다음 동작으로 넘어갈 때는 부드럽고 유연하게 흐름을 따라 움직여야 한다.

누워 있는 중립 자세 Supine Neutral
머리부터 발끝까지 바르게 누운 자세에서 목과 허리의 자연스러운 아치와 발끝의 벌어진 각도를 확인한다.

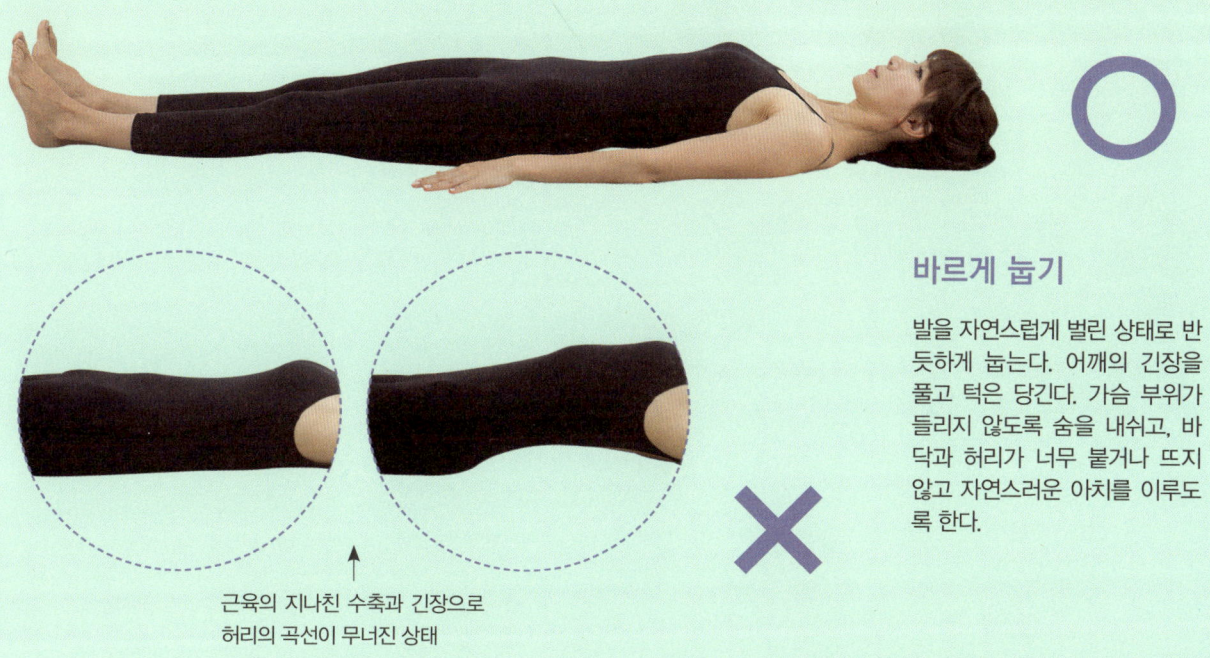

바르게 눕기
발을 자연스럽게 벌린 상태로 반듯하게 눕는다. 어깨의 긴장을 풀고 턱은 당긴다. 가슴 부위가 들리지 않도록 숨을 내쉬고, 바닥과 허리가 너무 붙거나 뜨지 않고 자연스러운 아치를 이루도록 한다.

근육의 지나친 수축과 긴장으로 허리의 곡선이 무너진 상태

앉아 있는 중립 자세 Sitting Neutral
다리와 허리가 고관절을 중심으로 직각을 이루었는지 확인한다. 다리가 구부러지거나 뜨지 않았는지도 체크한다.

바닥에 바르게 앉기
다리를 쭉 펴고 척추를 반듯하게 세워 앉는다. 다리와 허리는 90도의 각도를 유지한다. 턱은 당기고 귀와 어깨, 골반이 일직선을 이루도록 한다. 발끝은 당긴다.

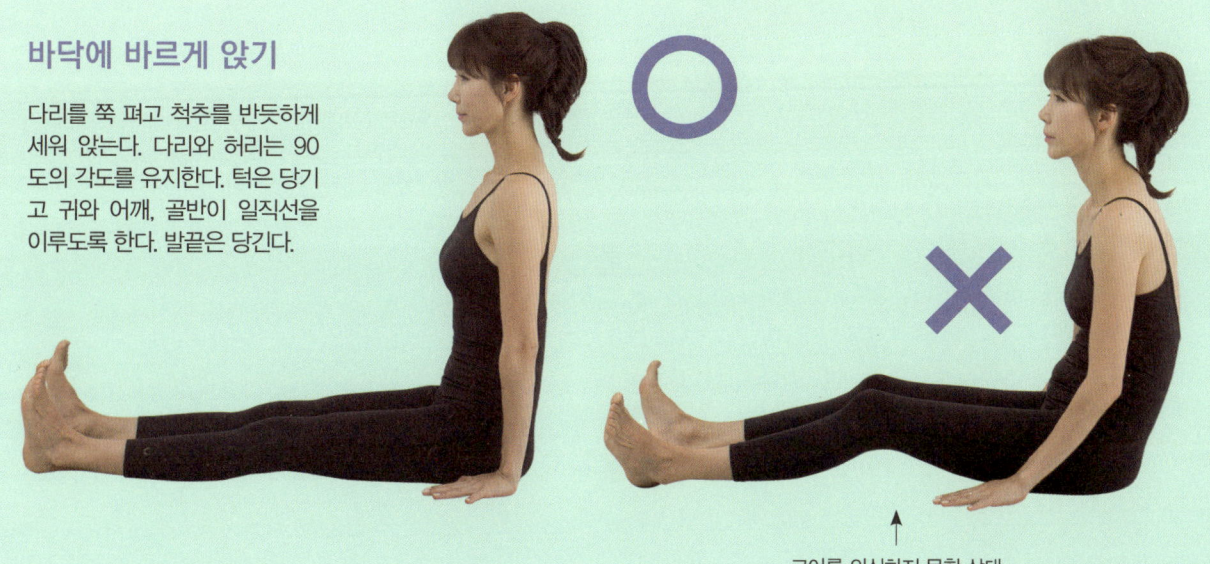

코어를 의식하지 못한 상태

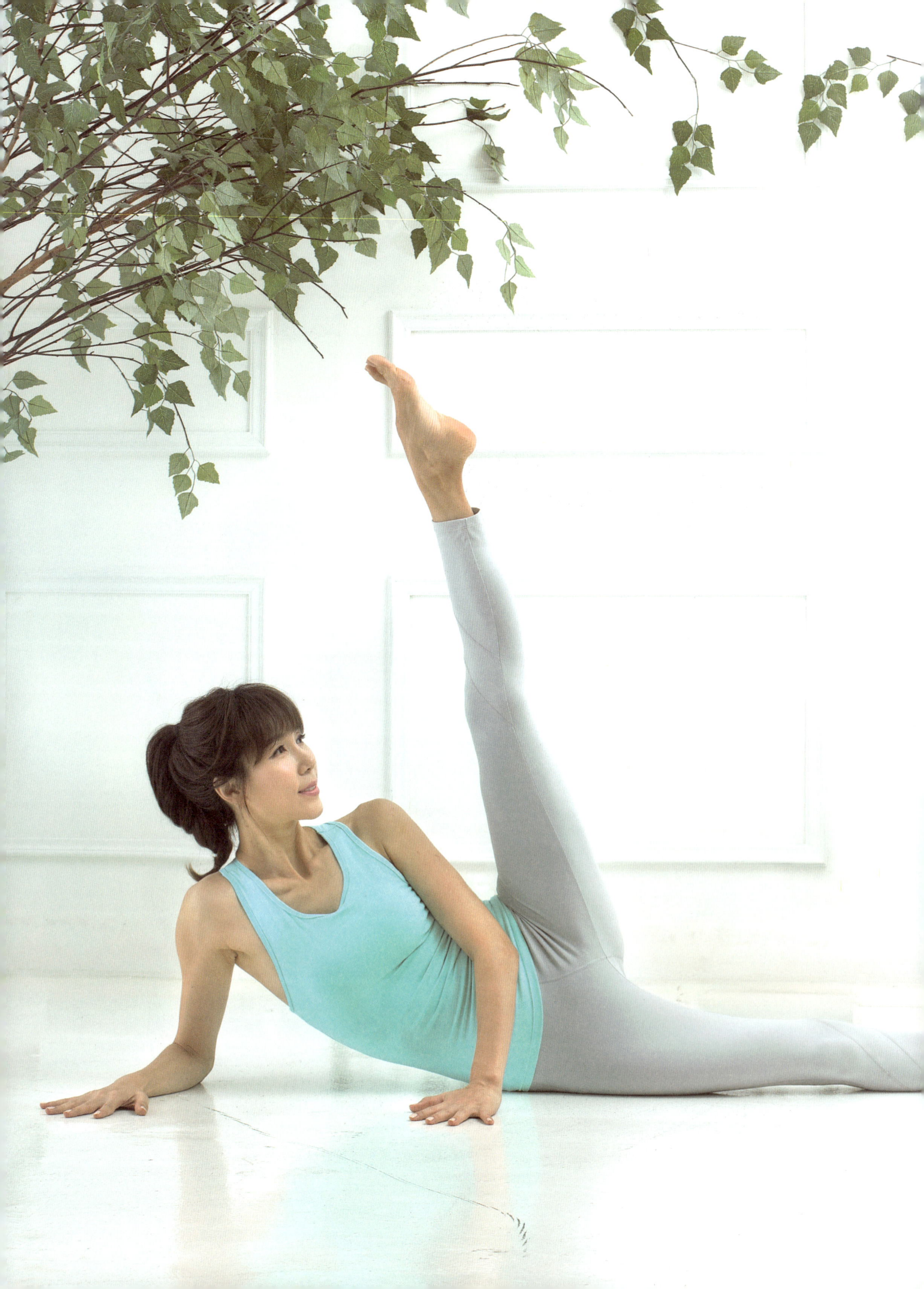

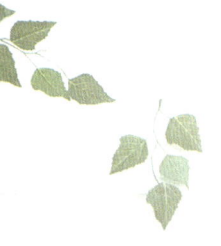

Part 1

필라테스 매일 프로그램
Plates Daily Program

필라테스는 근육을 반복적으로 긴장·이완시키는 것이 특징인 만큼 매일 꾸준히 운동하는 것이 중요하다. 각자의 컨디션과 난이도에 따라 15분, 30분, 50분 프로그램을 선택해 매일매일 꾸준히 운동하면 복부와 등허리에 군살이 없어지고 몸매에 균형이 잡히게 된다.

15분 프로그램

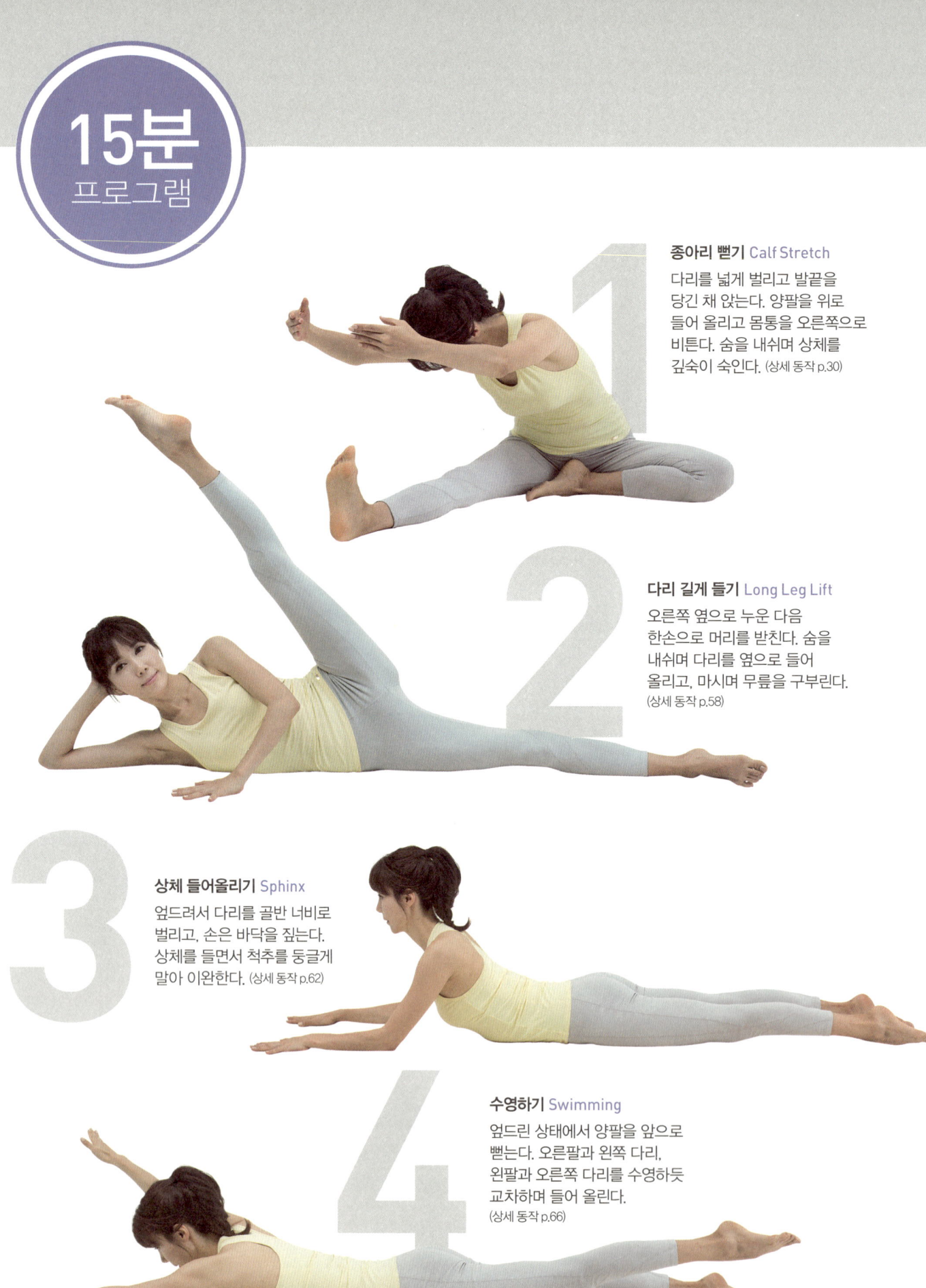

1. 종아리 뻗기 Calf Stretch
다리를 넓게 벌리고 발끝을 당긴 채 앉는다. 양팔을 위로 들어 올리고 몸통을 오른쪽으로 비튼다. 숨을 내쉬며 상체를 깊숙이 숙인다. (상세 동작 p.30)

2. 다리 길게 들기 Long Leg Lift
오른쪽 옆으로 누운 다음 한손으로 머리를 받친다. 숨을 내쉬며 다리를 옆으로 들어 올리고, 마시며 무릎을 구부린다. (상세 동작 p.58)

3. 상체 들어올리기 Sphinx
엎드려서 다리를 골반 너비로 벌리고, 손은 바닥을 짚는다. 상체를 들면서 척추를 둥글게 말아 이완한다. (상세 동작 p.62)

4. 수영하기 Swimming
엎드린 상태에서 양팔을 앞으로 뻗는다. 오른팔과 왼쪽 다리, 왼팔과 오른쪽 다리를 수영하듯 교차하며 들어 올린다. (상세 동작 p.66)

15 min program

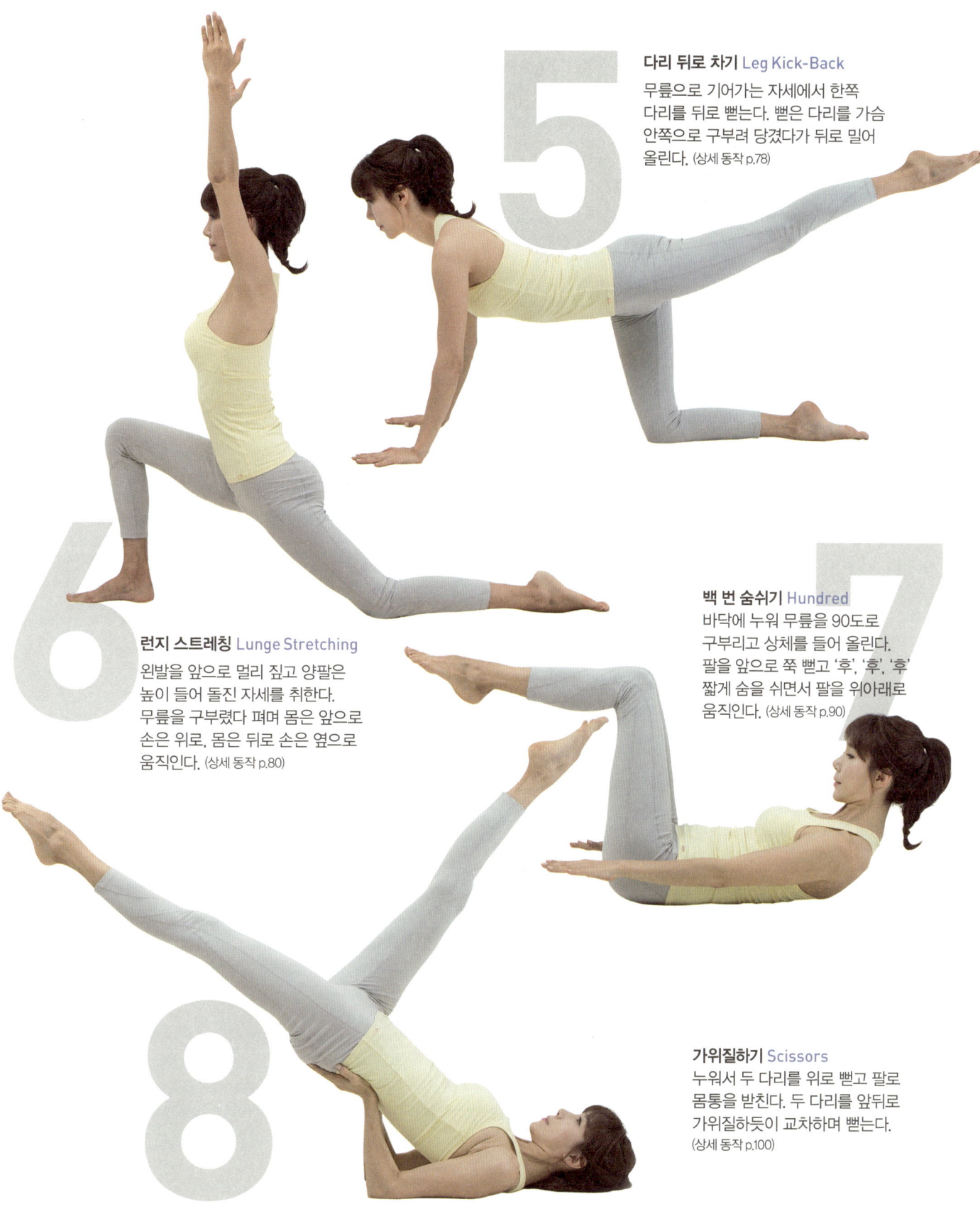

다리 뒤로 차기 Leg Kick-Back
무릎으로 기어가는 자세에서 한쪽 다리를 뒤로 뻗는다. 뻗은 다리를 가슴 안쪽으로 구부려 당겼다가 뒤로 밀어 올린다. (상세 동작 p.78)

런지 스트레칭 Lunge Stretching
왼발을 앞으로 멀리 짚고 양팔은 높이 들어 돌진 자세를 취한다. 무릎을 구부렸다 펴며 몸은 앞으로 손은 위로, 몸은 뒤로 손은 옆으로 움직인다. (상세 동작 p.80)

백 번 숨쉬기 Hundred
바닥에 누워 무릎을 90도로 구부리고 상체를 들어 올린다. 팔을 앞으로 쭉 뻗고 '후', '후', '후' 짧게 숨을 쉬면서 팔을 위아래로 움직인다. (상세 동작 p.90)

가위질하기 Scissors
누워서 두 다리를 위로 뻗고 팔로 몸통을 받친다. 두 다리를 앞뒤로 가위질하듯이 교차하며 뻗는다. (상세 동작 p.100)

30분 프로그램

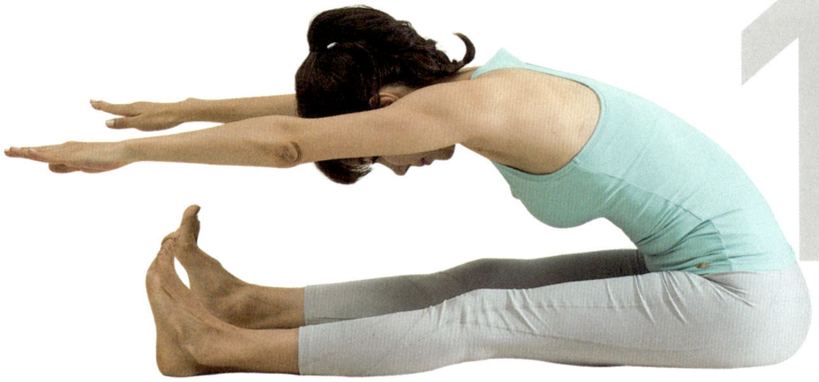

1. 척추 앞으로 뻗기 Spine Stretch Forward

허리를 바르게 세우고 앉아 다리를 어깨너비로 벌리고 발끝을 당긴다. 양팔을 들어 올려 상체를 앞으로 최대한 숙인다. (상세 동작 p.28)

2. V자 앉기 Teaser

앉아서 양쪽 다리를 들어 올려 균형을 잡는다. 양팔을 앞으로 뻗고 팔과 다리가 평행이 되도록 자세를 유지한다. (상세 동작 p.36)

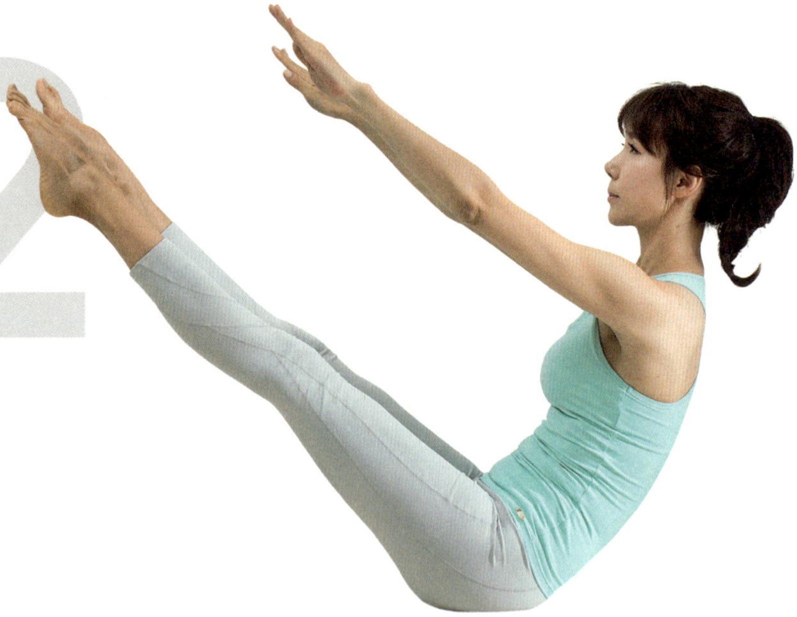

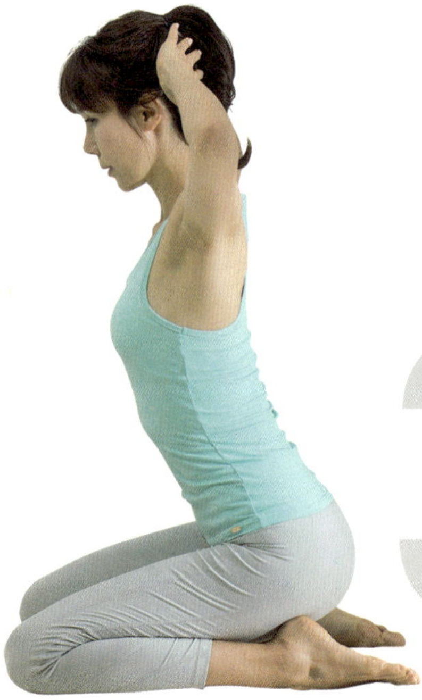

3. 무릎 꿇고 쪼그려 앉기 Kneeling Squat

무릎을 구부리고 앉았다가 일어나 상체를 오른쪽으로 비틀고, 다시 무릎을 구부리고 앉았다가 일어나 상체를 왼쪽으로 비튼다. (상세 동작 p.42)

30 min program

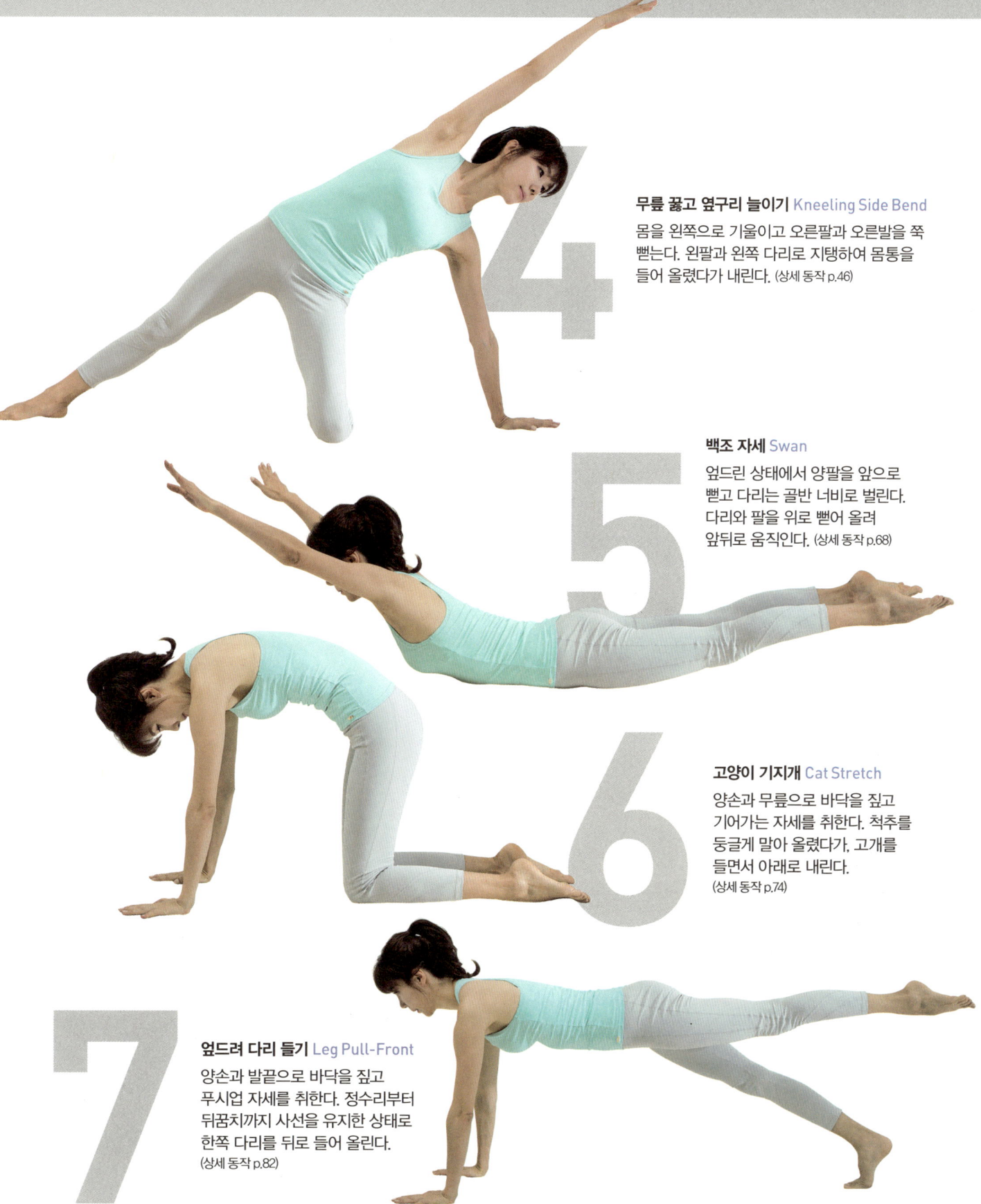

무릎 꿇고 옆구리 늘이기 Kneeling Side Bend
몸을 왼쪽으로 기울이고 오른팔과 오른발을 쭉 뻗는다. 왼팔과 왼쪽 다리로 지탱하여 몸통을 들어 올렸다가 내린다. (상세 동작 p.46)

백조 자세 Swan
엎드린 상태에서 양팔을 앞으로 뻗고 다리는 골반 너비로 벌린다. 다리와 팔을 위로 뻗어 올려 앞뒤로 움직인다. (상세 동작 p.68)

고양이 기지개 Cat Stretch
양손과 무릎으로 바닥을 짚고 기어가는 자세를 취한다. 척추를 둥글게 말아 올렸다가, 고개를 들면서 아래로 내린다. (상세 동작 p.74)

엎드려 다리 들기 Leg Pull-Front
양손과 발끝으로 바닥을 짚고 푸시업 자세를 취한다. 정수리부터 뒤꿈치까지 사선을 유지한 상태로 한쪽 다리를 뒤로 들어 올린다. (상세 동작 p.82)

30분 프로그램

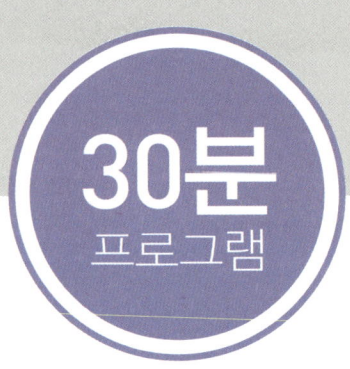

옆으로 누워 발차기 Side Lying Kick
오른쪽 옆으로 누운 다음 한손으로 머리를 받친다. 왼쪽 다리를 앞으로 차면서 발끝을 당기고, 뒤로 차면서 발끝을 편다. (상세 동작 p.56)

한 다리 뻗기 One Leg Stretch
바닥에 누운 뒤 오른쪽 무릎을 잡아당긴다. 상체를 들어 올리고 왼쪽 다리를 사선으로 쭉 뻗는다.
(상세 동작 p.88)

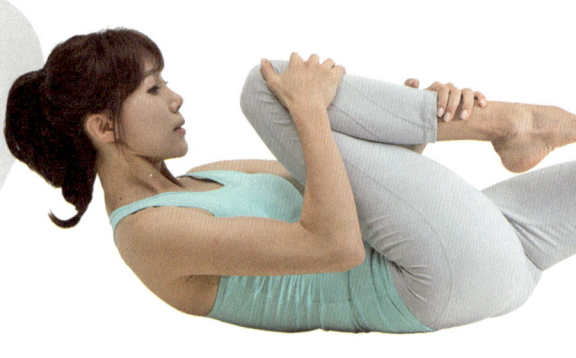

둥글게 말아 오르기 Roll-Up
두 팔을 올리고 누운 자세에서 상체를 일으킨다. 척추를 둥글게 말아 앞으로 숙인 다음 상체를 둥글게 말아 내려간다.
(상세 동작 p.92)

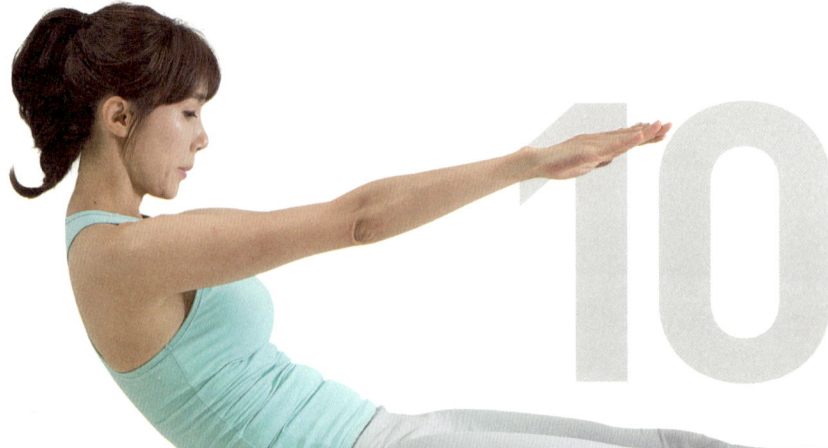

30 min program

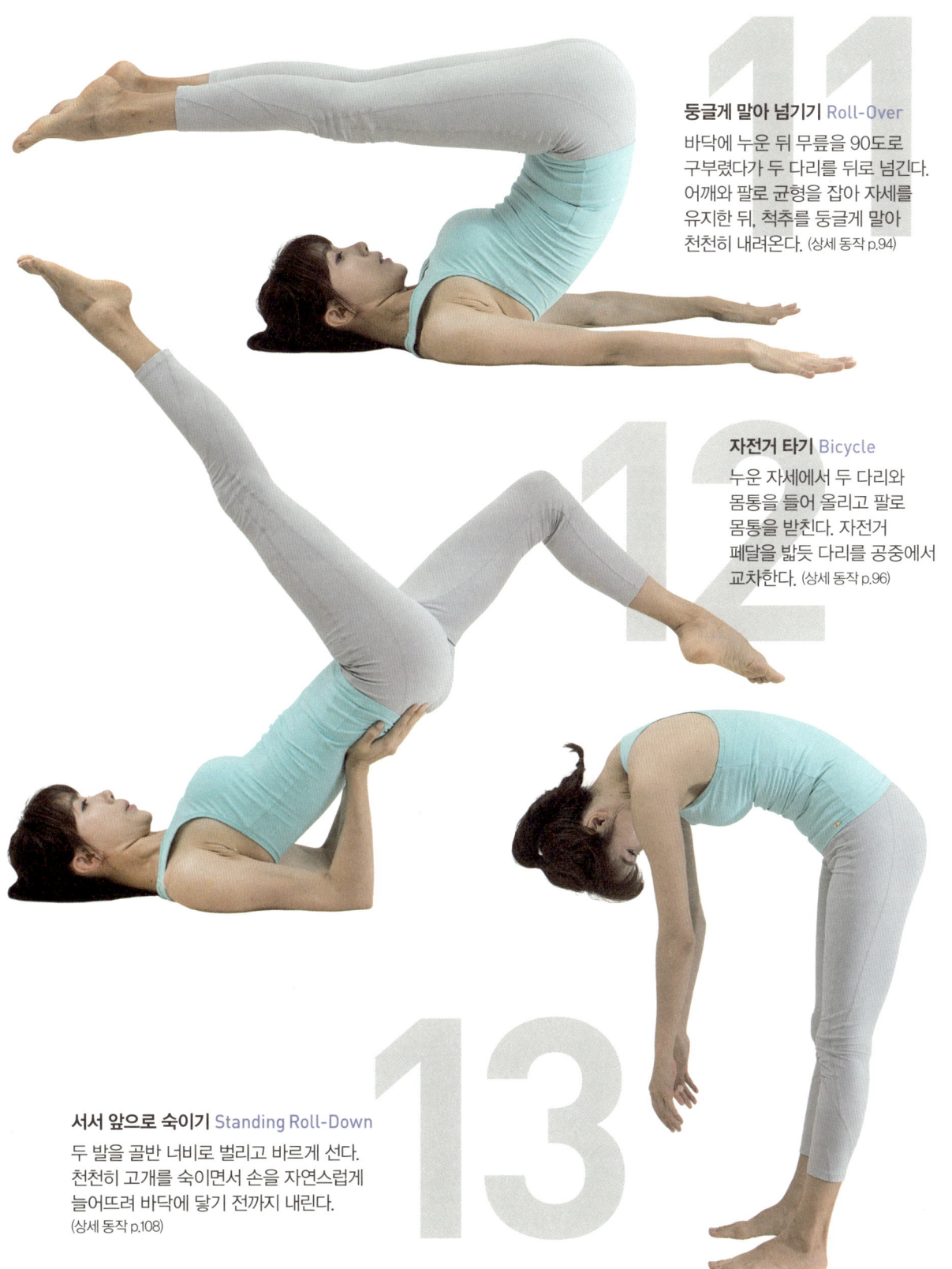

11 둥글게 말아 넘기기 Roll-Over
바닥에 누운 뒤 무릎을 90도로 구부렸다가 두 다리를 뒤로 넘긴다. 어깨와 팔로 균형을 잡아 자세를 유지한 뒤, 척추를 둥글게 말아 천천히 내려온다. (상세 동작 p.94)

12 자전거 타기 Bicycle
누운 자세에서 두 다리와 몸통을 들어 올리고 팔로 몸통을 받친다. 자전거 페달을 밟듯 다리를 공중에서 교차한다. (상세 동작 p.96)

13 서서 앞으로 숙이기 Standing Roll-Down
두 발을 골반 너비로 벌리고 바르게 선다. 천천히 고개를 숙이면서 손을 자연스럽게 늘어뜨려 바닥에 닿기 전까지 내린다. (상세 동작 p.108)

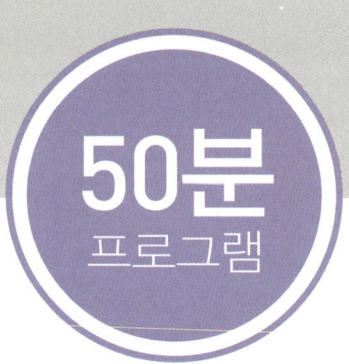

50분 프로그램

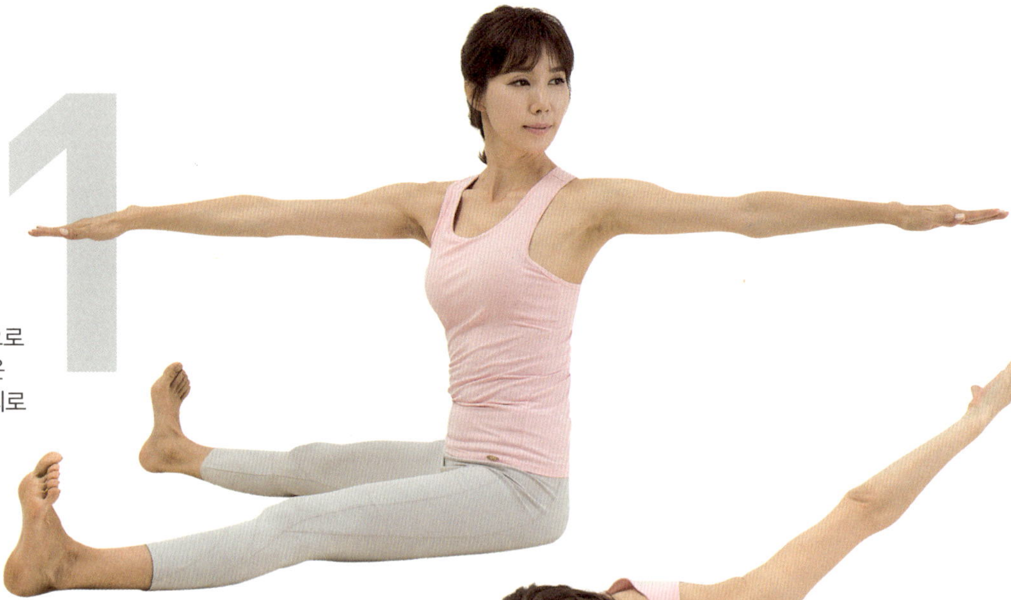

척추 비틀기 Spine Twist
앉아서 다리를 넓게 벌리고 발끝은 당긴다. 양팔을 옆으로 쭉 뻗고 허리를 바르게 세운 다음, 상체를 비틀고 제자리로 돌아온다. (상세 동작 p.32)

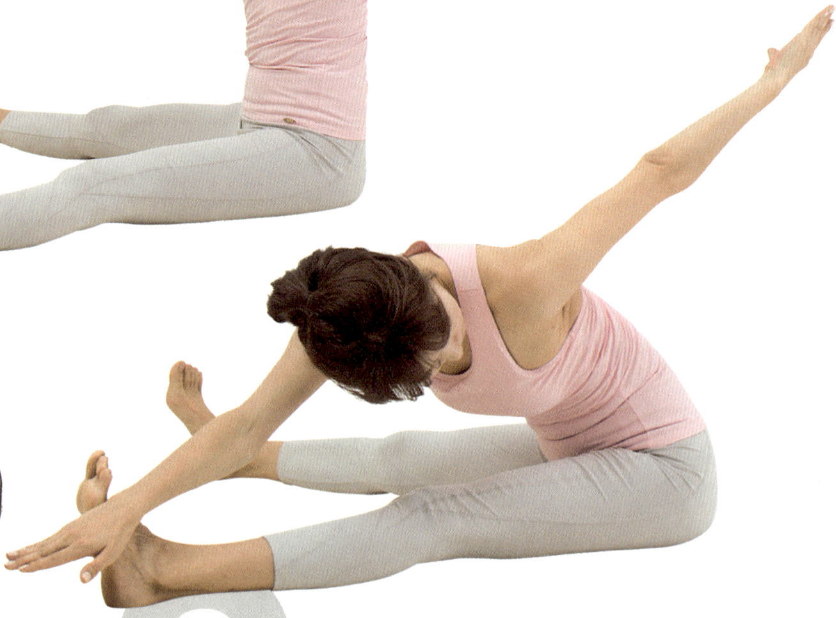

톱질하기 Saw
양발을 어깨보다 조금 넓게 벌려 앉고 양팔을 옆으로 쭉 뻗는다. 상체를 앞으로 숙이면서 몸통을 비틀어 왼팔을 뒤쪽 위로, 오른팔을 앞쪽 아래로 가게 한다. (상세 동작 p.34)

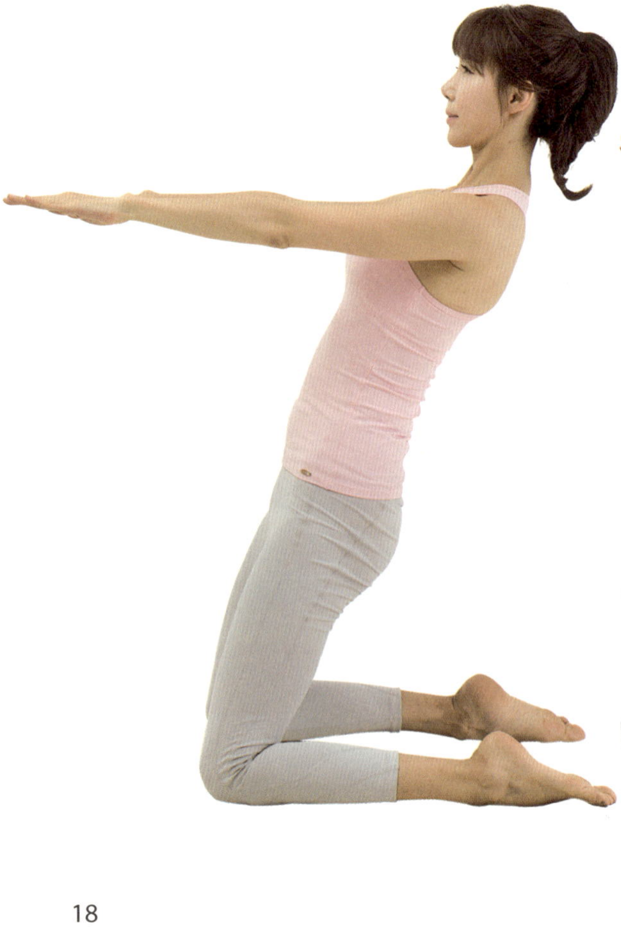

허벅지 스트레칭 Thigh Stretching
다리를 어깨너비로 벌리고 무릎으로 서서, 양팔을 앞으로 뻗는다. 무릎을 구부리면서 상체를 뒤로 내린다.
(상세 동작 p.40)

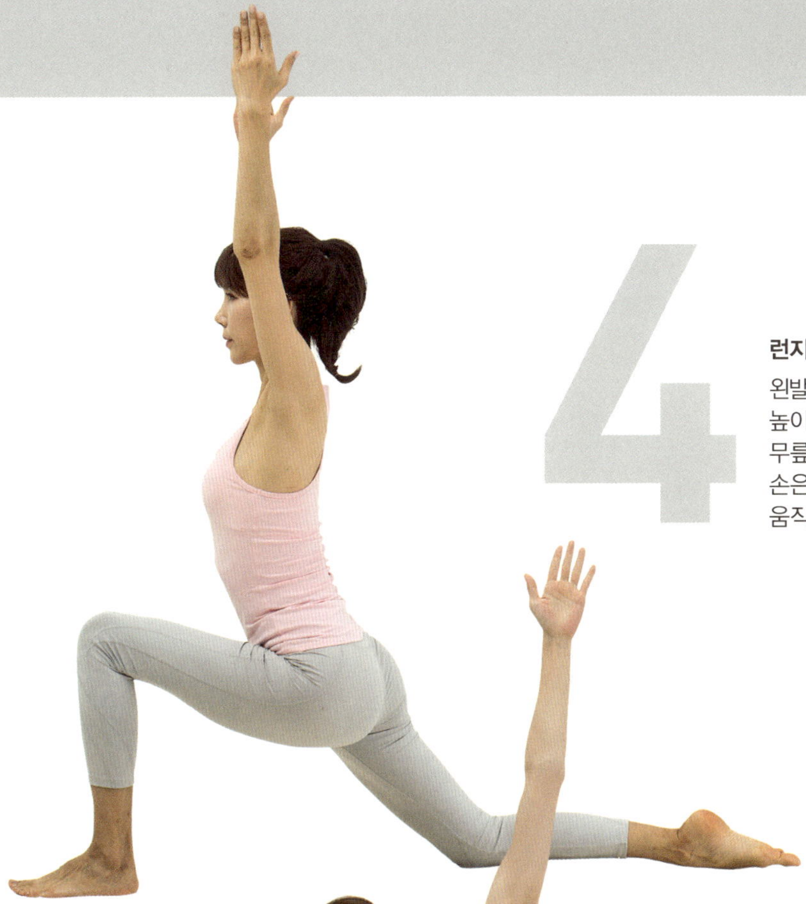

50 min program

런지 스트레칭 Lunge Stretching
왼발을 앞으로 멀리 짚고 양팔은
높이 들어 돌진 자세를 취한다.
무릎을 구부렸다 펴며 몸은 앞으로
손은 위로, 몸은 뒤로 손은 옆으로
움직인다. (상세 동작 p.80)

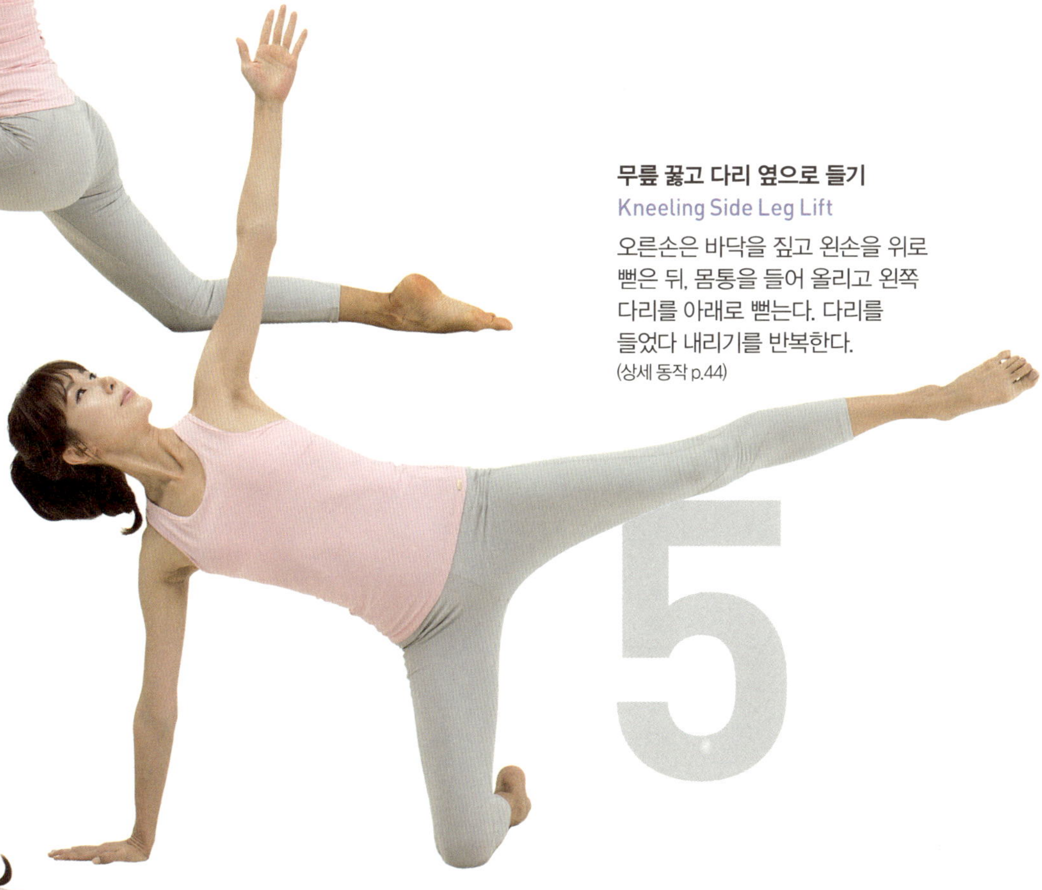

무릎 꿇고 다리 옆으로 들기
Kneeling Side Leg Lift
오른손은 바닥을 짚고 왼손을 위로
뻗은 뒤, 몸통을 들어 올리고 왼쪽
다리를 아래로 뻗는다. 다리를
들었다 내리기를 반복한다.
(상세 동작 p.44)

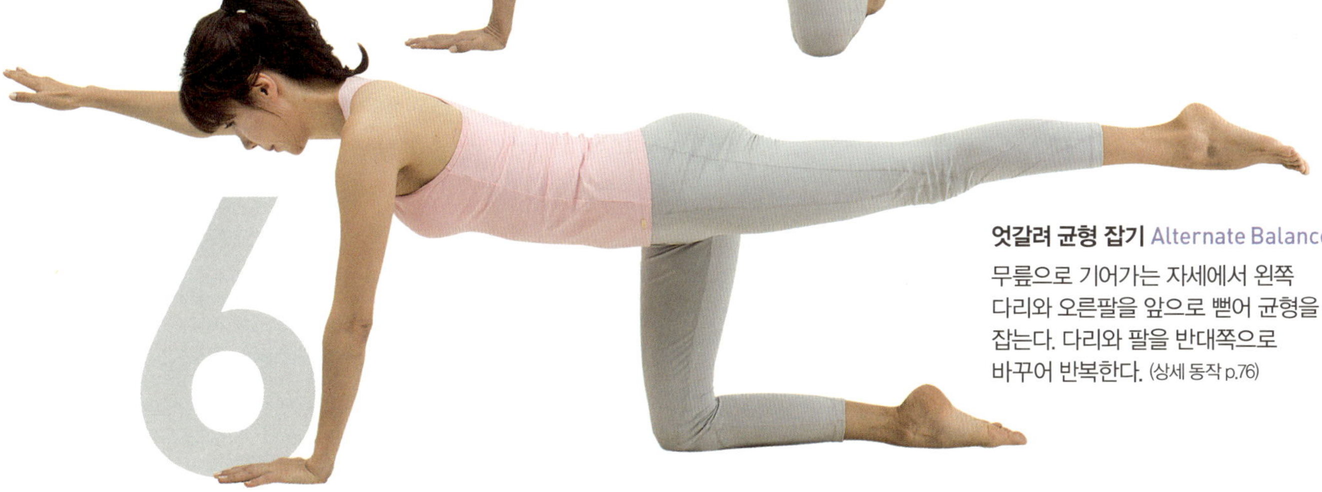

엇갈려 균형 잡기 Alternate Balance
무릎으로 기어가는 자세에서 왼쪽
다리와 오른팔을 앞으로 뻗어 균형을
잡는다. 다리와 팔을 반대쪽으로
바꾸어 반복한다. (상세 동작 p.76)

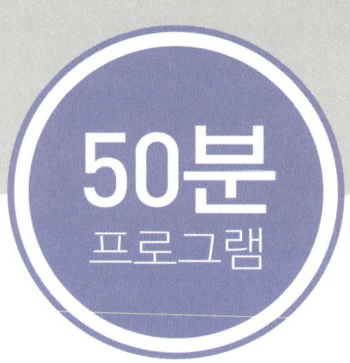

50분 프로그램

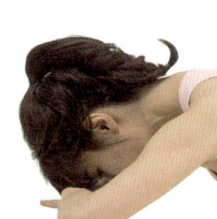

다리 들어올리기 Leg Raise
양손을 이마 앞에 모으고 엎드린다. 복부를 수축하며 다리를 들어 올리고, 바닥에 닿지 않을 정도로 내리기를 반복한다.
(상세 동작 p.64)

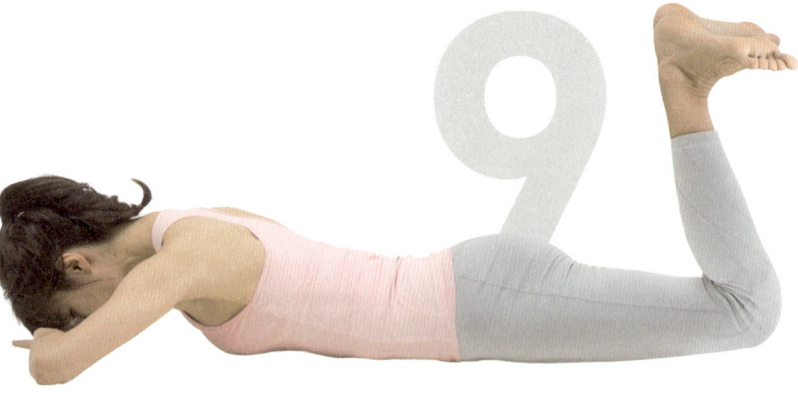

상체 들어올리기 Sphinx
엎드려서 다리를 골반 너비로 벌리고, 손은 바닥을 짚는다. 상체를 들면서 척추를 둥글게 말아 이완한다. (상세 동작 p.62)

두 발 차기 Double Kick
양손을 이마 앞에 모으고 엎드린 다음, 무릎을 구부리고 발목을 접는다. 두 다리를 뒤로 쭉 뻗었다가 양쪽으로 벌린다.
(상세 동작 p.70)

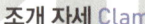

조개 자세 Clam
한쪽 팔을 구부려 머리를 받치고 옆으로 눕는다. 엉덩이 근육을 수축시키면서 왼쪽 무릎을 열었다가 제자리로 돌아온다.
(상세 동작 p.50)

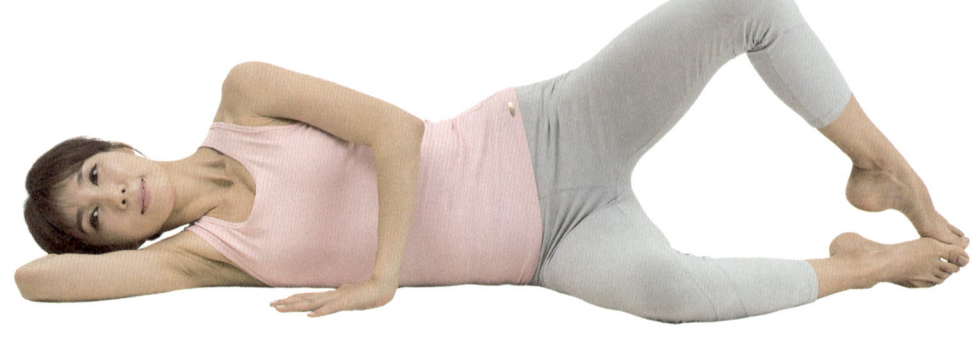

50 min program

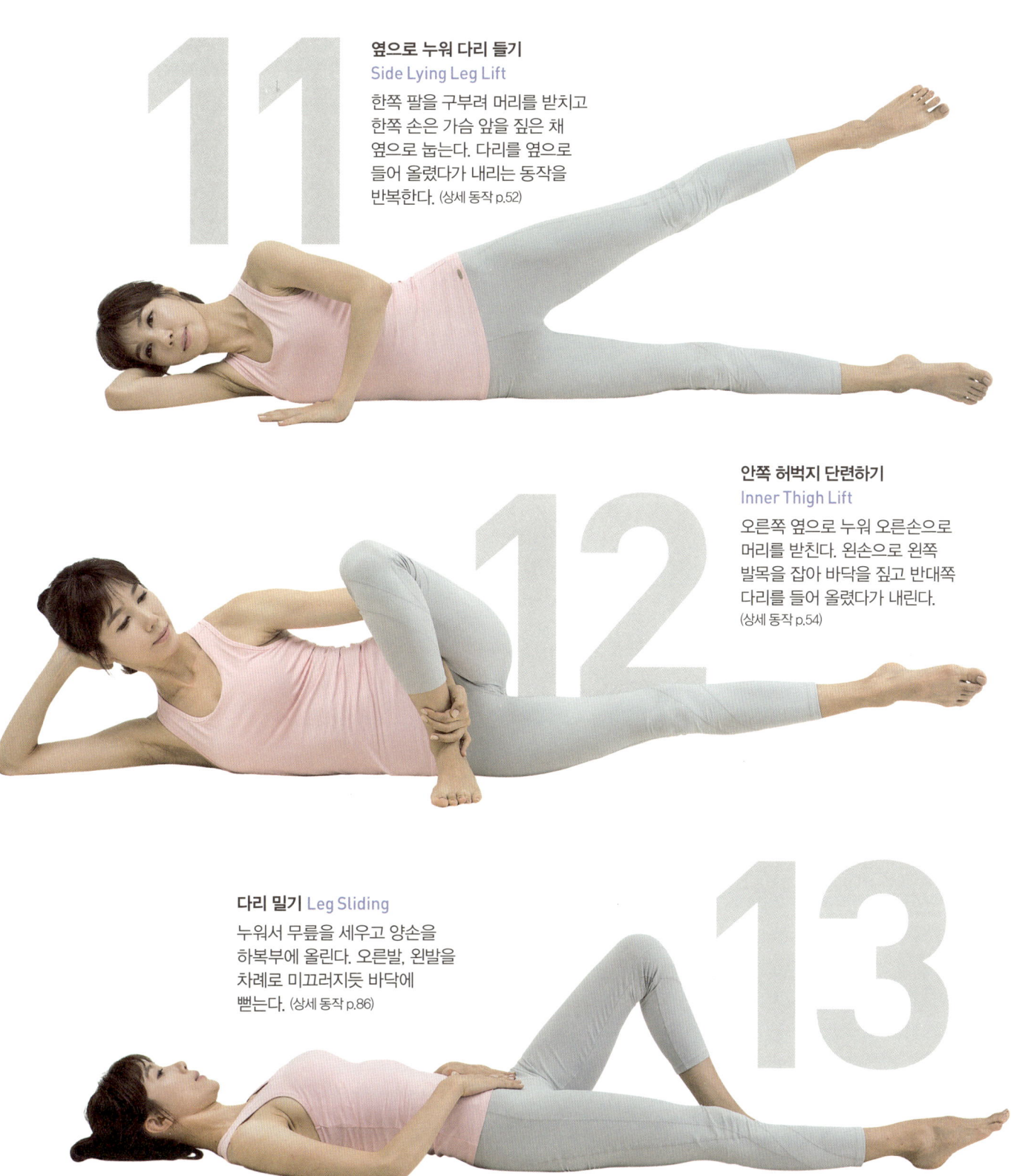

11 옆으로 누워 다리 들기
Side Lying Leg Lift
한쪽 팔을 구부려 머리를 받치고 한쪽 손은 가슴 앞을 짚은 채 옆으로 눕는다. 다리를 옆으로 들어 올렸다가 내리는 동작을 반복한다. (상세 동작 p.52)

12 안쪽 허벅지 단련하기
Inner Thigh Lift
오른쪽 옆으로 누워 오른손으로 머리를 받친다. 왼손으로 왼쪽 발목을 잡아 바닥을 짚고 반대쪽 다리를 들어 올렸다가 내린다. (상세 동작 p.54)

13 다리 밀기 Leg Sliding
누워서 무릎을 세우고 양손을 하복부에 올린다. 오른발, 왼발을 차례로 미끄러지듯 바닥에 뻗는다. (상세 동작 p.86)

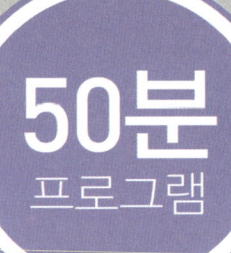
50분 프로그램

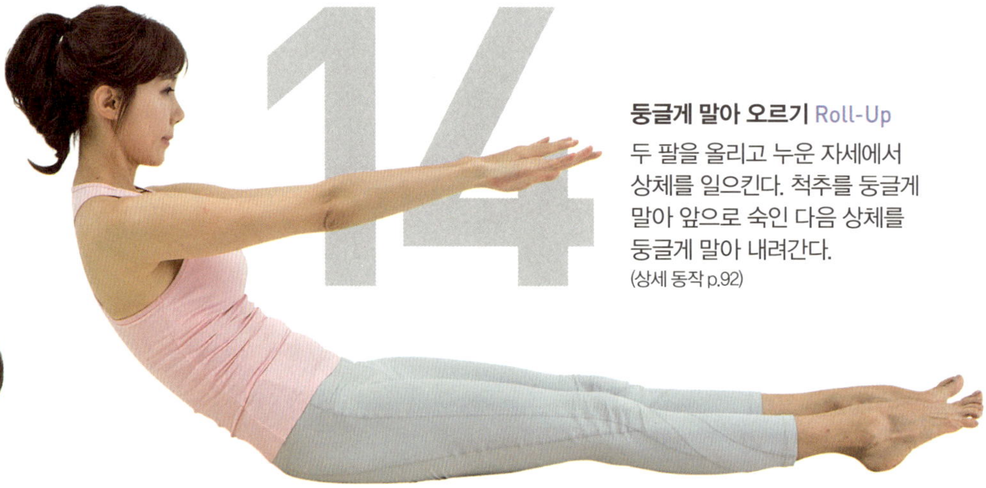

14. 둥글게 말아 오르기 Roll-Up
두 팔을 올리고 누운 자세에서 상체를 일으킨다. 척추를 둥글게 말아 앞으로 숙인 다음 상체를 둥글게 말아 내려간다.
(상세 동작 p.92)

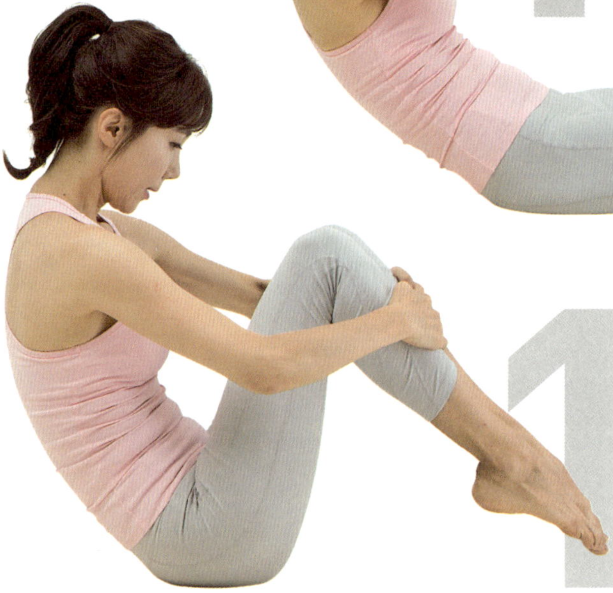

15. 뒤로 구르기 Rolling Back
두 무릎을 세우고 앉아 양손으로 정강이를 잡는다. 등을 둥글게 말아 뒤로 굴렀다가 제자리로 돌아온다. (상세 동작 p.98)

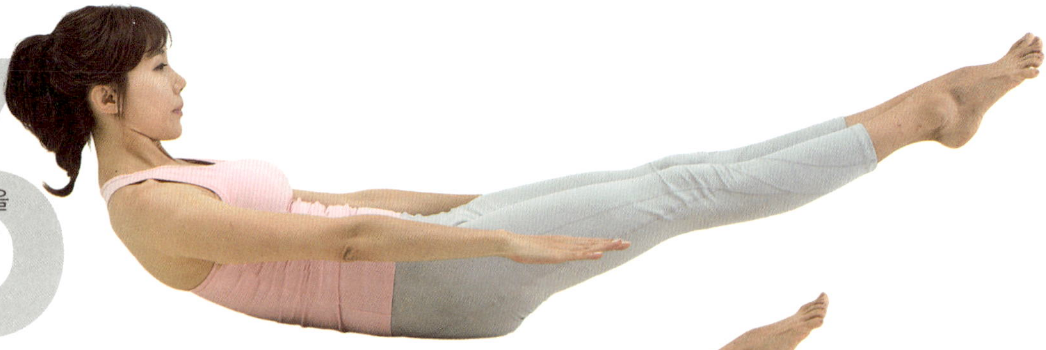

16. 백 번 숨쉬기 Hundred
누워서 상체를 일으키고 팔을 앞으로 쭉 뻗는다. 두 다리를 힘주어 들어 올린 뒤, 팔을 위아래로 가볍게 움직인다.
(상세 동작 p.90)

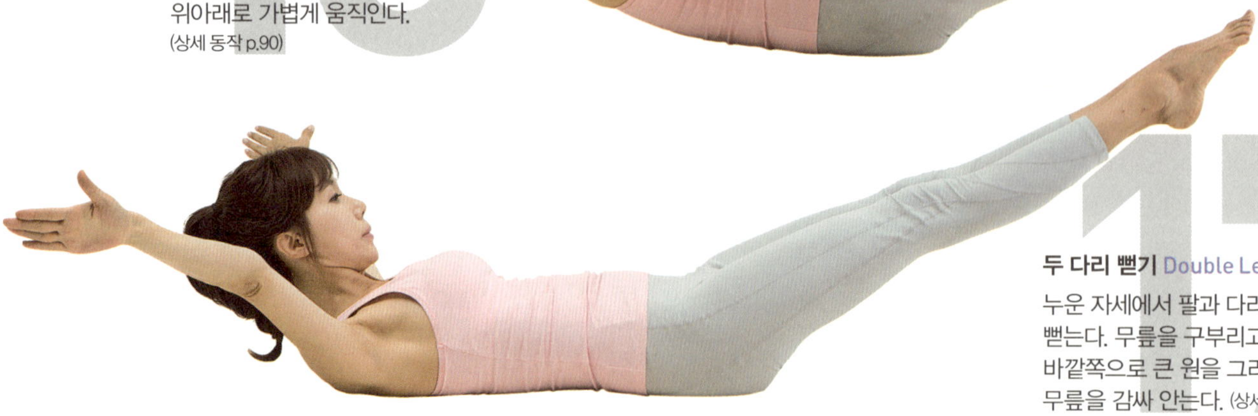

17. 두 다리 뻗기 Double Leg Stretch
누운 자세에서 팔과 다리를 멀리 뻗는다. 무릎을 구부리고, 팔은 바깥쪽으로 큰 원을 그리면서 돌려 무릎을 감싸 안는다. (상세 동작 p.104)

50 min program

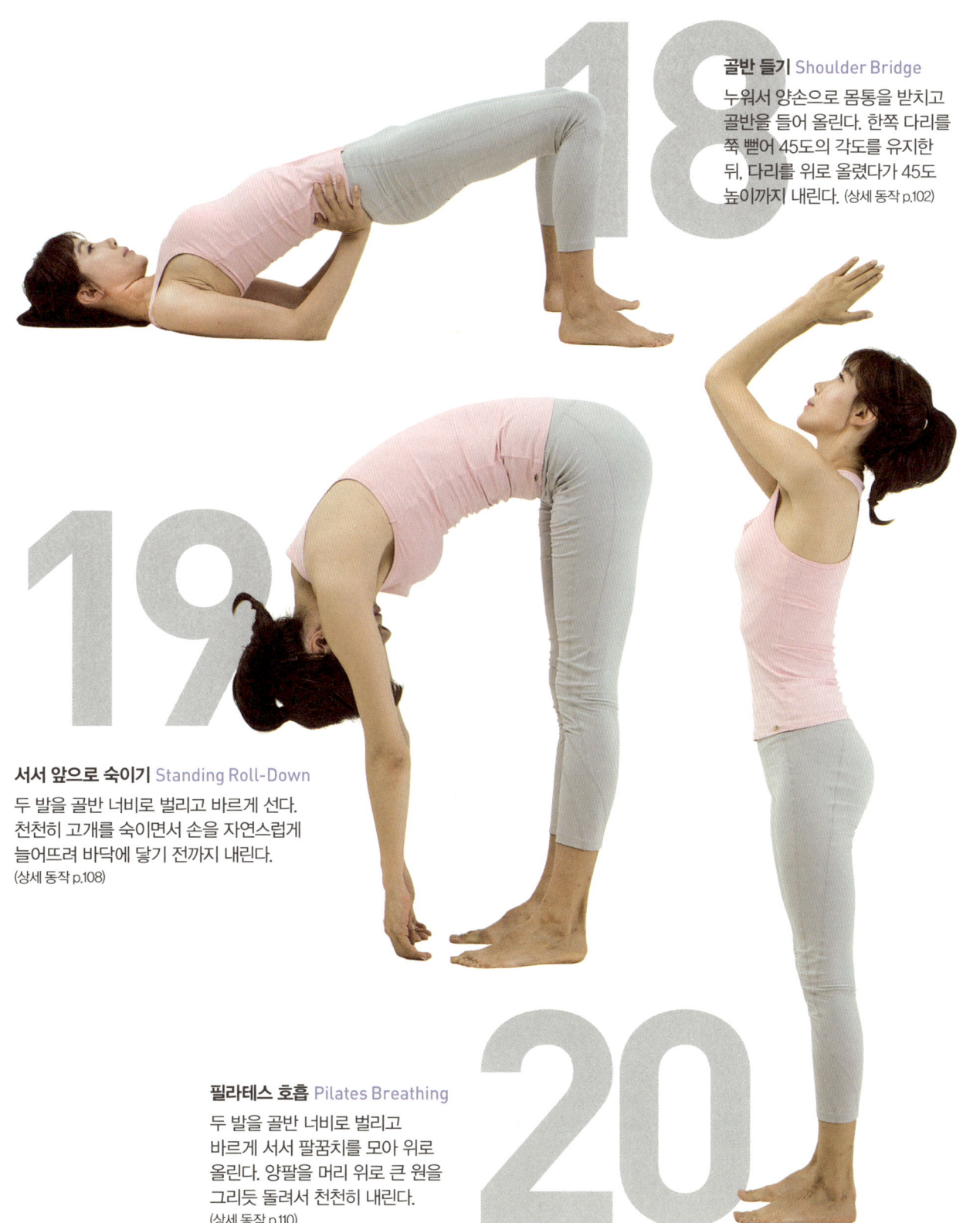

골반 들기 Shoulder Bridge
누워서 양손으로 몸통을 받치고 골반을 들어 올린다. 한쪽 다리를 쭉 뻗어 45도의 각도를 유지한 뒤, 다리를 위로 올렸다가 45도 높이까지 내린다. (상세 동작 p.102)

서서 앞으로 숙이기 Standing Roll-Down
두 발을 골반 너비로 벌리고 바르게 선다. 천천히 고개를 숙이면서 손을 자연스럽게 늘어뜨려 바닥에 닿기 전까지 내린다.
(상세 동작 p.108)

필라테스 호흡 Pilates Breathing
두 발을 골반 너비로 벌리고 바르게 서서 팔꿈치를 모아 위로 올린다. 양팔을 머리 위로 큰 원을 그리듯 돌려서 천천히 내린다.
(상세 동작 p.110)

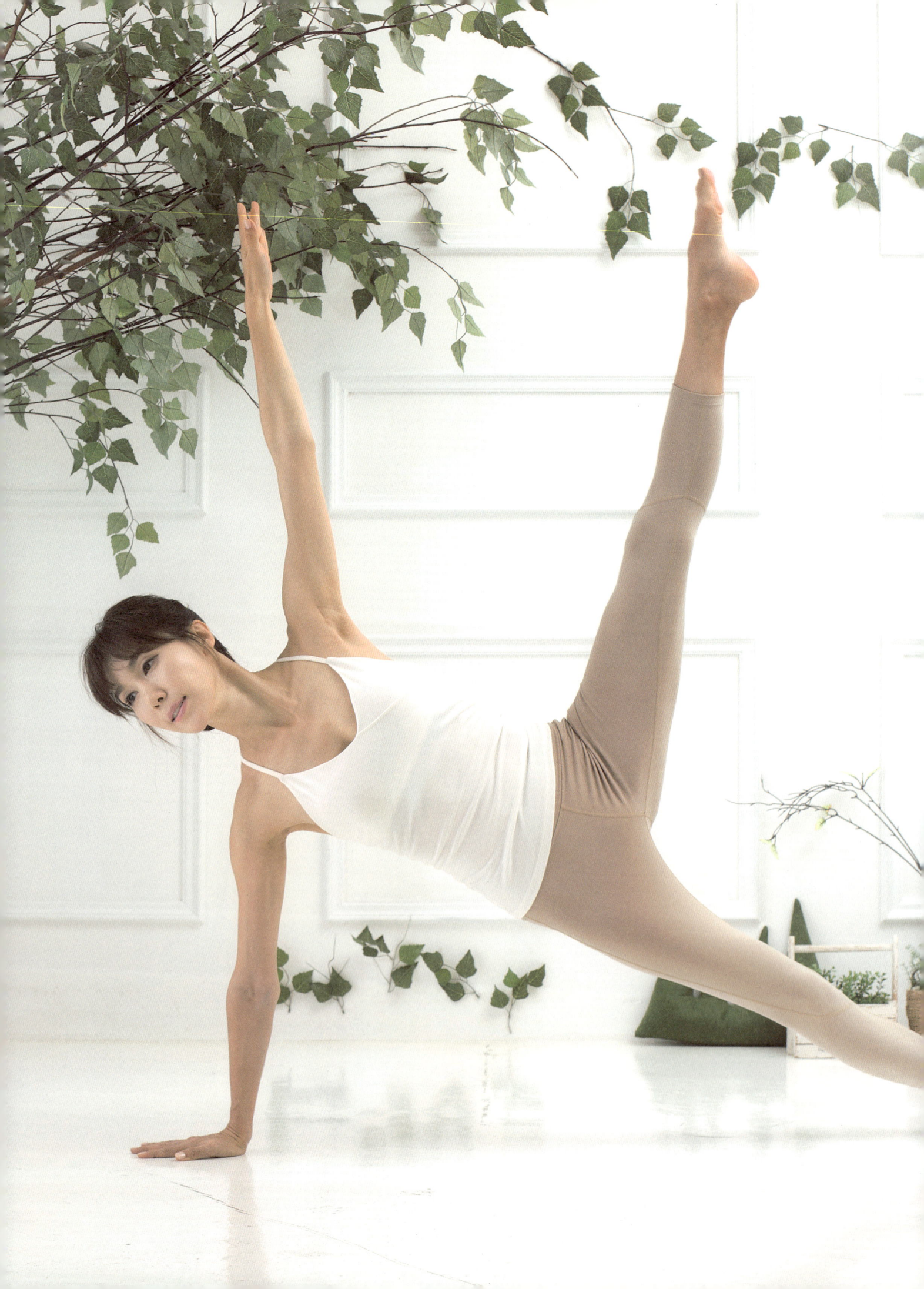

Part 2

필라테스 홈 트레이닝
Plates Home Training

필라테스는 현대 해부학과 운동과학을 바탕으로 고안된 전신운동이다. 다양한 포지션별·부위별로 하나하나 동작을 익혀두었다가, 1파트의 매일 프로그램을 따라 운동하면 효과를 더욱 높일 수 있을 것이다.

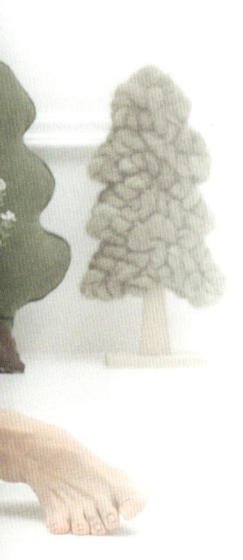

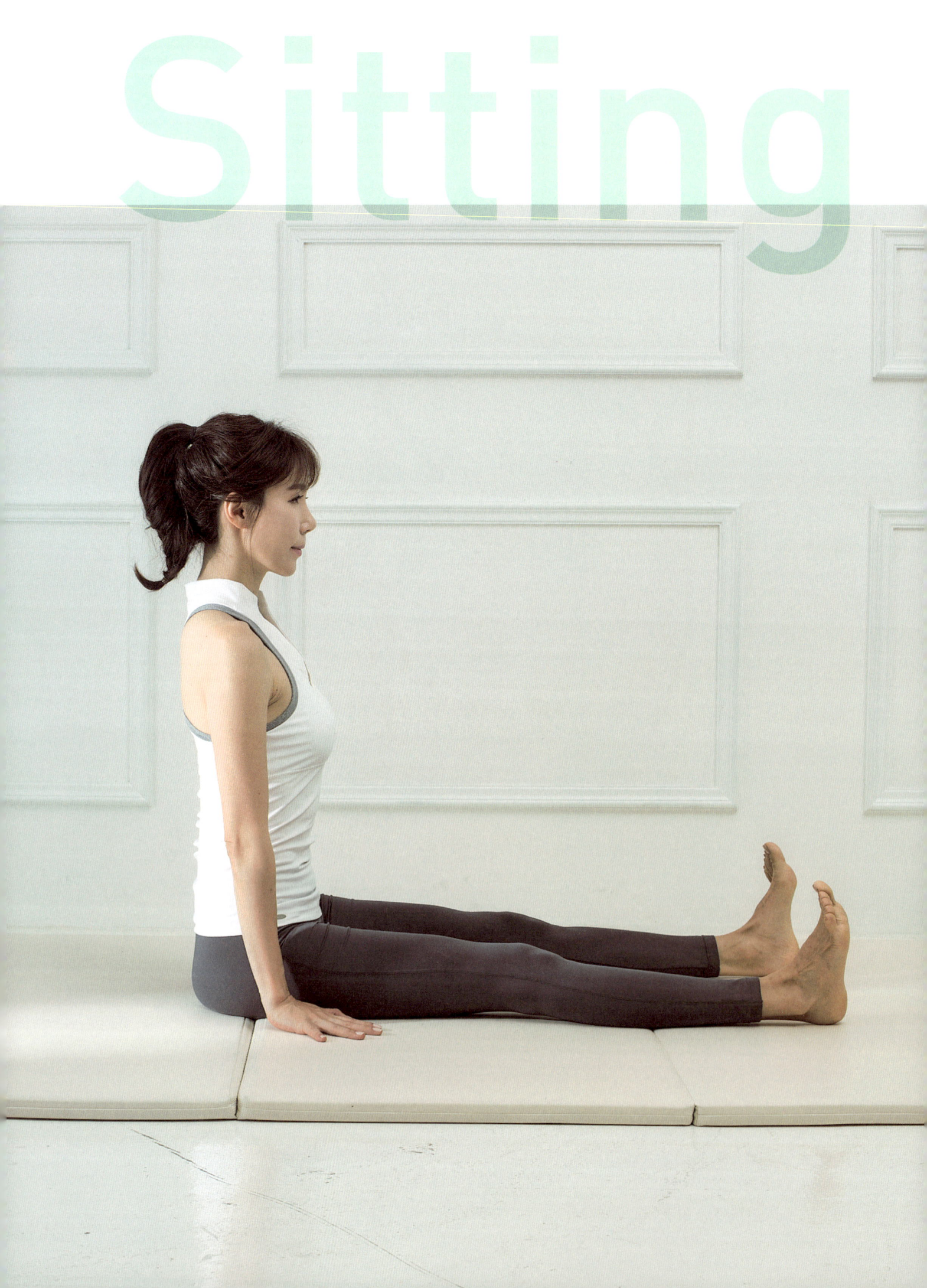

앉아서 하는 동작

바닥에 앉은 자세를 취할 때 유연성이 부족하면 허리를 세우고 앉기가 힘들다. 다리를 곧게 펴고 허리를 반듯하게 세우는 것이 좋지만, 잘 안 된다면 무릎을 조금 구부려서라도 허리를 세워 앉도록 한다.
또는 다리 사이를 넓게 벌릴수록 허리를 세워 앉기 쉬우므로 각자 유연성의 정도에 맞춰 자세를 바르게 유지하도록 노력한다.

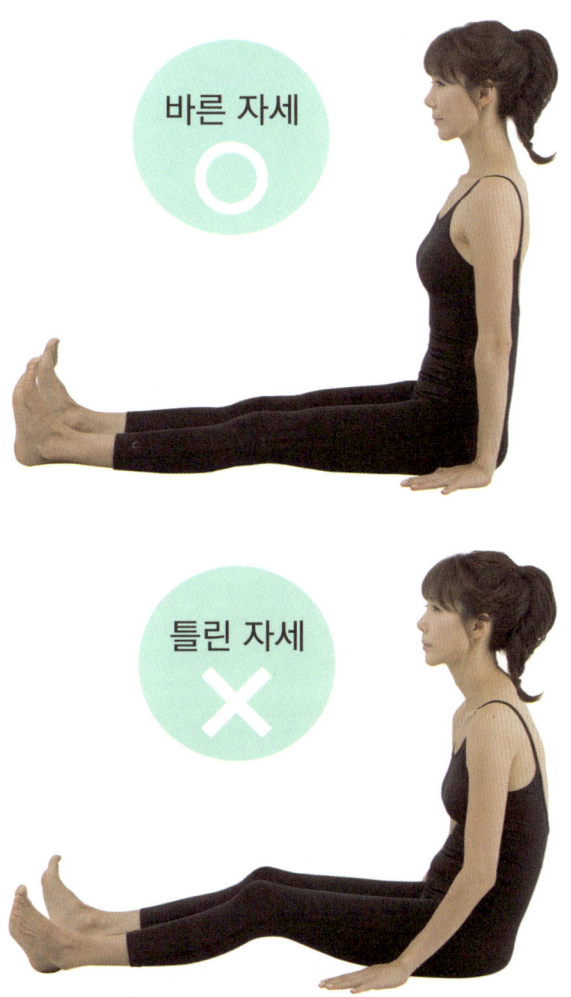

Sitting 앉아서 하는 동작 1

척추 앞으로 뻗기 Spine Stretch Forward

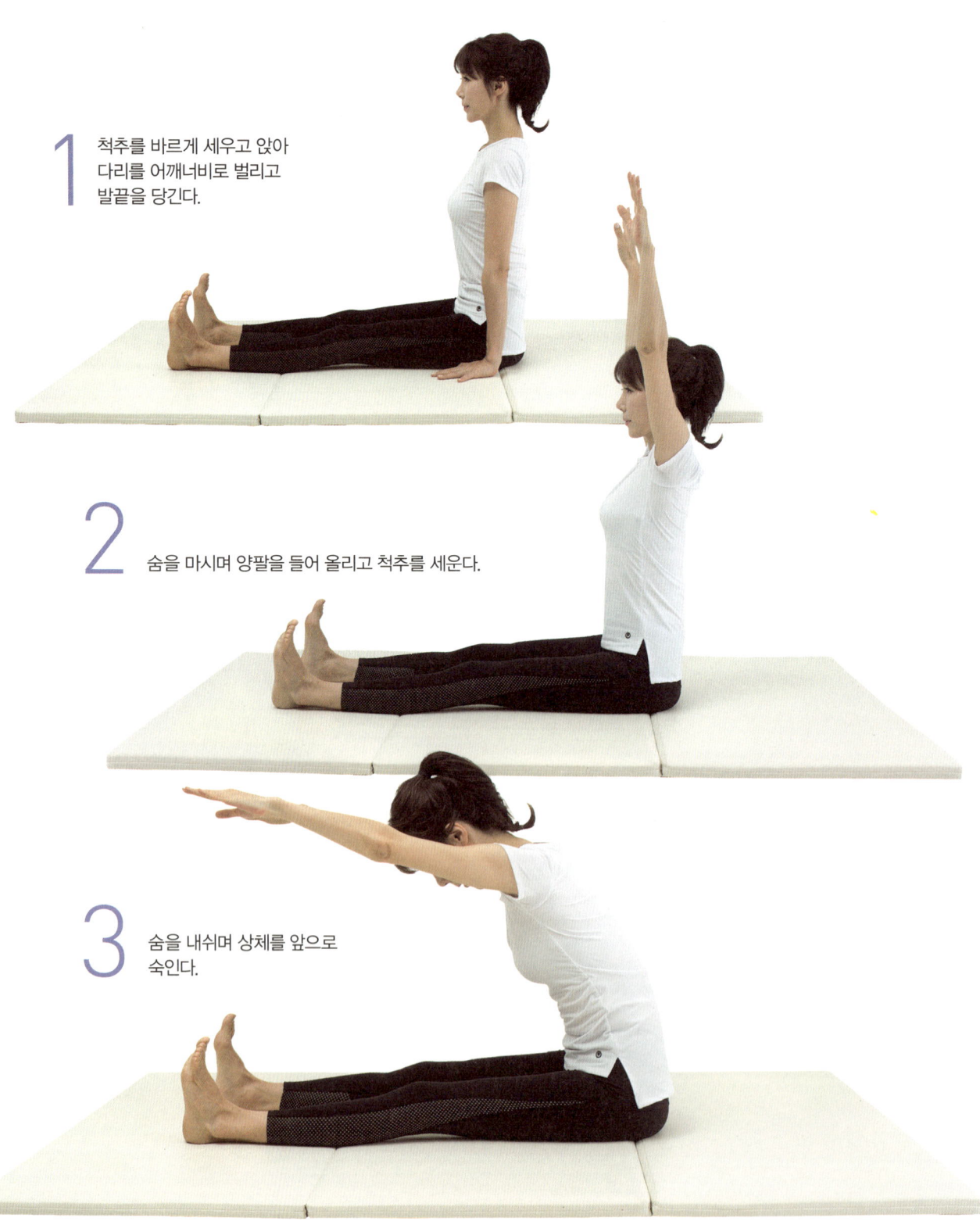

1 척추를 바르게 세우고 앉아 다리를 어깨너비로 벌리고 발끝을 당긴다.

2 숨을 마시며 양팔을 들어 올리고 척추를 세운다.

3 숨을 내쉬며 상체를 앞으로 숙인다.

전신의 후면을 이완하는 동작으로, 척추와 골반을 중심으로 상·하체의 근육을 골고루 발달시킨다.

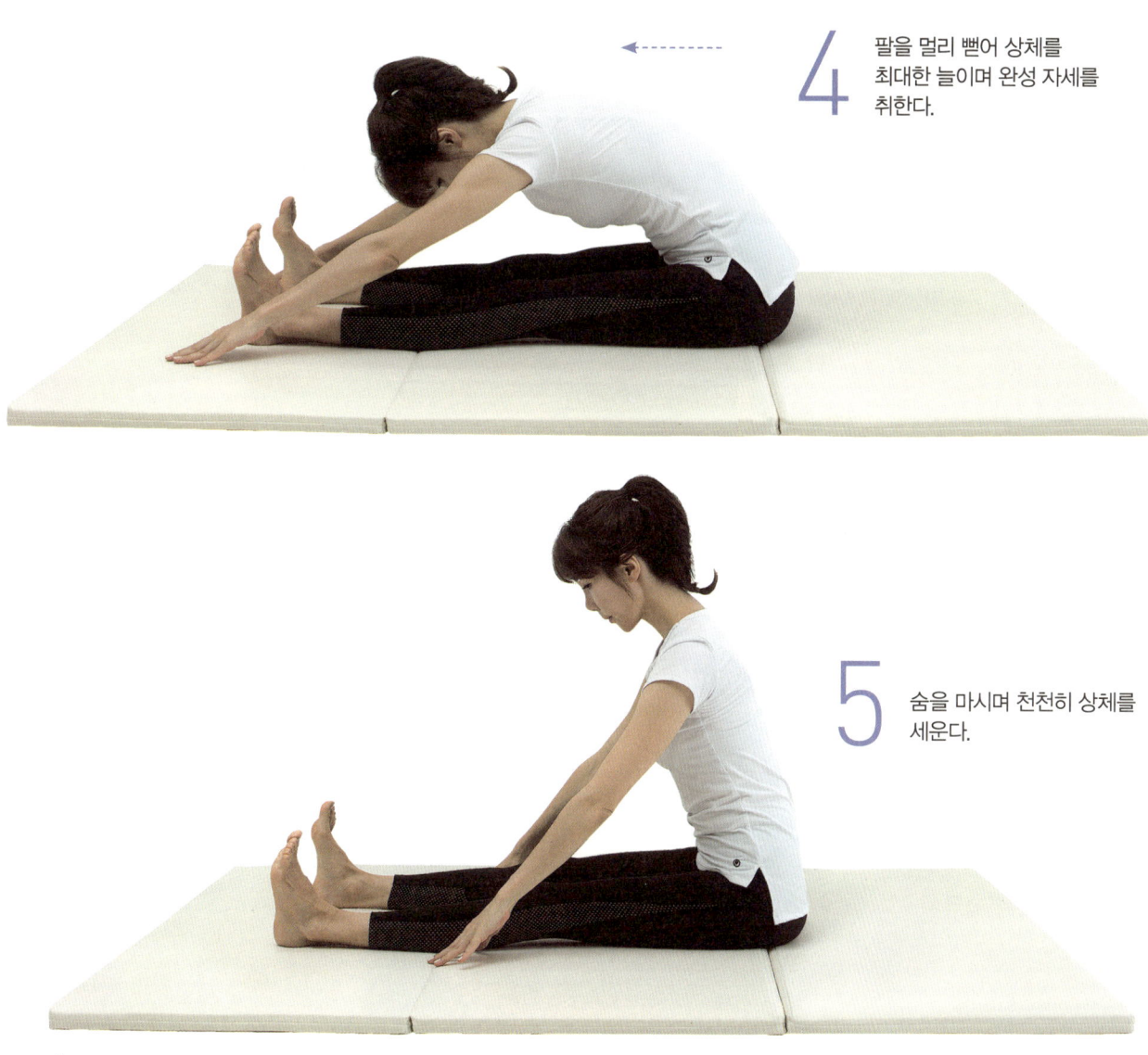

4 팔을 멀리 뻗어 상체를 최대한 늘이며 완성 자세를 취한다.

5 숨을 마시며 천천히 상체를 세운다.

* 4의 동작에서 3번 반동을 주는 것을 3세트 반복한다.

---- Tip ----

척추를 구부리듯 숙이는 것이 아니라 앞으로 쭉 뻗듯이 숙여야 한다. 머리는 너무 숙여지지 않도록 한다. 상체를 많이 숙이느라 무릎이 구부러지면 동작의 효과가 떨어진다. 가능하면 뒷무릎이 바닥에서 떨어지지 않도록 다리를 뻗는 데 신경을 집중한다.

Sitting 앉아서 하는 동작 2 — 종아리 뻗기 Calf Stretch

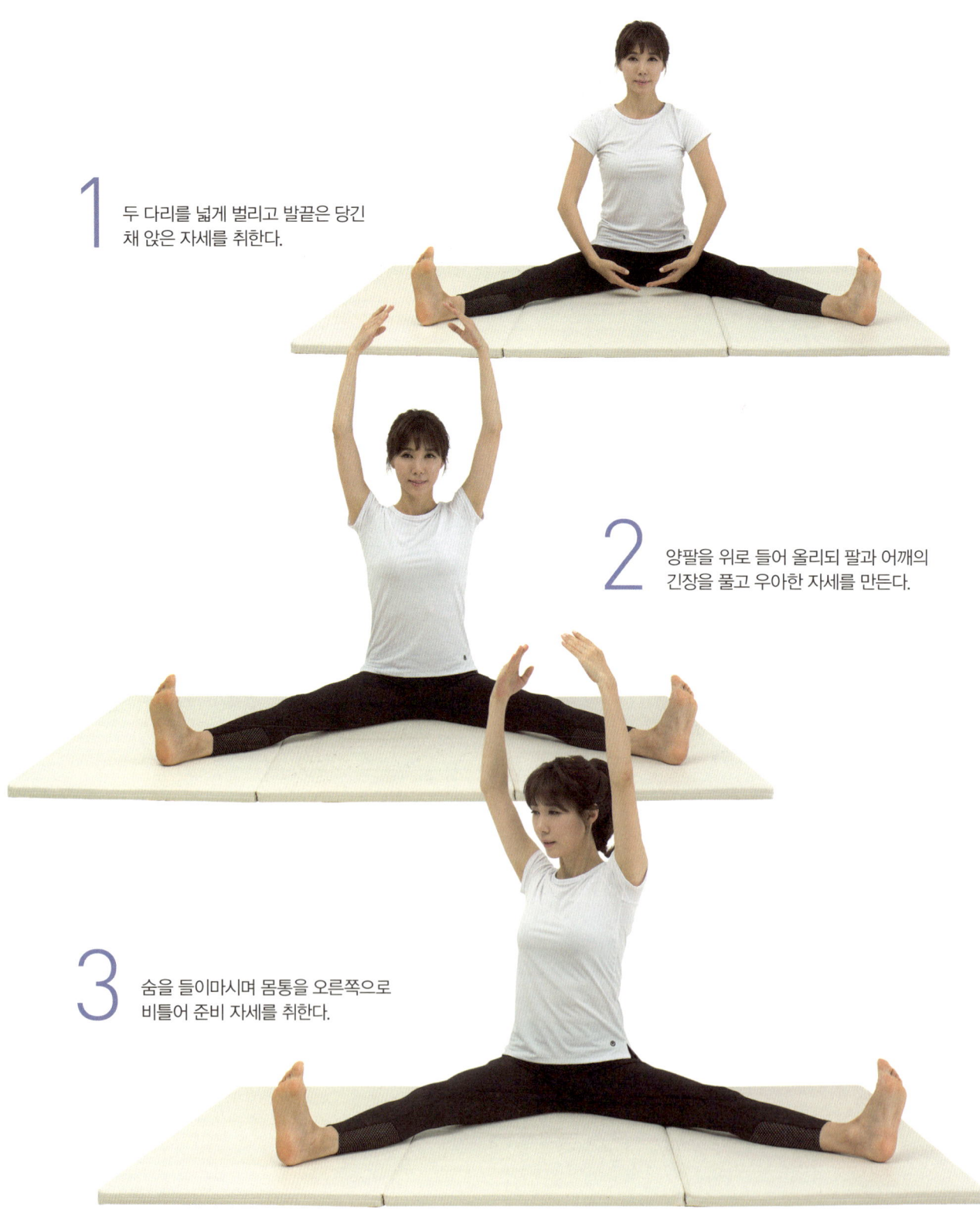

1. 두 다리를 넓게 벌리고 발끝은 당긴 채 앉은 자세를 취한다.

2. 양팔을 위로 들어 올리되 팔과 어깨의 긴장을 풀고 우아한 자세를 만든다.

3. 숨을 들이마시며 몸통을 오른쪽으로 비틀어 준비 자세를 취한다.

다리를 유연하게 만드는 동작으로, 하체의 혈액순환을 도와 하체 비만을 개선하고 무릎 뒤(오금) 통증을 완화한다.

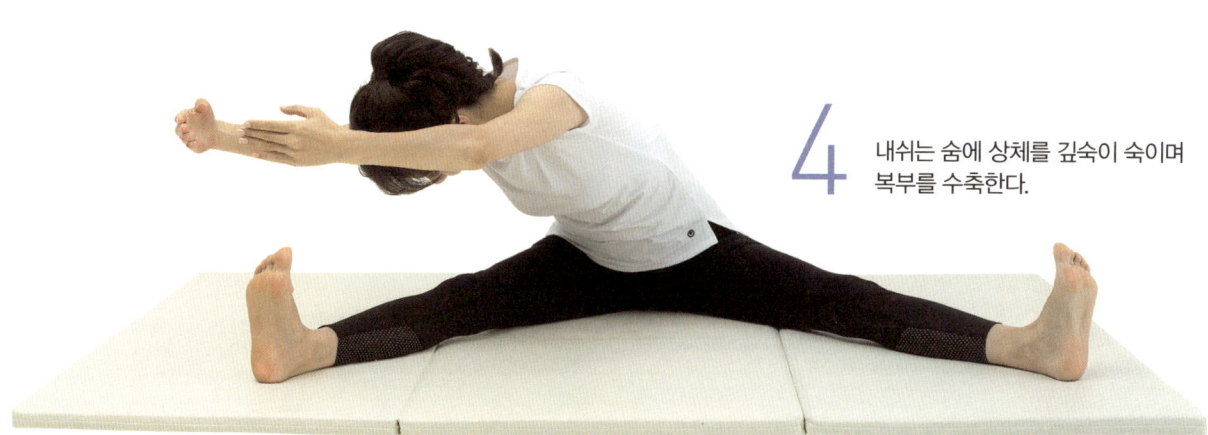

4 내쉬는 숨에 상체를 깊숙이 숙이며 복부를 수축한다.

＊ 좌우 4번씩 반복한다.

Variation
한쪽 다리를 구부리고 동작을 해도 된다. 왼쪽 다리를 구부릴 때는 오른쪽으로 몸통을 비틀어 숙이고, 오른쪽 다리를 구부릴 때는 왼쪽으로 몸통을 비틀어 숙인다. 오른쪽과 왼쪽을 각각 4번씩 반복한다.

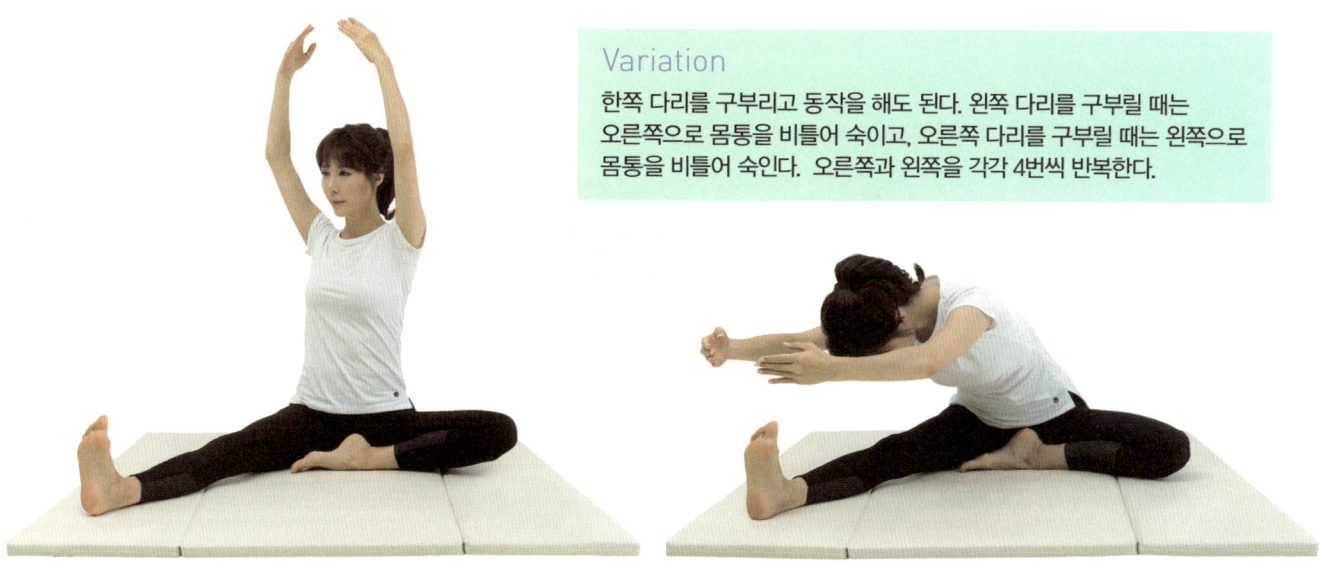

--- Tip ---

발끝을 당길 때는 뒤꿈치가 바닥에서 뜰 정도로 다리에 힘을 바짝 주어 무릎을 쭉 뻗어야 한다.

Sitting 3
앉아서 하는 동작

척추 비틀기 Spine Twist

1 두 다리를 넓게 벌리고 허리를 바르게 세운 뒤 숨을 마시며 준비 자세를 취한다.

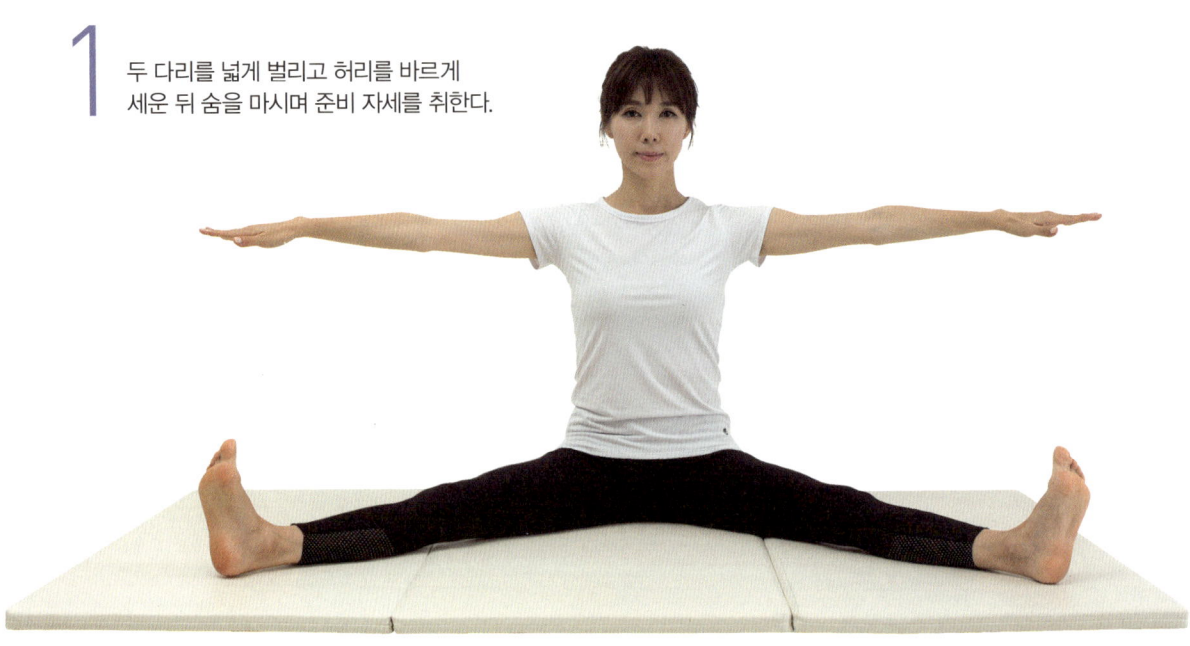

2 숨을 내쉬면서 상체를 왼쪽으로 비튼다.

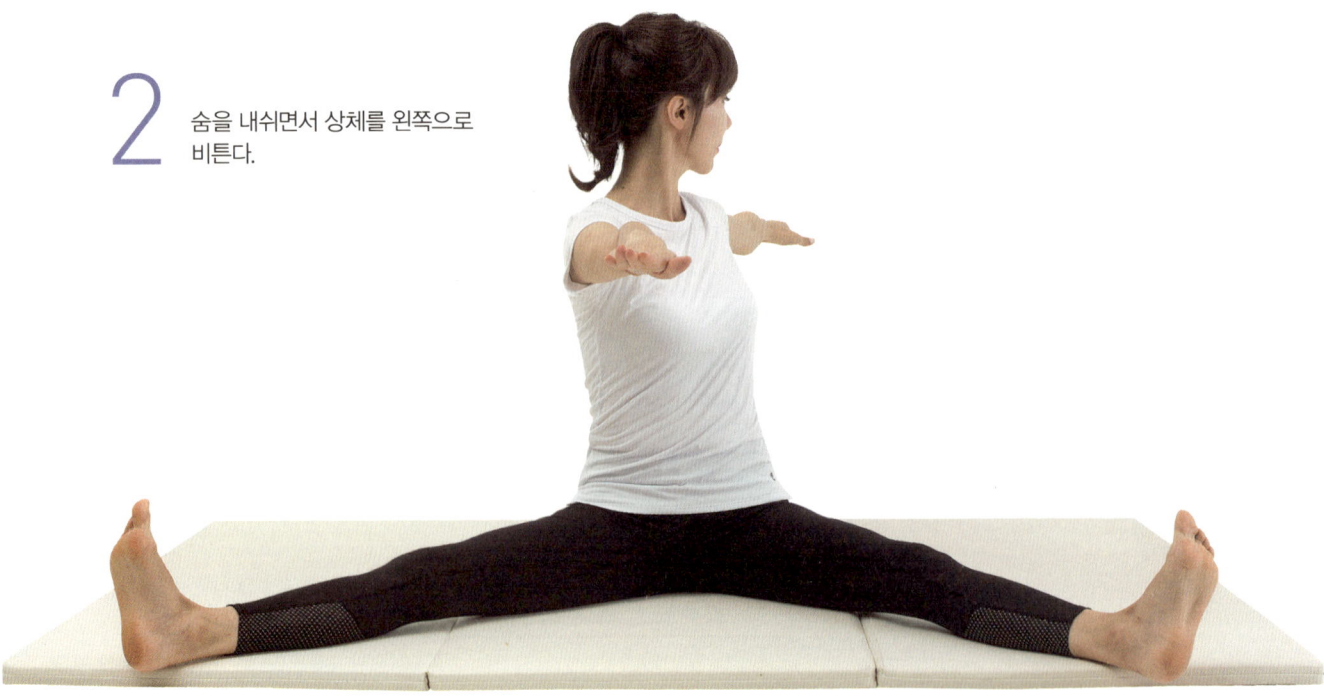

복부와 척추기립근의 근력을 조절해 코어의 힘을 기르고, 복부비만을 해소하는 효과가 있는 동작이다.

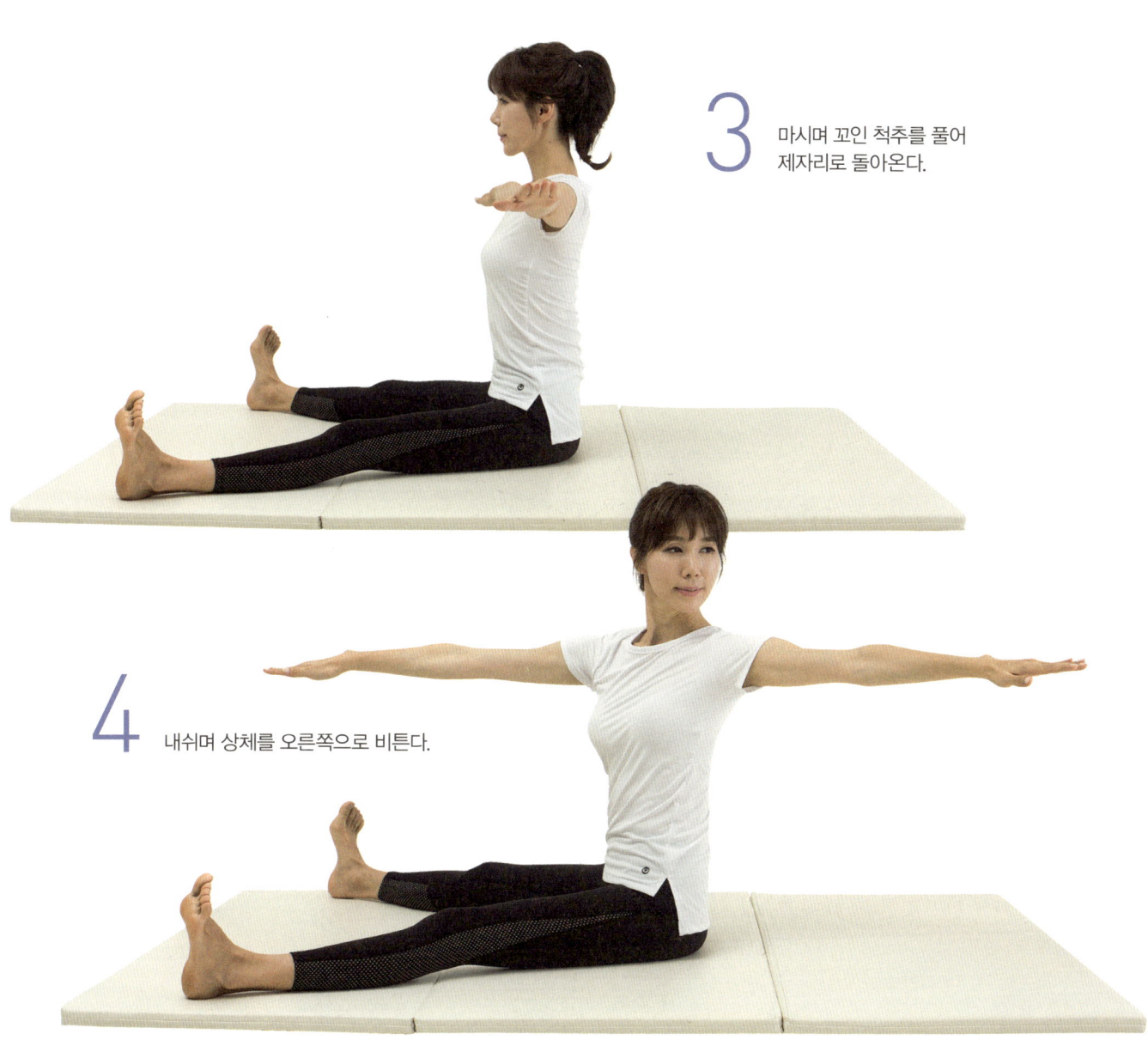

3 마시며 꼬인 척추를 풀어 제자리로 돌아온다.

4 내쉬며 상체를 오른쪽으로 비튼다.

* 좌우 3번씩을 1세트로 해서 2세트 반복한다.

---- Tip ----
시선만 돌리는 것이 아니라 복부와 척추(몸통)를 비틀어 시선이 돌아가는 것을 느껴야 한다. 어깨가 움츠러들지 않도록 주의한다.

Sitting
앉아서 하는 동작 **4**

톱질하기 Saw

1 양발을 어깨너비보다 넓게 벌려 앉은 다음, 양팔을 옆으로 쭉 뻗는다.

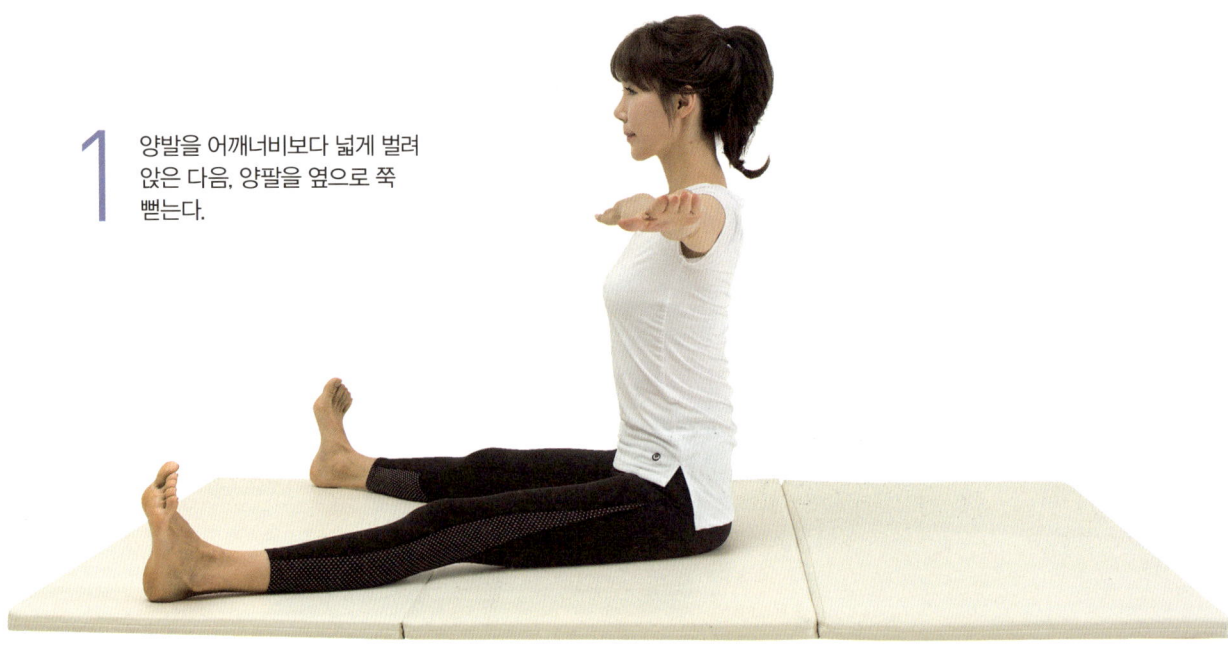

2 숨을 마시며 몸통을 비틀어 왼팔을 뒤로, 오른팔을 앞으로 가게 한다.

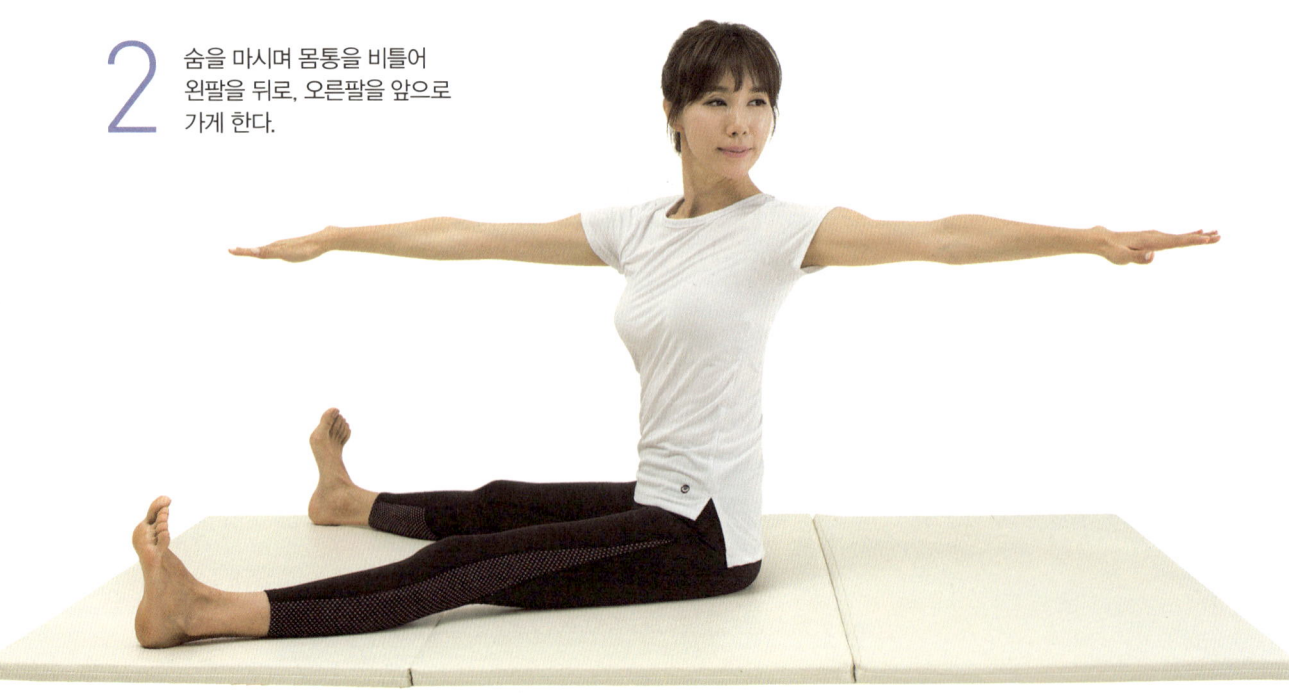

상체의 비트는 힘을 통해 하체의 유연성과 근력을 기르고 자연스러운 필라테스 호흡을 유도한다.

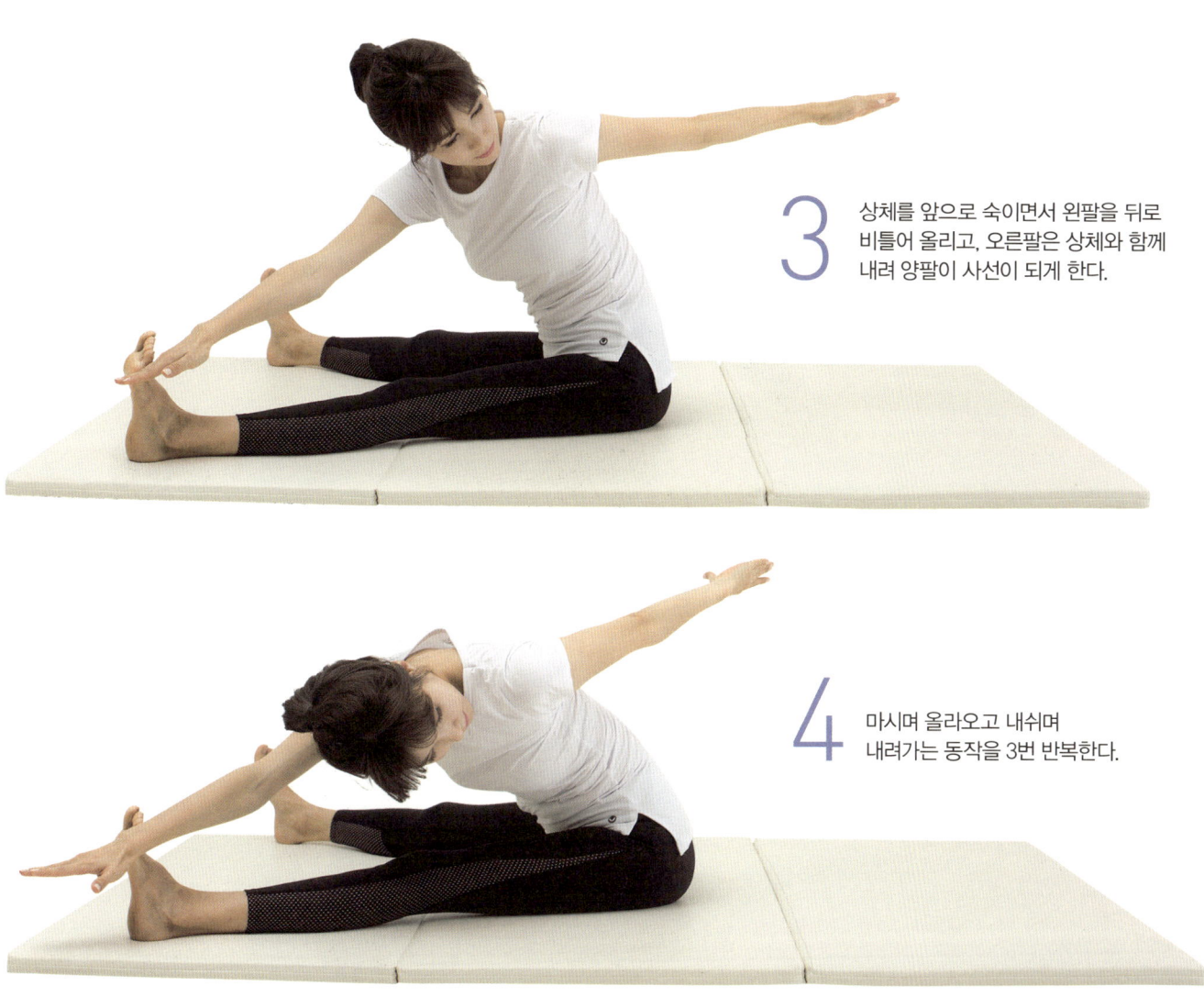

3 상체를 앞으로 숙이면서 왼팔을 뒤로 비틀어 올리고, 오른팔은 상체와 함께 내려 양팔이 사선이 되게 한다.

4 마시며 올라오고 내쉬며 내려가는 동작을 3번 반복한다.

* 오른쪽 3번, 왼쪽 3번을 1세트로 해서 2세트 반복한다.

---- Tip ----
아래로 내린 팔이 반대편 발을 톱질하듯이 스치는 동작이다. 뒤로 미는 팔을 가능한 한 많이 올리고, 내쉬는 숨에 상체를 앞으로 깊숙이 숙인다.

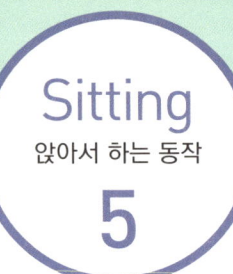

Sitting 앉아서 하는 동작 5

V자 앉기 Teaser

1 무릎을 세우고 앉은 자세를 취한 다음 발뒤꿈치를 살짝 든다.

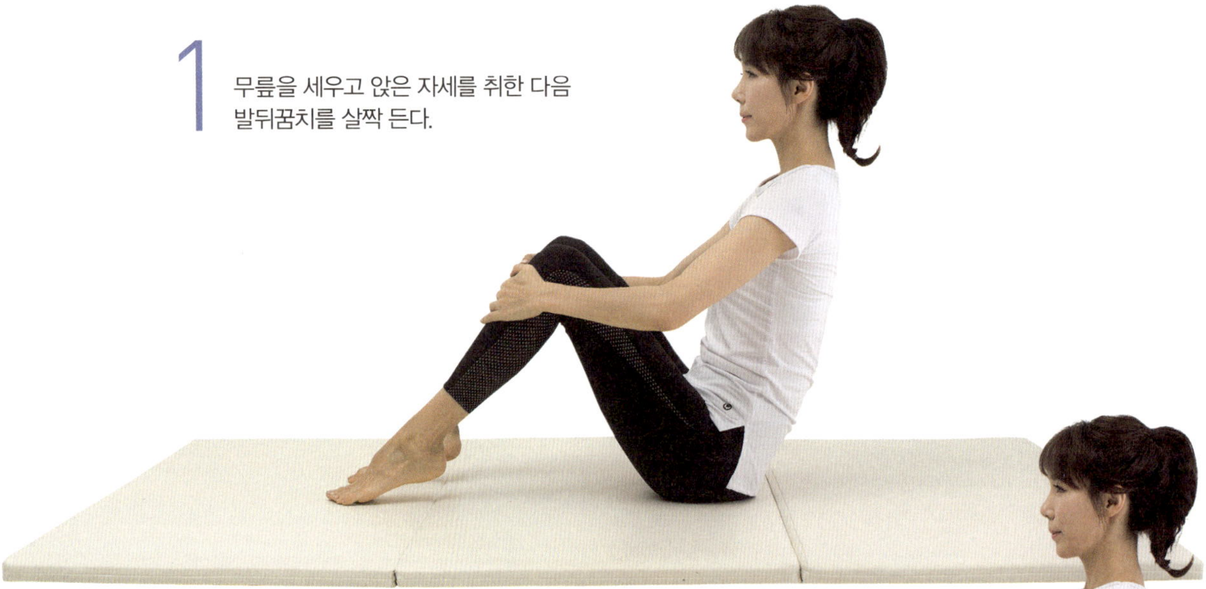

2 양쪽 다리를 들어 올려 균형을 잡는다.

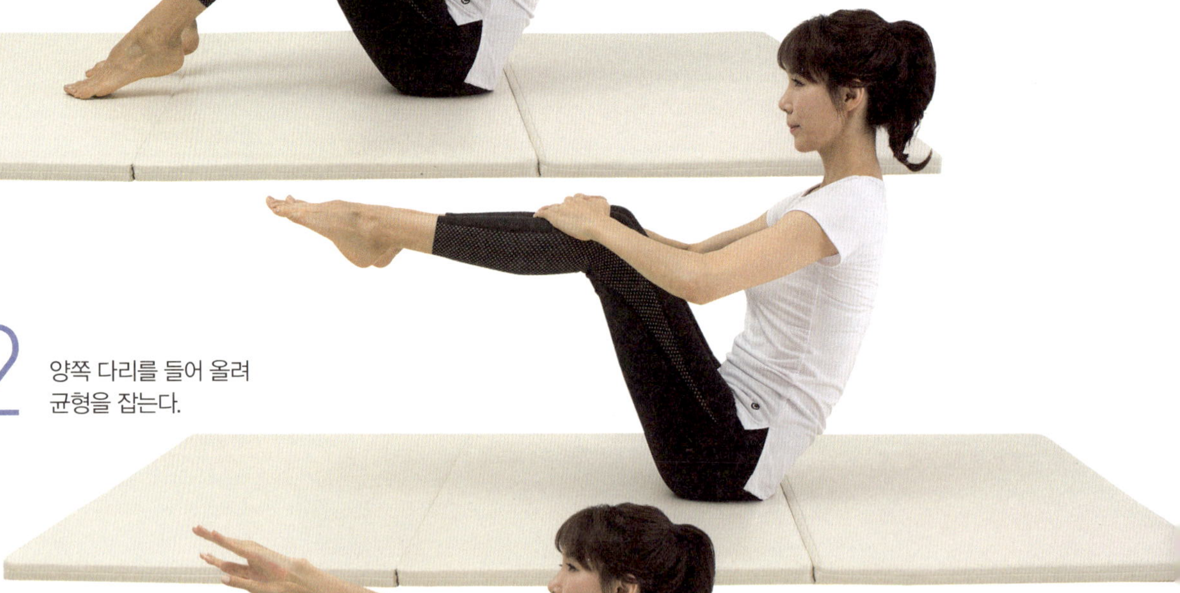

3 양팔을 앞으로 뻗어 자세를 유지한다.

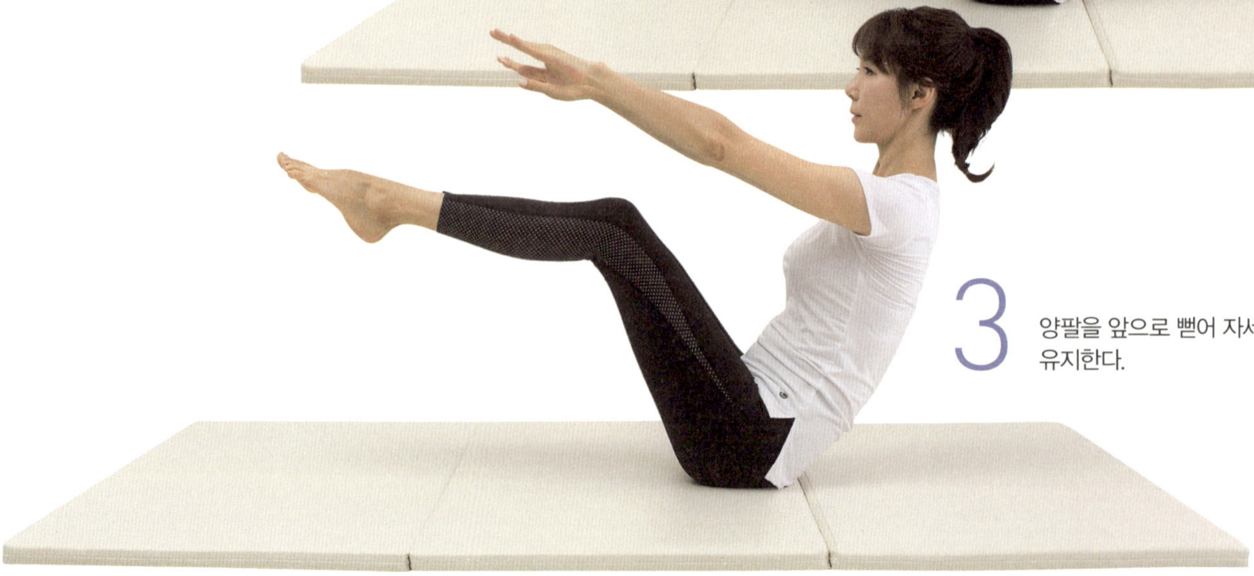

필라테스의 꽃이라 불릴 만큼 완벽하고 아름다운 자세로, 복부근육을 강화하고 균형감각과 집중력을 향상시킨다.

4 팔과 다리가 평행이 되게 하여 완성된 자세를 취한다.

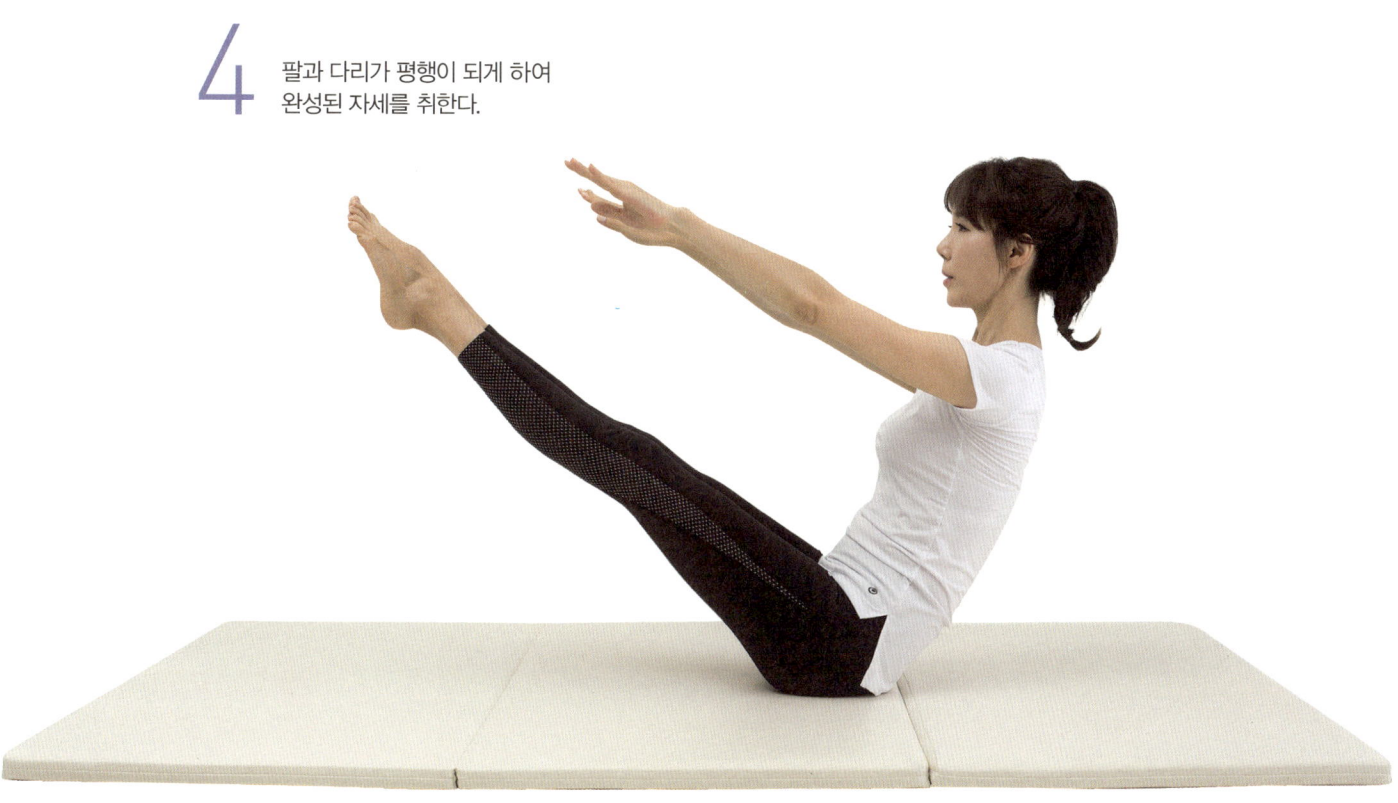

* 1부터 4까지를 1세트로 해서 3번 반복한다.

Tip

좀 더 익숙해지면 앉은 자세에서 시작하기보다 누운 자세에서 시작해 티저 자세를 완성하는 단계를 연습한다.

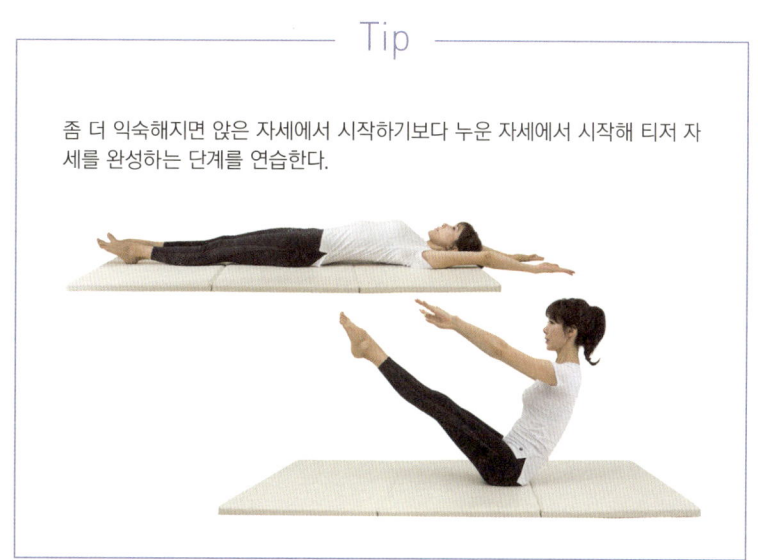

Kneeling

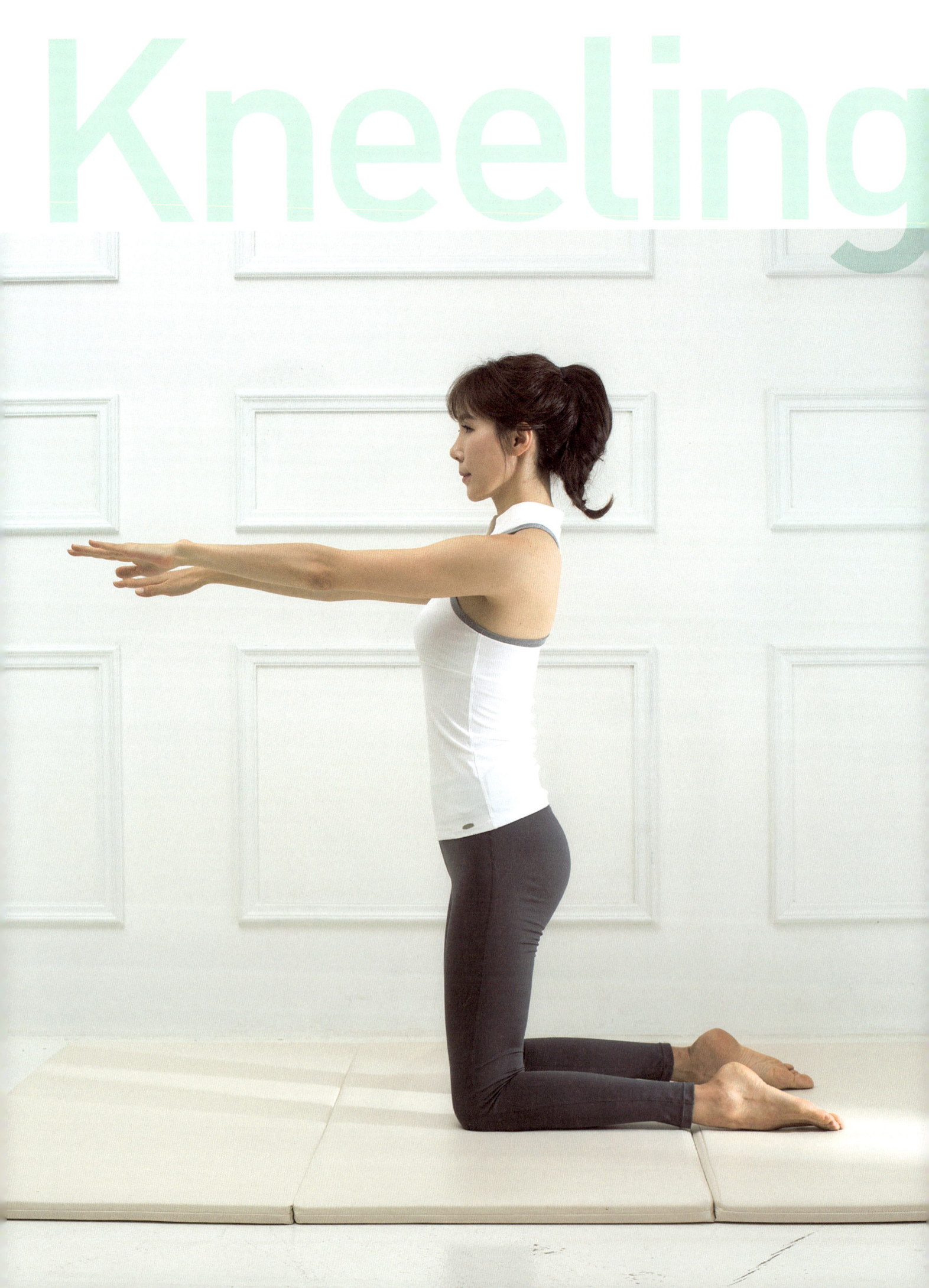

무릎을 꿇고 하는 동작

무릎 꿇고 선 자세로는 운동하기가 쉽지 않다. 이 동작은 특히 균형감각과 유연성이 요구된다. 흔히 사용하지 않는 근육이나 잘 취하지 않는 자세로 운동을 해서 신체의 변화를 느껴보자.
근육이 과도하게 긴장되어 가슴이 지나치게 젖혀지고 허리가 꺾이거나, 코어를 의식하지 못해 배를 내밀고 척추의 곡선이 무너지는 자세가 되지 않도록 주의한다.

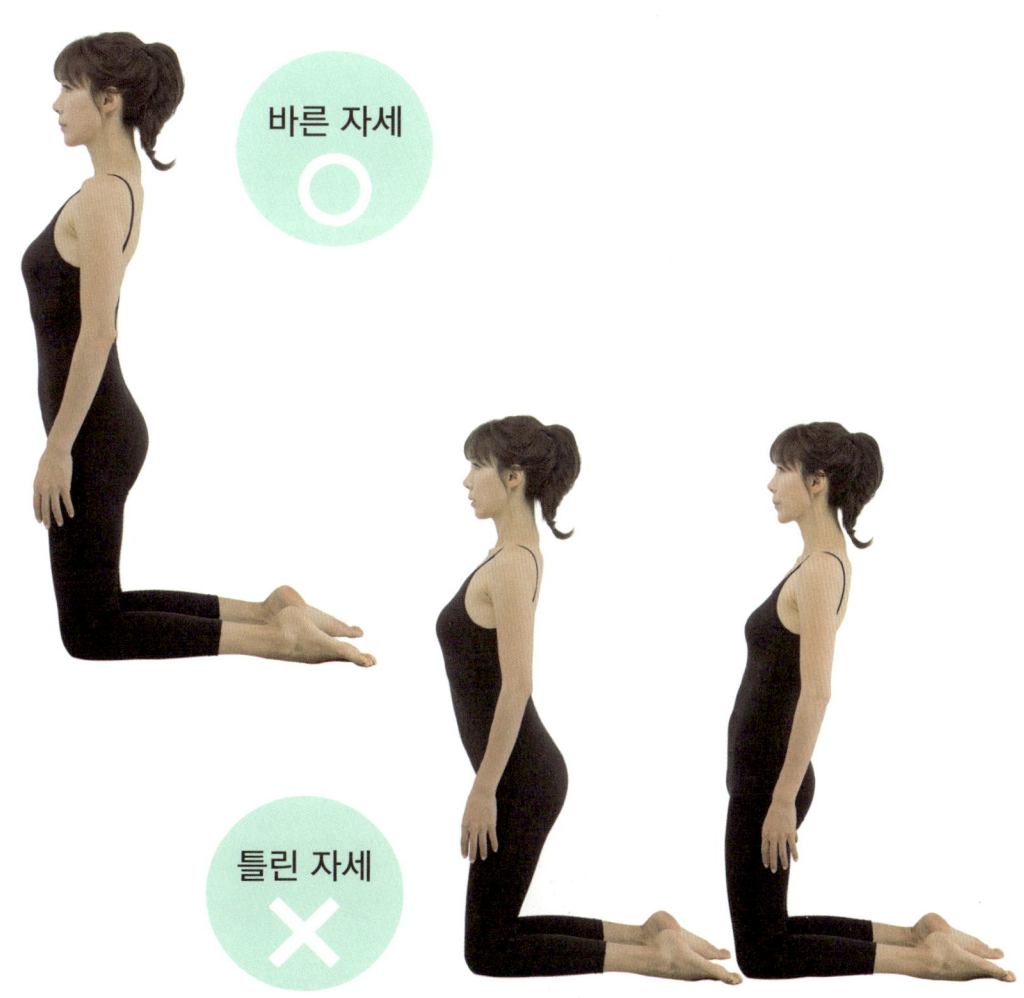

바른 자세 O

틀린 자세 X

Kneeling 1
무릎 꿇고 하는 동작

허벅지 스트레칭 Thigh Stretching

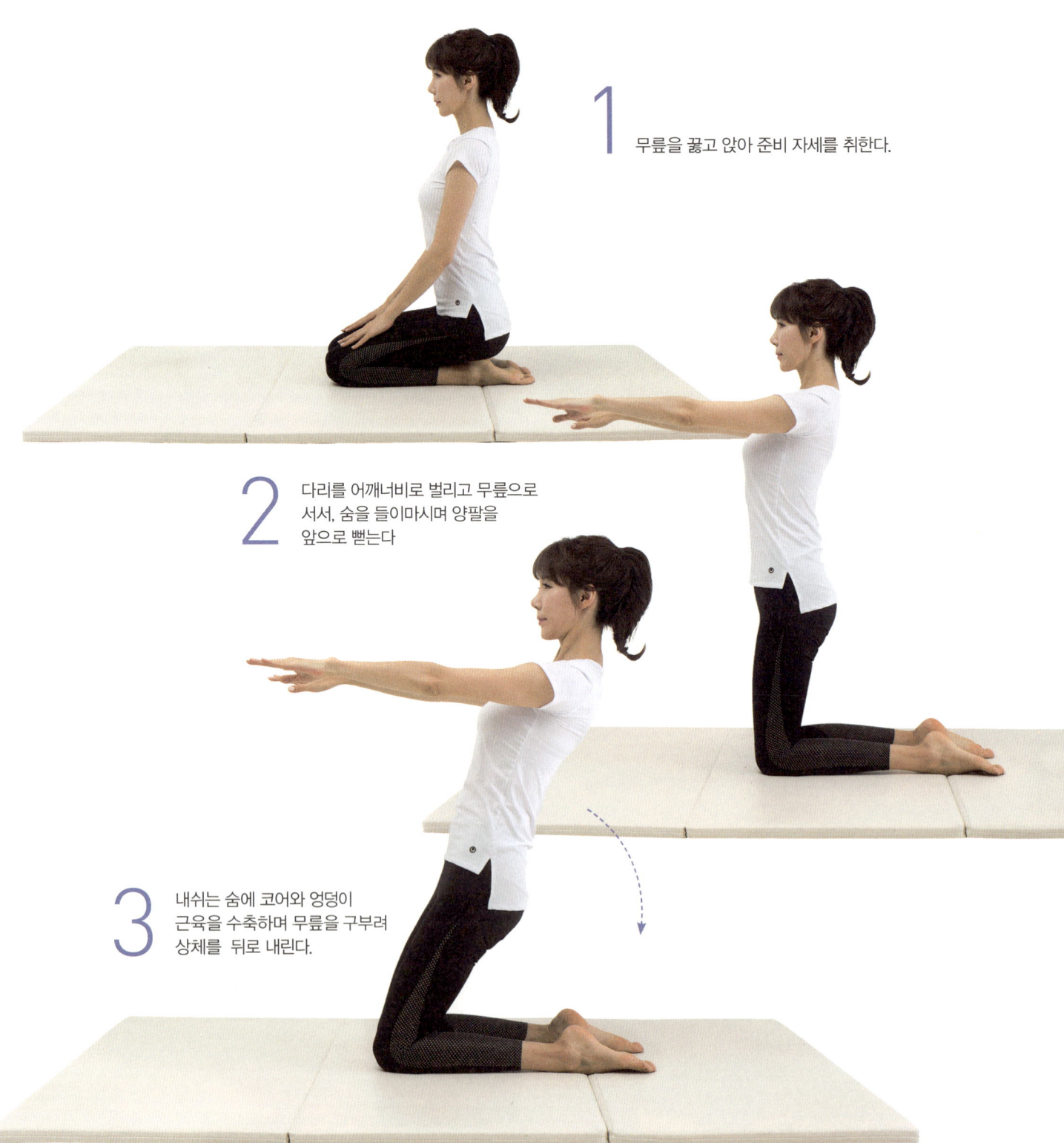

1. 무릎을 꿇고 앉아 준비 자세를 취한다.

2. 다리를 어깨너비로 벌리고 무릎으로 서서, 숨을 들이마시며 양팔을 앞으로 뻗는다

3. 내쉬는 숨에 코어와 엉덩이 근육을 수축하며 무릎을 구부려 상체를 뒤로 내린다.

복부와 엉덩이, 허벅지 근육을 탄력 있게 움직임으로써 대퇴부를 아름답게 가꾸고 하체의 근력을 향상시킨다.

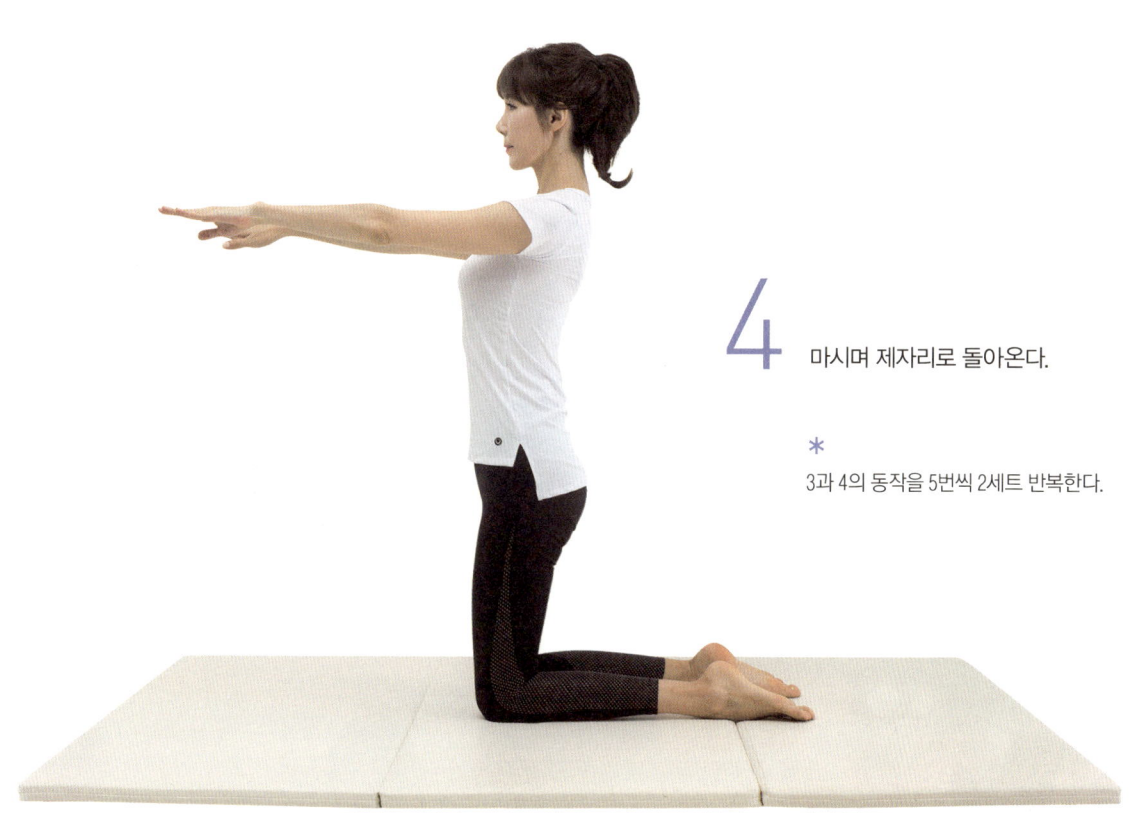

4 마시며 제자리로 돌아온다.

* 3과 4의 동작을 5번씩 2세트 반복한다.

Tip

허리와 복부에 힘이 부족하거나 동작을 무리하게 할 경우 다리에 힘이 풀려 다칠 수 있다. 너무 무리하게 동작을 해서 근육의 최대 범위를 벗어나지 않도록 주의한다.

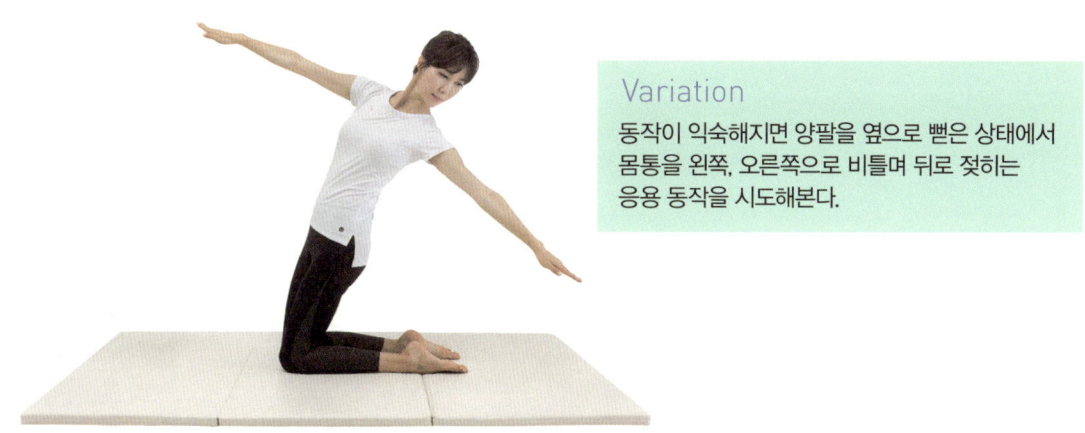

Variation

동작이 익숙해지면 양팔을 옆으로 뻗은 상태에서 몸통을 왼쪽, 오른쪽으로 비틀며 뒤로 젖히는 응용 동작을 시도해본다.

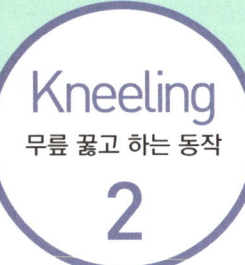

무릎 꿇고 쪼그려 앉기 Kneeling Squat

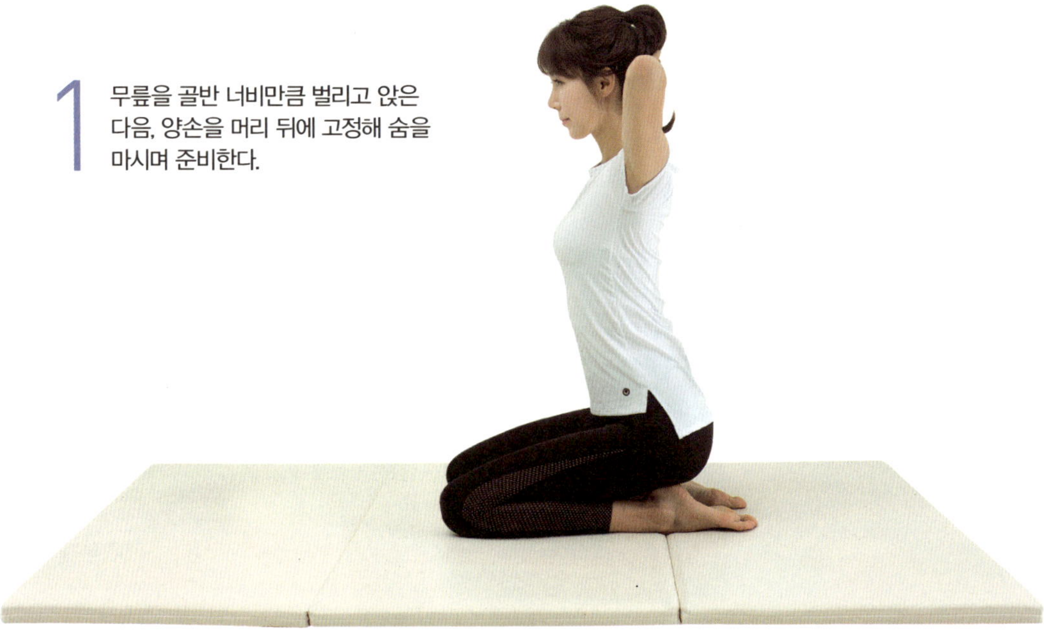

1 무릎을 골반 너비만큼 벌리고 앉은 다음, 양손을 머리 뒤에 고정해 숨을 마시며 준비한다.

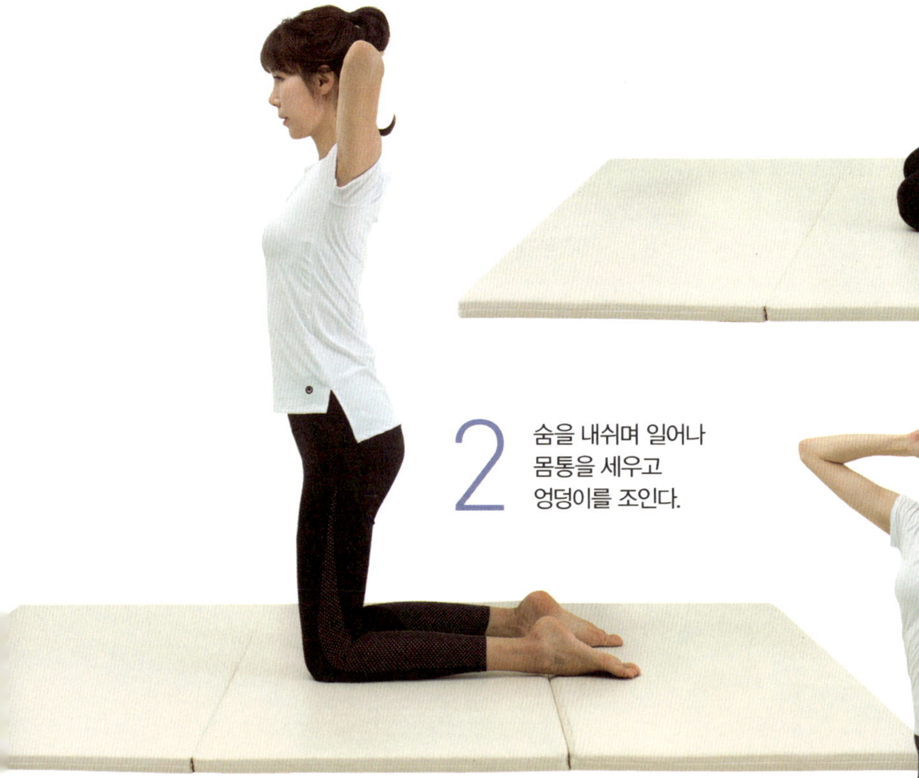

2 숨을 내쉬며 일어나 몸통을 세우고 엉덩이를 조인다.

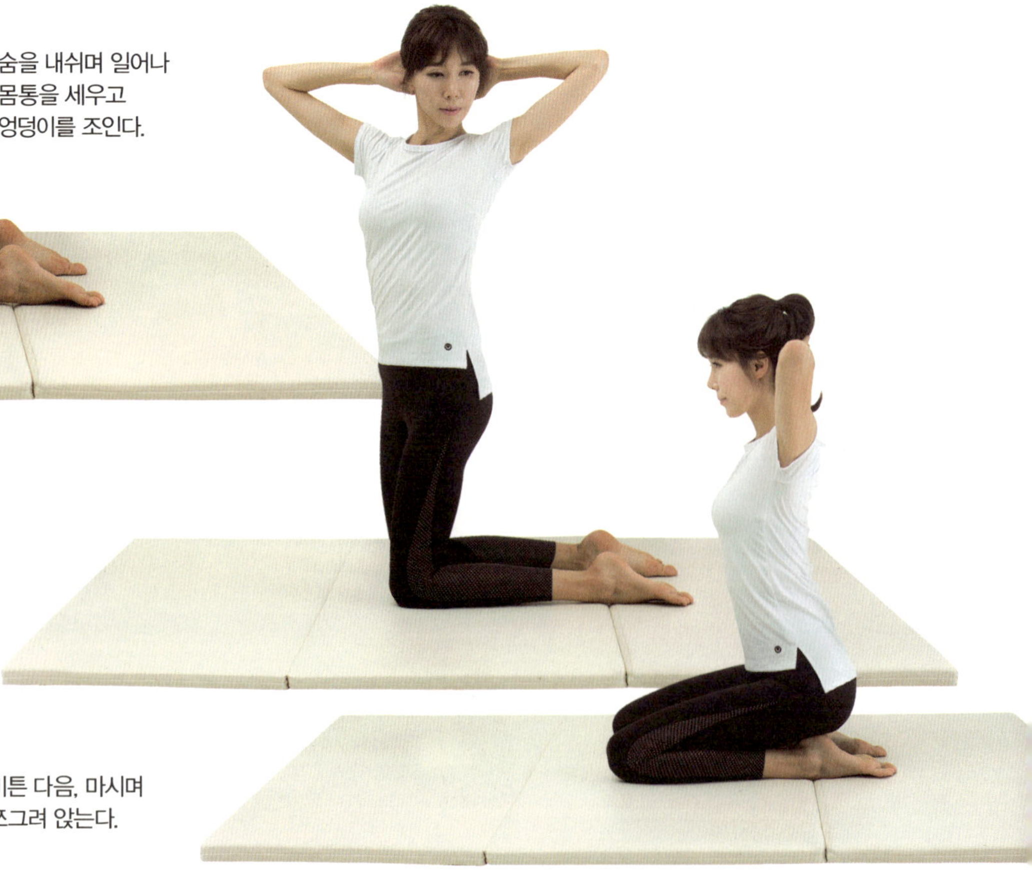

3 상체를 왼쪽으로 비튼 다음, 마시며 제자리로 돌아와 쪼그려 앉는다.

스쿼트와 비슷하지만 좀 더 기초적이고 신체에 부담이 덜하다. 척추기립근과 엉덩이 근육을 튼튼하게 만들어준다.

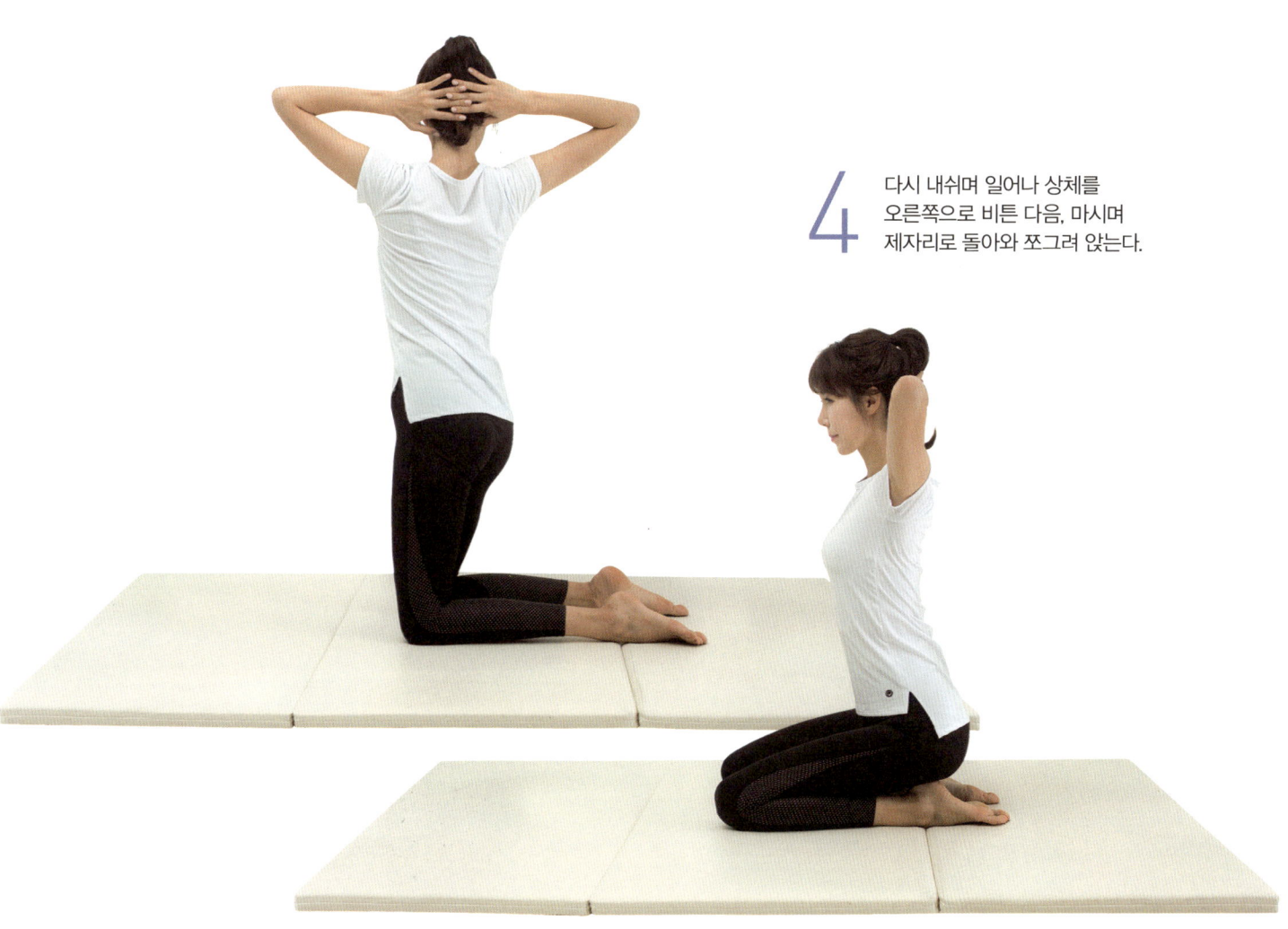

4 다시 내쉬며 일어나 상체를 오른쪽으로 비튼 다음, 마시며 제자리로 돌아와 쪼그려 앉는다.

*오른쪽으로 비틀었다가 쪼그려 앉고 왼쪽으로 비틀었다가 쪼그려 앉는 동작을 좌우 10번 반복한다.

― Tip ―

척추의 정렬이 무너지지 않기 위해 코어의 근육을 단련하는 것이 매우 중요하다. 복부와 허리, 엉덩이와 허벅지 등 코어 근육에 집중해 꾸준히 훈련하도록 한다.

Kneeling
무릎 꿇고 하는 동작
3

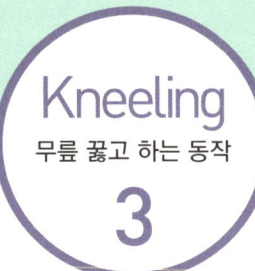

무릎 꿇고 다리 옆으로 들기 Kneeling Side Leg Lift

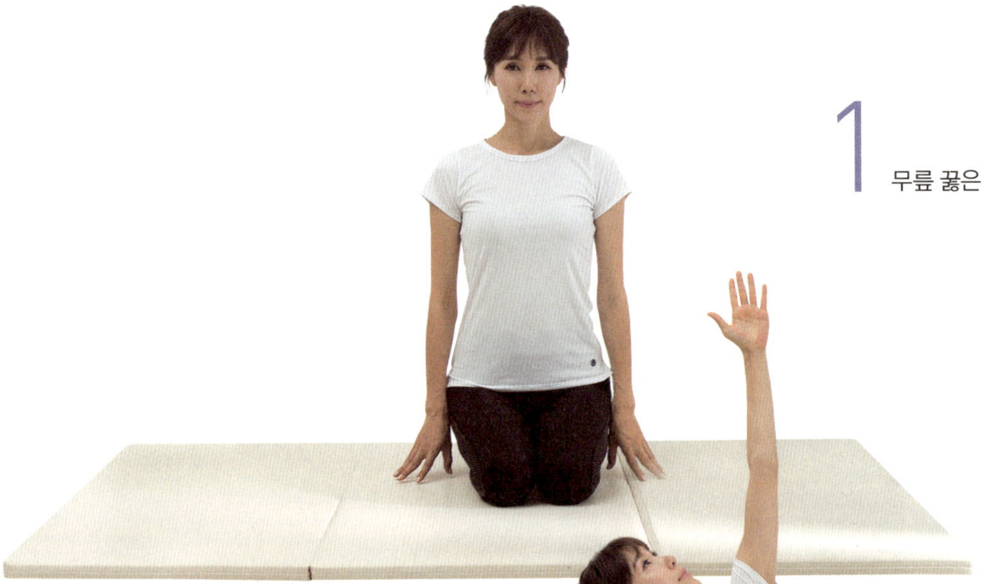

1 무릎 꿇은 자세로 앉는다.

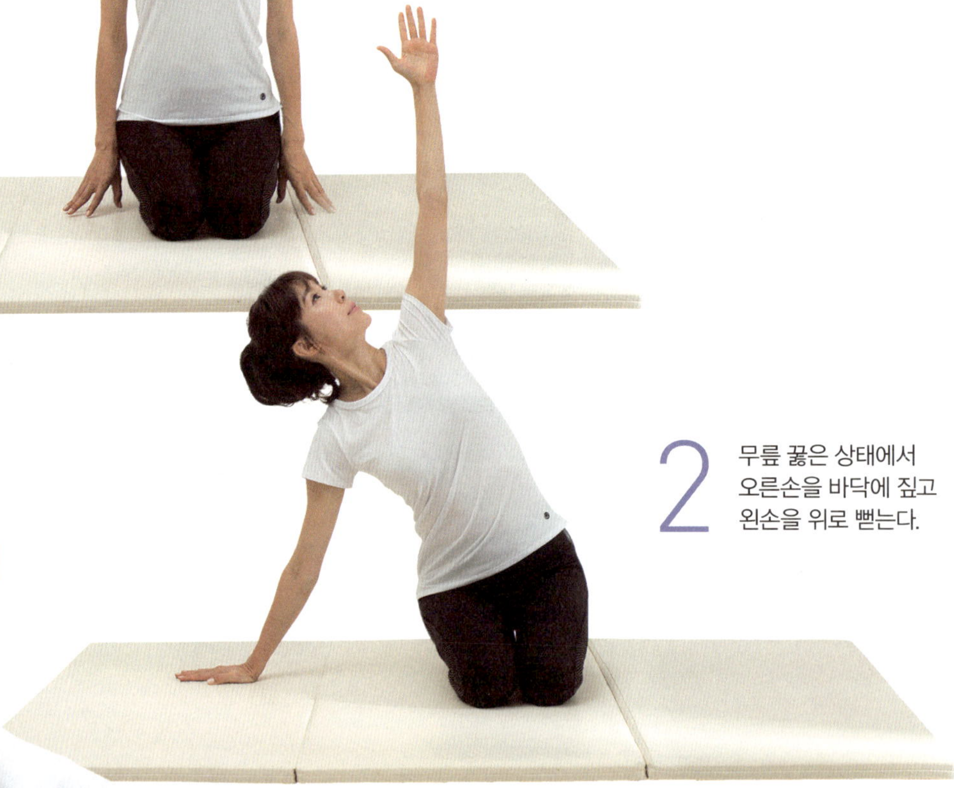

2 무릎 꿇은 상태에서
오른손을 바닥에 짚고
왼손을 위로 뻗는다.

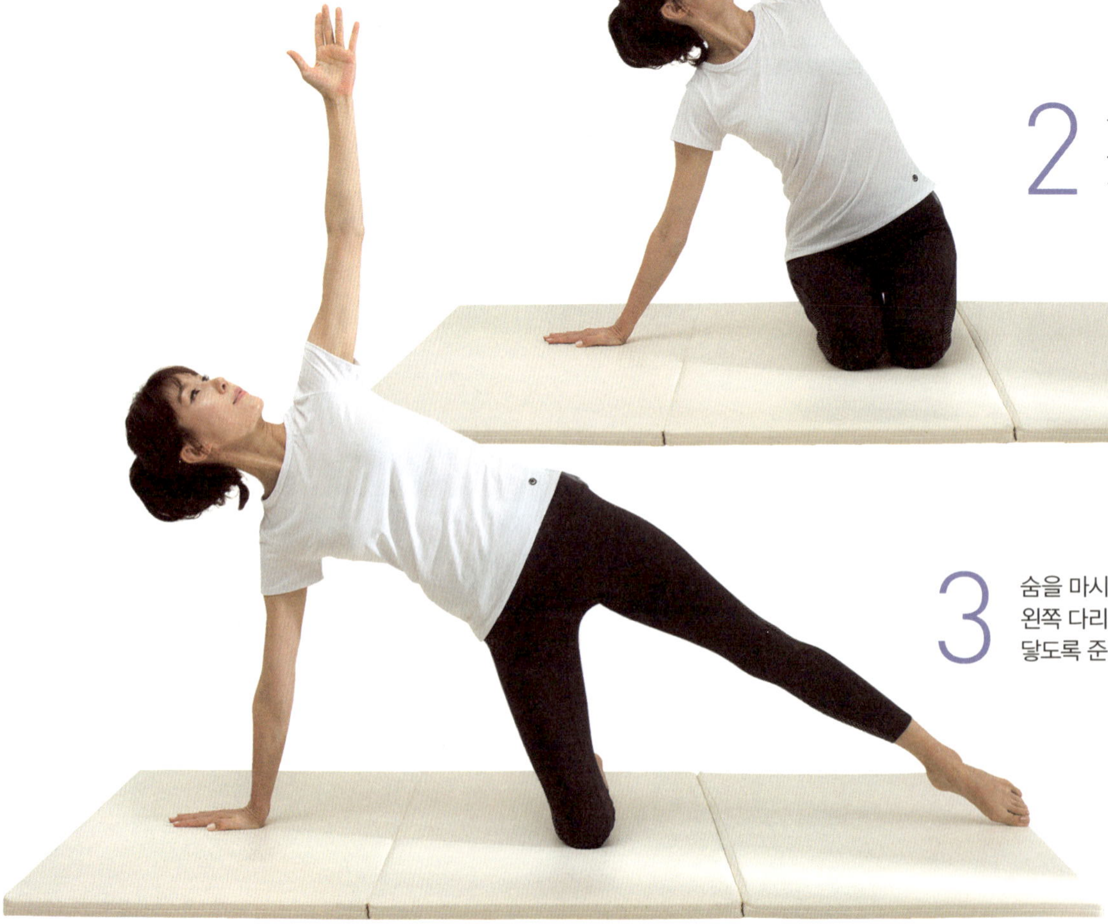

3 숨을 마시며 몸통을 들어 올리고
왼쪽 다리를 뻗어 발끝이 바닥에
닿도록 준비 자세를 취한다.

신체의 균형감각을 높여주고 하체와 엉덩이 근육의 탄력을 유지한다.
고관절을 튼튼하게 하는 효과도 있다.

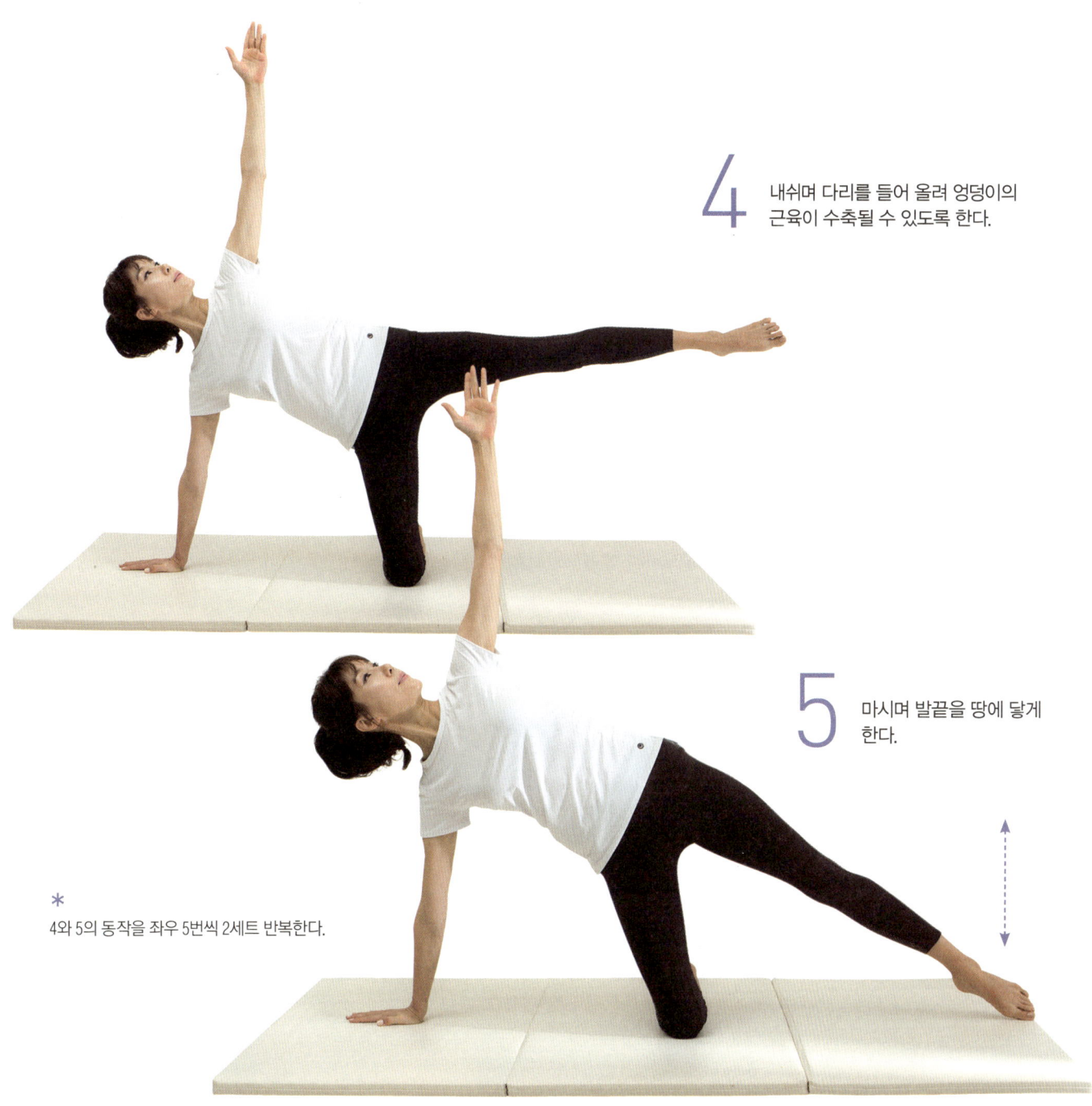

4 내쉬며 다리를 들어 올려 엉덩이의 근육이 수축될 수 있도록 한다.

5 마시며 발끝을 땅에 닿게 한다.

* 4와 5의 동작을 좌우 5번씩 2세트 반복한다.

---- Tip ----

몸통이 흔들거리며 횟수를 채우는 것은 무의미하다. 몸통을 잘 컨트롤하여 다리만 움직일 수 있도록 동작을 반복한다.

Kneeling
무릎 꿇고 하는 동작
4

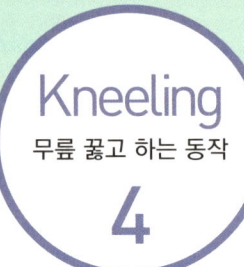

무릎 꿇고 옆구리 늘이기 Kneeling Side Bend

1 무릎 꿇은 자세로 앉는다.

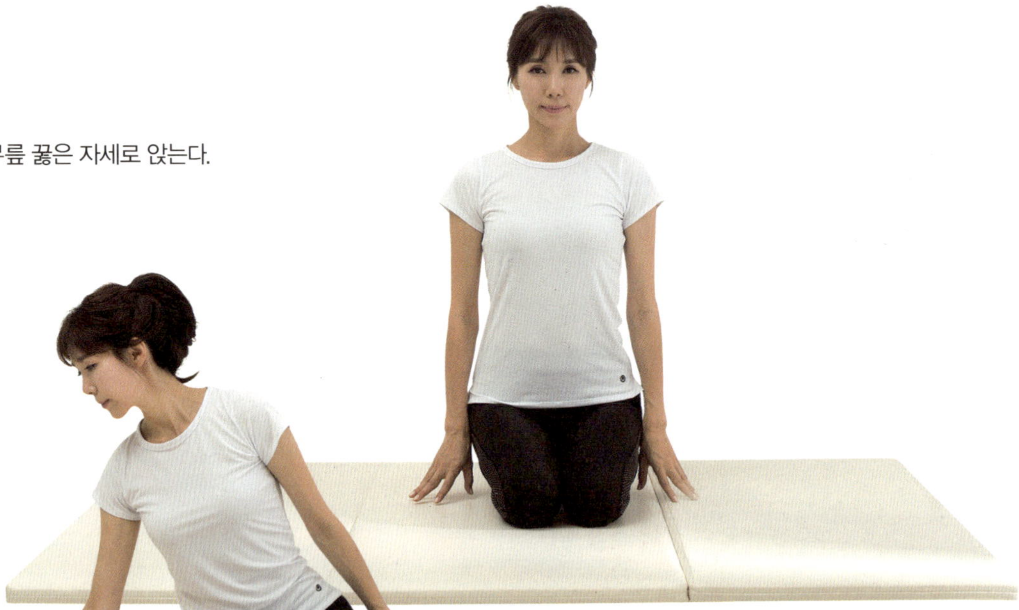

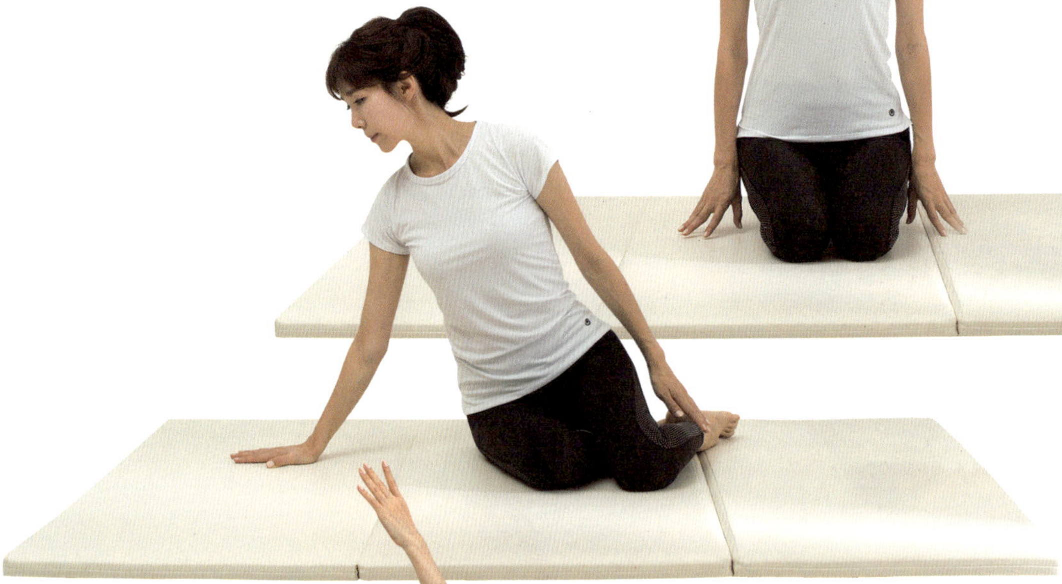

2 오른손으로 바닥을 짚고
몸을 오른쪽으로 기울인다.

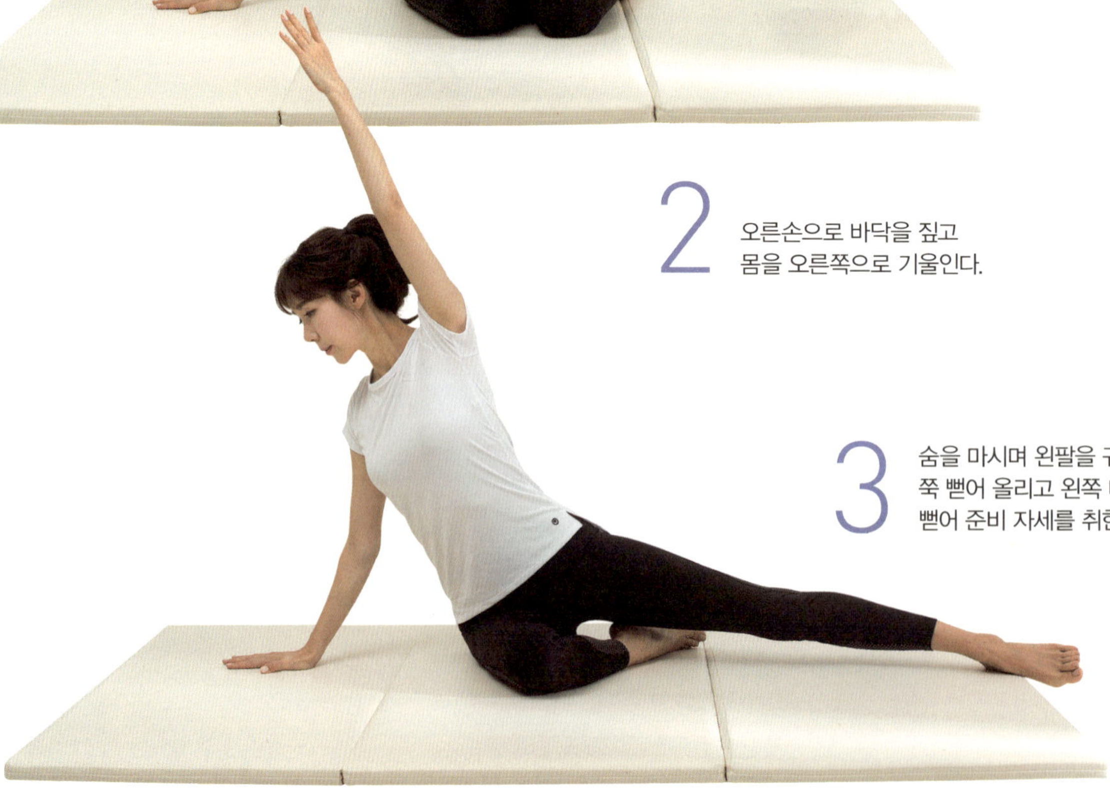

3 숨을 마시며 왼팔을 귀 옆으로
쭉 뻗어 올리고 왼쪽 다리를 길게
뻗어 준비 자세를 취한다.

전신의 측면을 사용하는 운동으로 한쪽은 유연성을, 반대쪽은 근력을 동시에 향상시킨다. 소화기능을 돕는다.

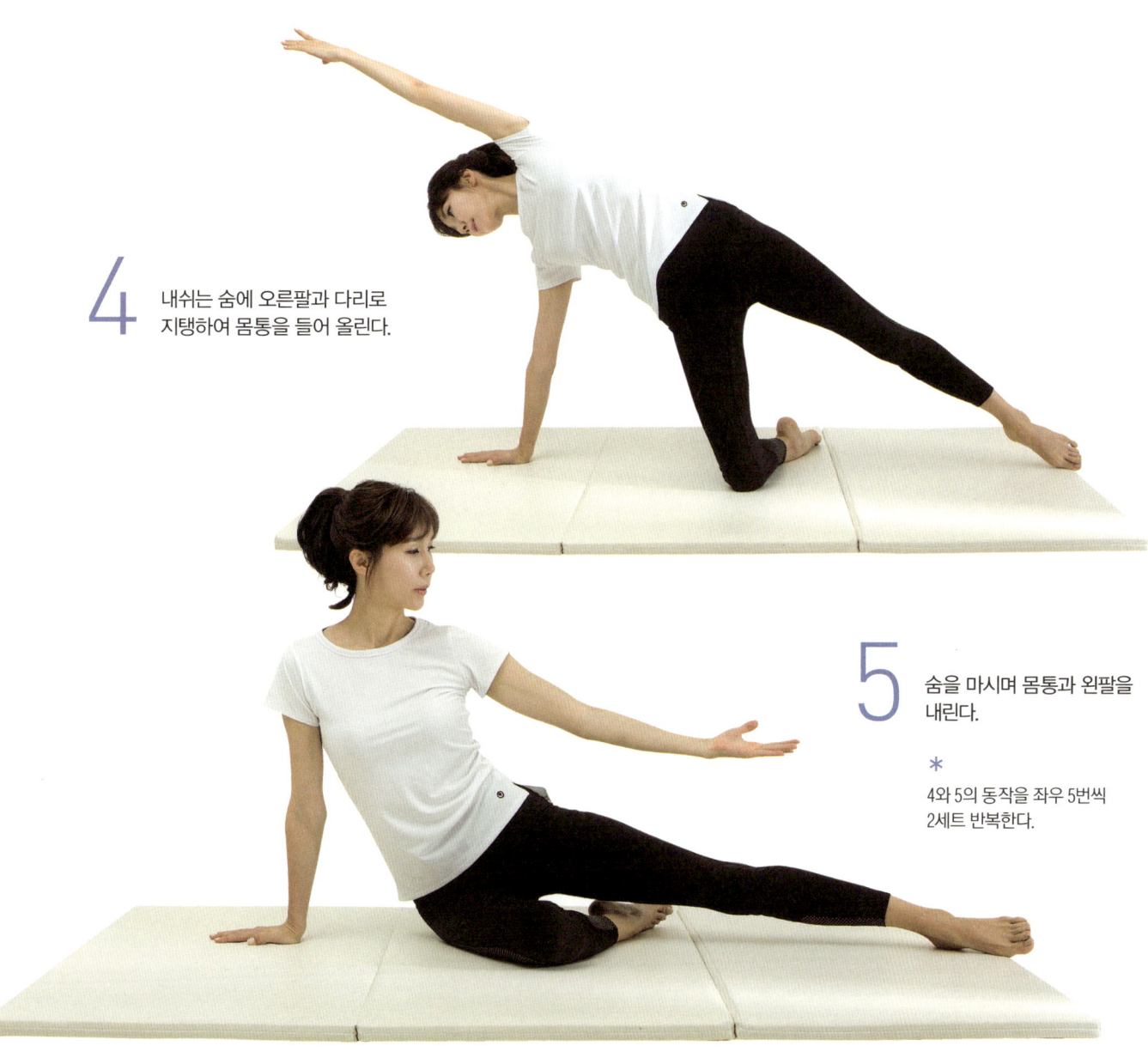

4 내쉬는 숨에 오른팔과 다리로 지탱하여 몸통을 들어 올린다.

5 숨을 마시며 몸통과 왼팔을 내린다.

* 4와 5의 동작을 좌우 5번씩 2세트 반복한다.

Tip

동작이 의외로 어렵지 않아, 자칫 지나치게 몸통을 들어 올리다 코어가 무너지고 팔의 힘만으로 동작을 유지하는 경우가 생길 수 있다. 주의 집중하여 동작을 취한다.

Side Lying

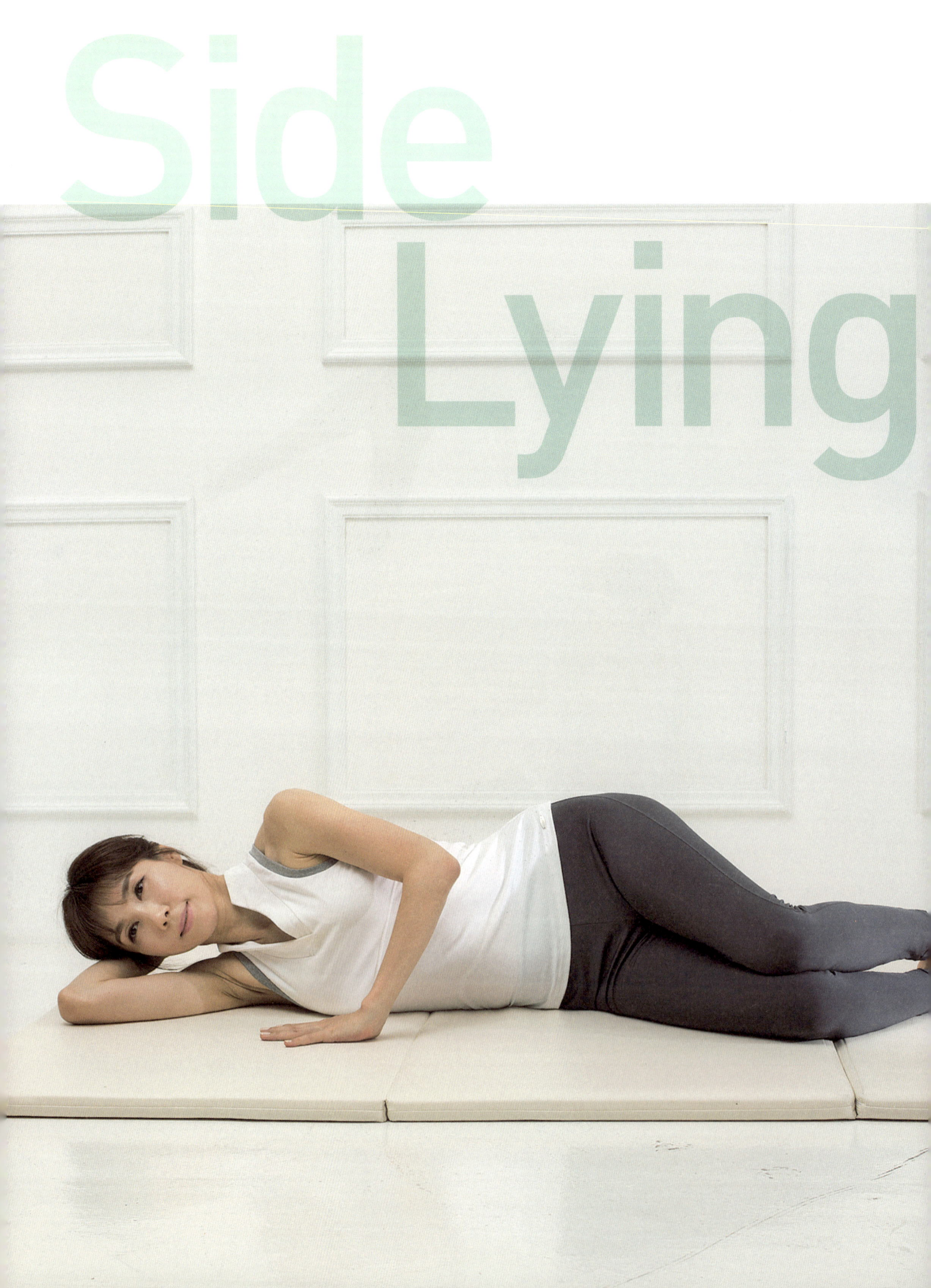

옆으로 누워서 하는 동작

옆으로 누운 자세에서는 목이 지나치게 꺾이거나 불편하지 않도록 자연스럽게 머리를 받쳐주는 것이 좋다. 옆구리가 바닥으로 무너지지 않도록 항상 주의를 기울여야 한다.
팔의 위치를 바르게 해서 목에 무리가 되지 않도록 하고, 다리의 각도를 조절해 균형을 잡도록 노력한다.

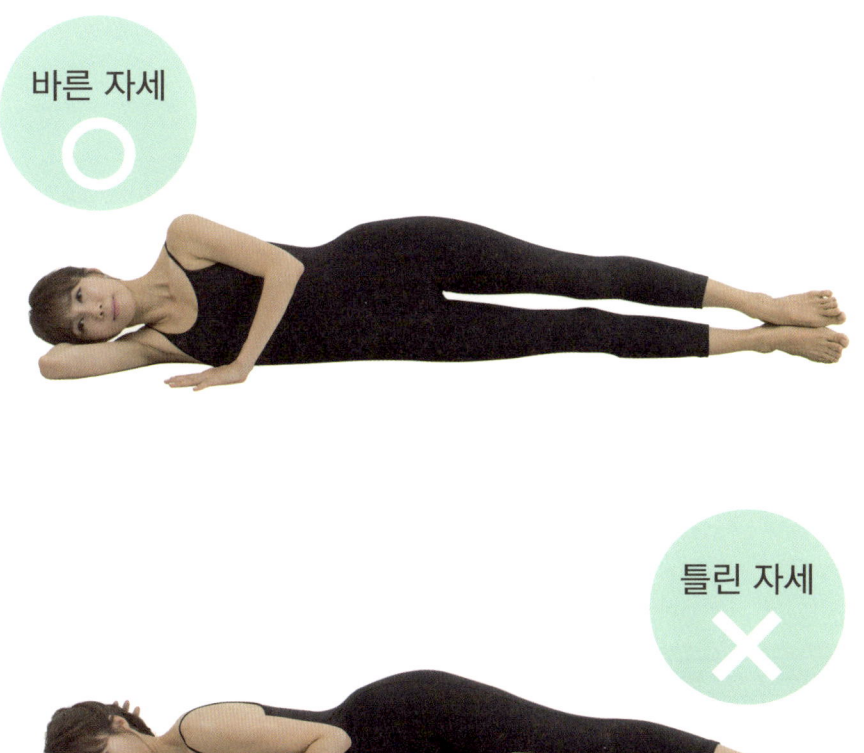

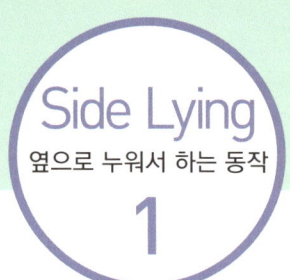

Side Lying
옆으로 누워서 하는 동작
1

조개 자세 Clam

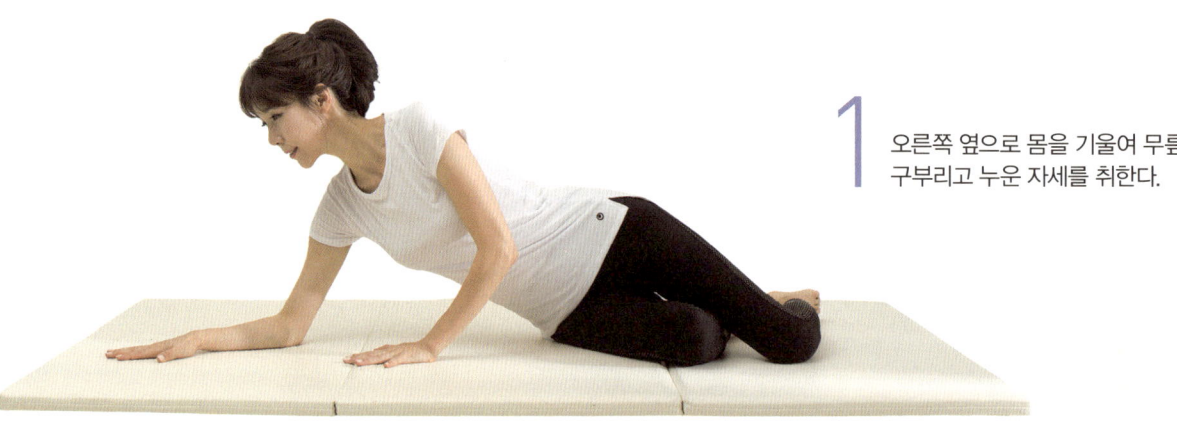

1. 오른쪽 옆으로 몸을 기울여 무릎을 구부리고 누운 자세를 취한다.

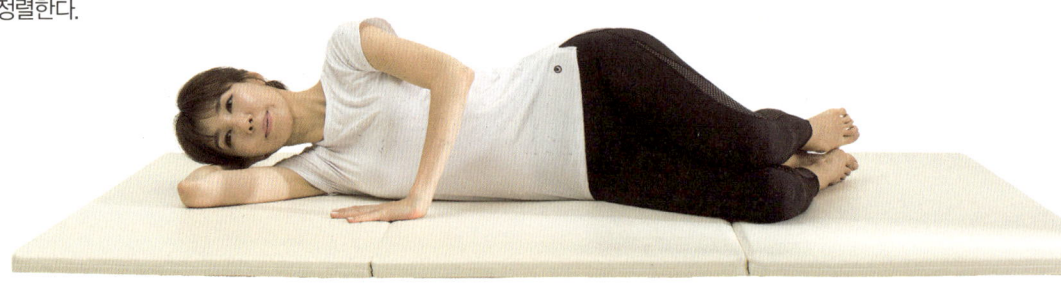

2. 오른쪽 옆으로 누워 머리를 받친 자세를 취한 뒤, 코어에 힘을 주어 척추를 정렬한다.

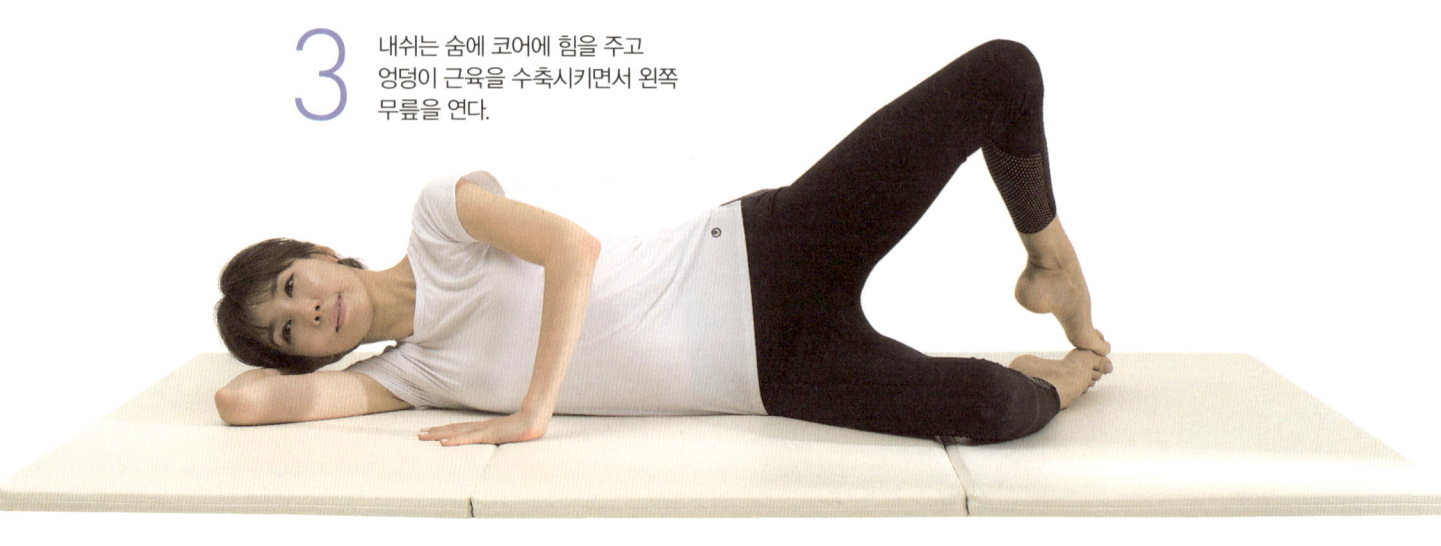

3. 내쉬는 숨에 코어에 힘을 주고 엉덩이 근육을 수축시키면서 왼쪽 무릎을 연다.

골반과 엉덩이 근육을 단련하는 동작으로, 틀어진 골반과 휜 다리를 교정해 균형 있는 몸매를 가꿀 수 있다.

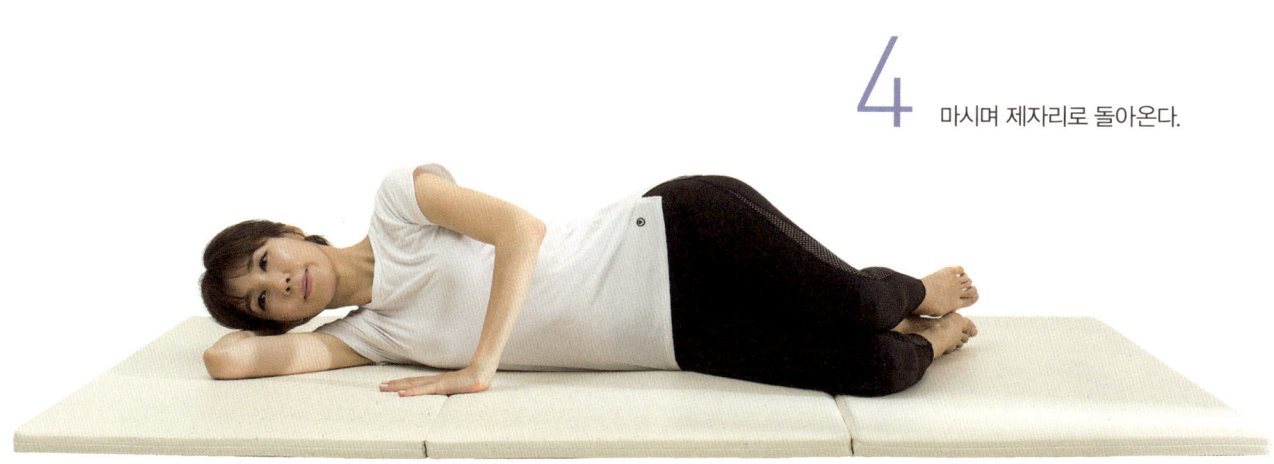

4 마시며 제자리로 돌아온다.

* 3과 4의 동작을 좌우 8번씩 3세트 반복한다.

Tip

척추의 중립을 체크하고 몸통이 흔들리지 않도록 주의한다.

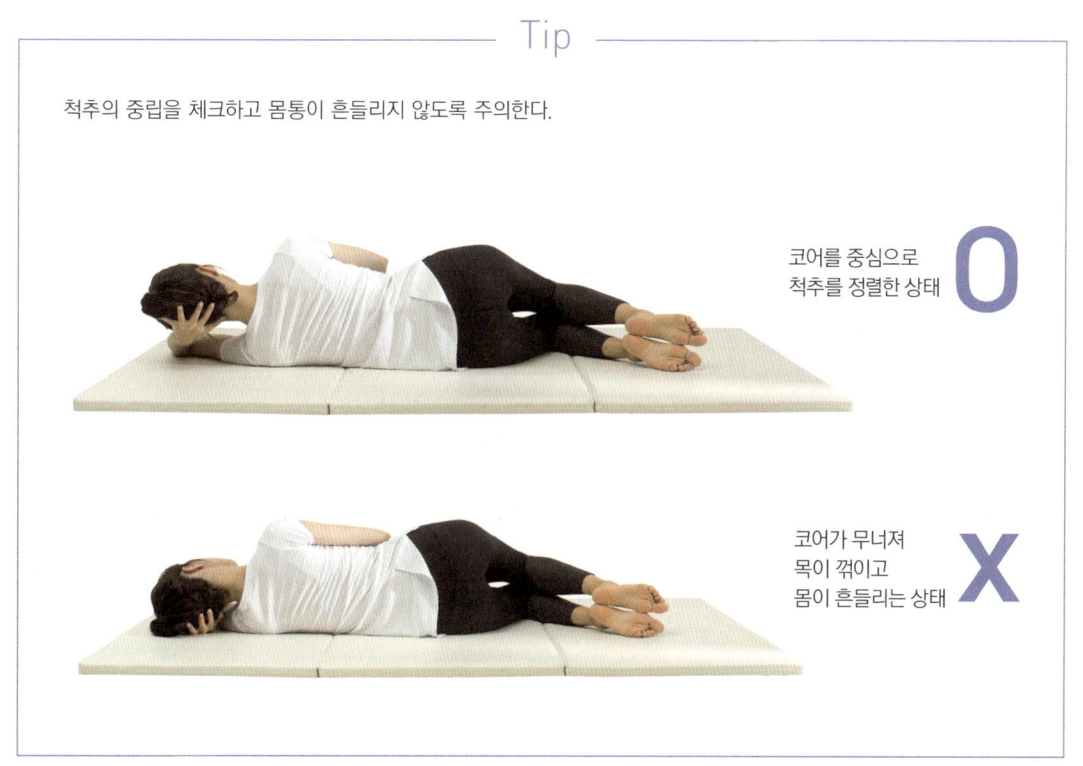

O 코어를 중심으로 척추를 정렬한 상태

X 코어가 무너져 목이 꺾이고 몸이 흔들리는 상태

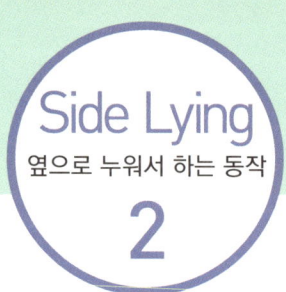

옆으로 누워 다리 들기 Side Lying Leg Lift

Side Lying 2 — 옆으로 누워서 하는 동작

1 오른쪽 옆으로 누운 자세를 취한 뒤, 왼손을 가슴 앞에 짚고 숨을 마시며 준비 자세를 취한다.

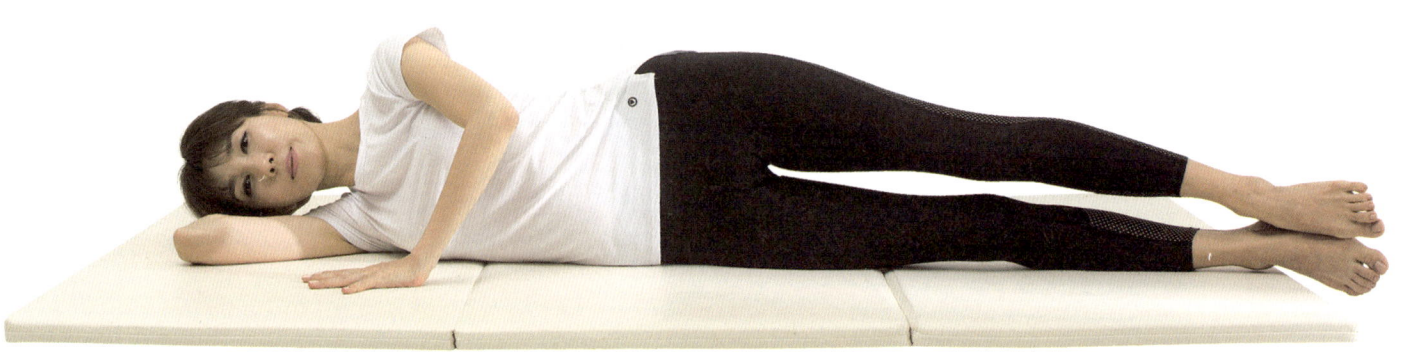

2 내쉬는 숨에 왼쪽 다리를 옆으로 들어 올린다.

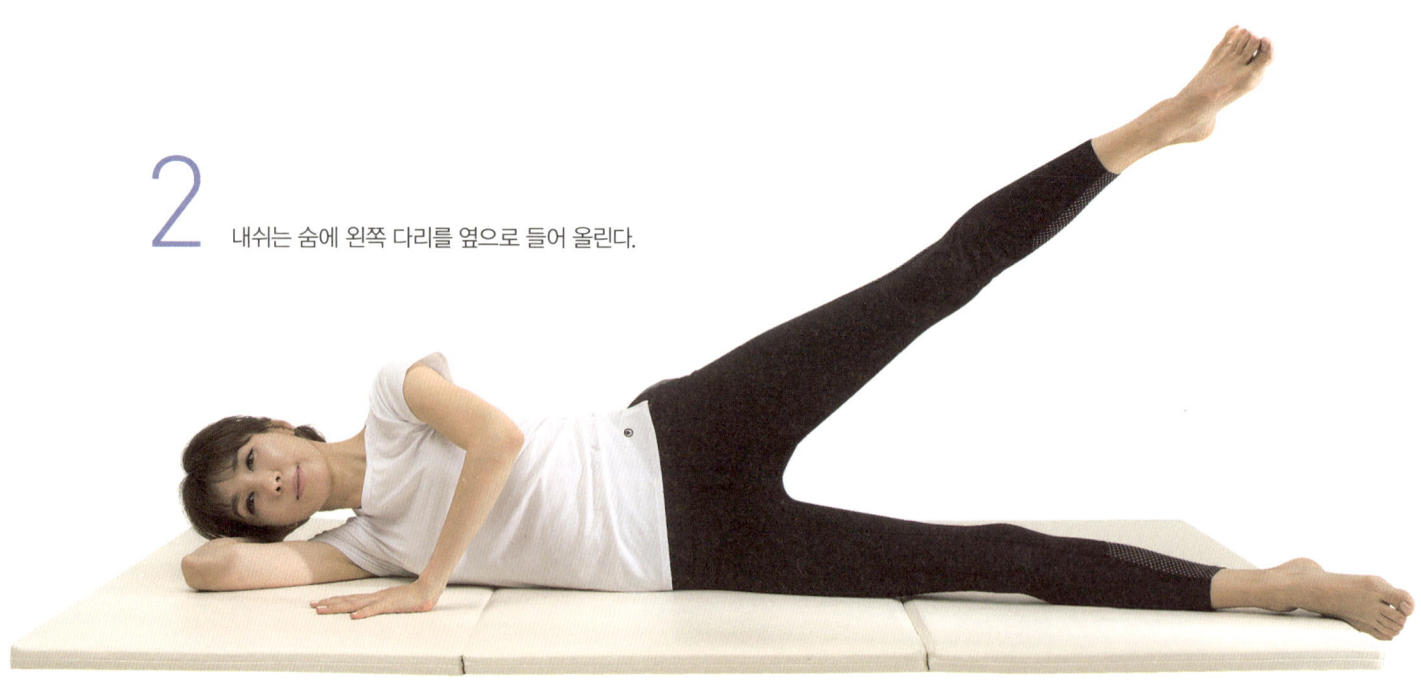

전신의 측면을 단련하는 동작으로, 척추기립근을 정렬하고 코어의 힘을 기르며 다리와 엉덩이를 탄력 있게 만든다.

3 숨을 마시며 다리를 내려 모은다.

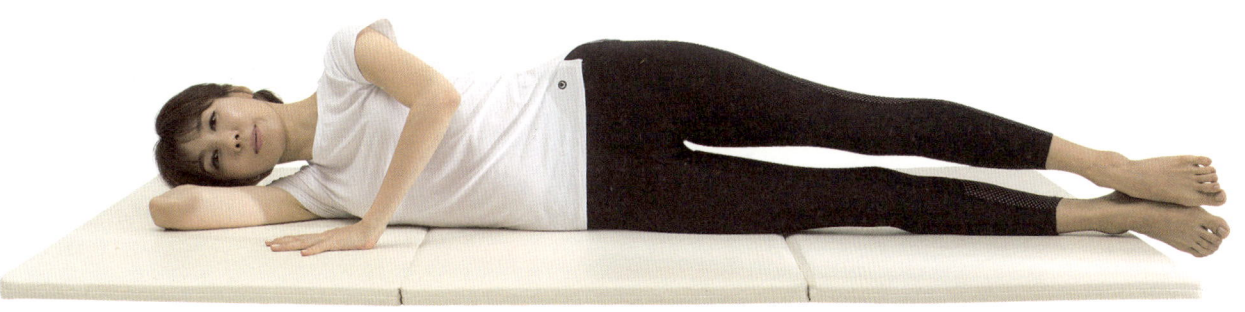

4 내쉬며 양쪽 다리를 들어 올리고, 마시며 다리를 내려 모은다.

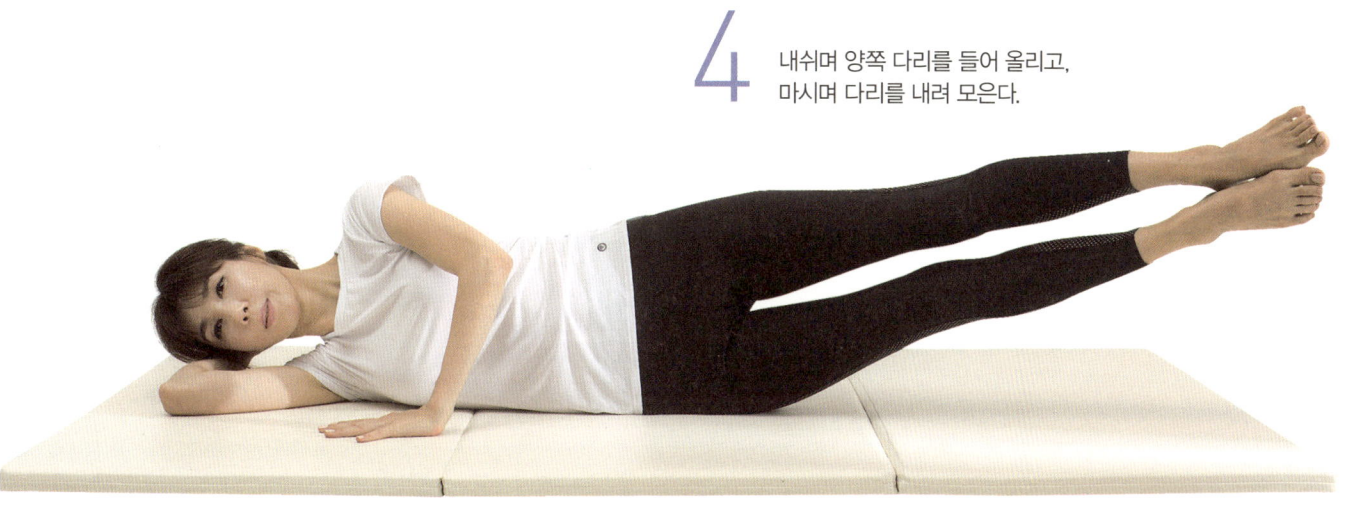

* 2부터 4까지의 동작을 좌우 10번씩 2세트 반복한다.

Tip

다리를 높이 들어 올리는 것이 중요한 것이 아니라 전신의 측면 근육의 움직임에 집중해야 한다. 다리를 지나치게 많이 들어 코어가 무너지거나 허리가 꺾이지 않도록 주의한다. 특히 두 발을 함께 올릴 때 균형이 틀어지기 쉬우므로 특별히 신경 써서 동작을 한다.

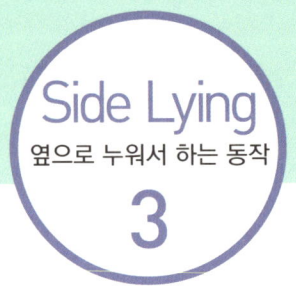

Side Lying 3
옆으로 누워서 하는 동작

안쪽 허벅지 단련하기 Inner Thigh Lift

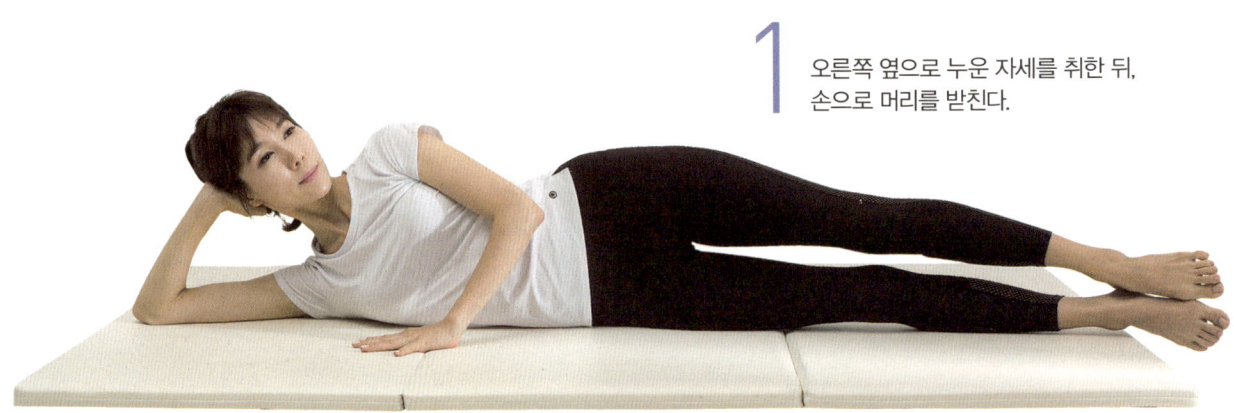

1 오른쪽 옆으로 누운 자세를 취한 뒤, 손으로 머리를 받친다.

Tip

팔로 머리를 받치는 자세는 팔을 구부려 받치거나 팔을 뻗고 받치는 등 난이도에 따라 변형해도 좋다.

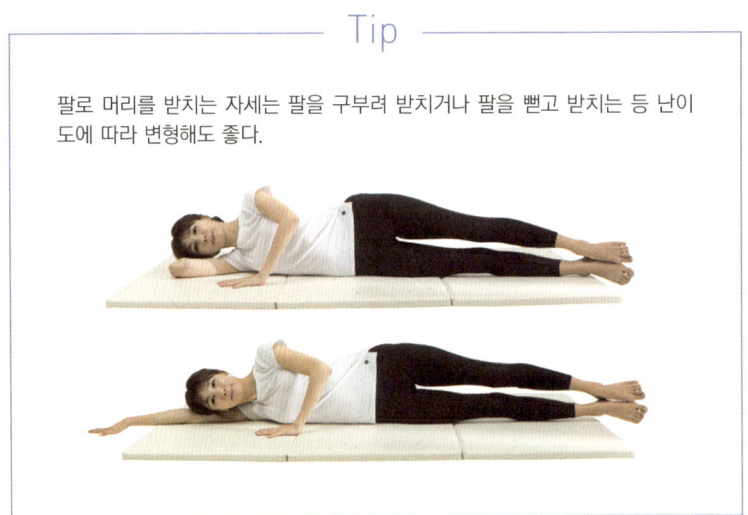

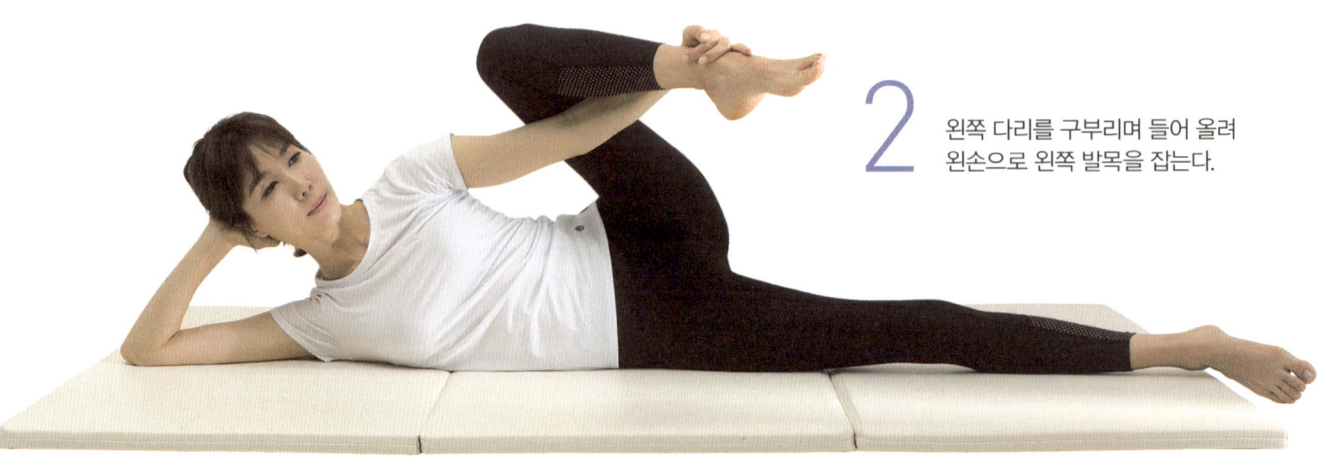

2 왼쪽 다리를 구부리며 들어 올려 왼손으로 왼쪽 발목을 잡는다.

허벅지 안쪽 근육의 긴장을 통해 각선미를 잡아준다. 허벅지가 부실하거나 비만한 체형 모두에게 효과적인 운동법이다.

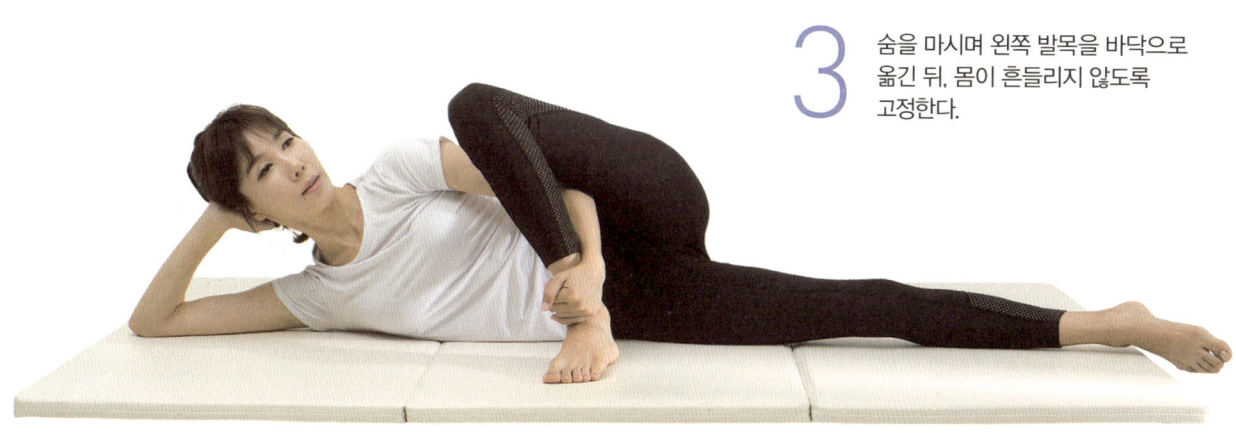

3 숨을 마시며 왼쪽 발목을 바닥으로 옮긴 뒤, 몸이 흔들리지 않도록 고정한다.

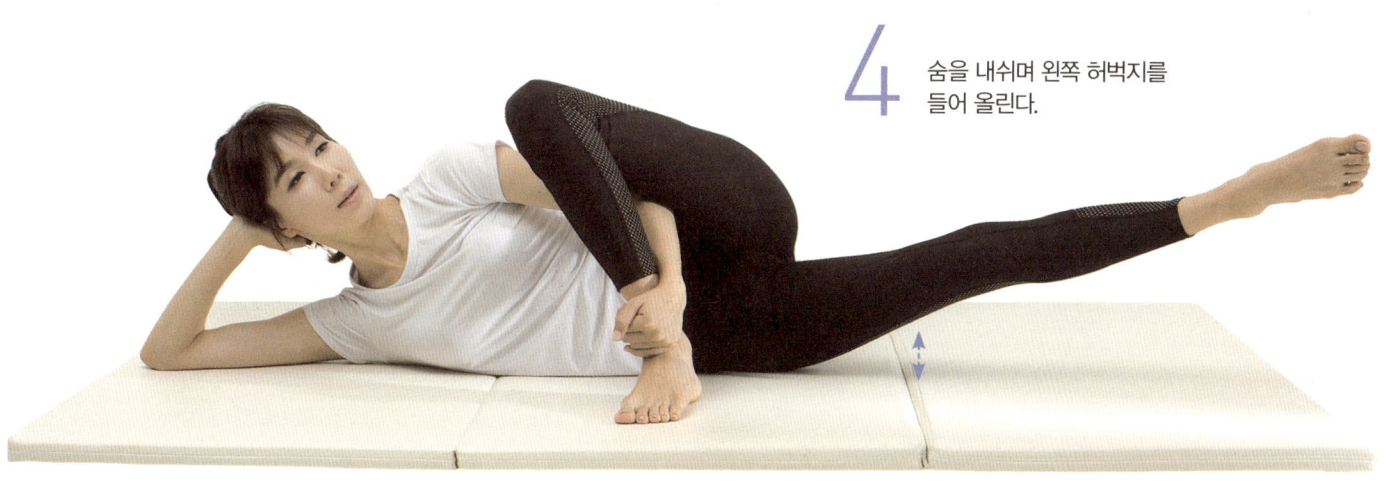

4 숨을 내쉬며 왼쪽 허벅지를 들어 올린다.

* 짧은 호흡으로 '후', '후', '후' 내쉬며 허벅지를 들었다 내리는 동작을 반복한다. 오른쪽으로 10번 한 뒤 방향을 바꿔 왼쪽으로 10번 해서 좌우 3세트 반복한다.

---- Tip ----
다리를 가볍게 위아래로 움직이며, 무겁게 툭 떨어지거나 몸통과 함께 움직이지 않도록 계속된 주의가 필요하다.

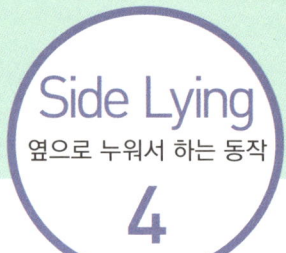

옆으로 누워 발차기 Side Lying Kick

1 오른팔로 머리를 받치고 왼손으로 몸 앞의 바닥을 짚어서 몸이 흔들리지 않도록 고정한다.

2 숨을 마시며 왼쪽 다리를 앞으로 차면서 발끝을 당긴다.

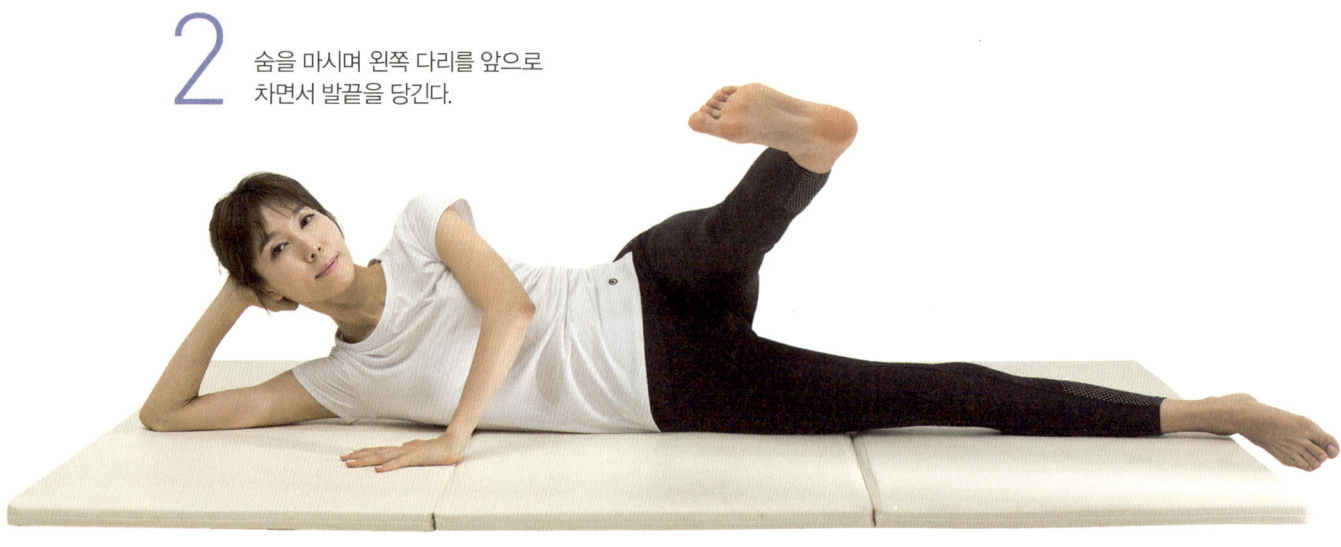

3 숨을 내쉬며 왼쪽 다리를 뒤로 멀리 차면서 발목을 편다.

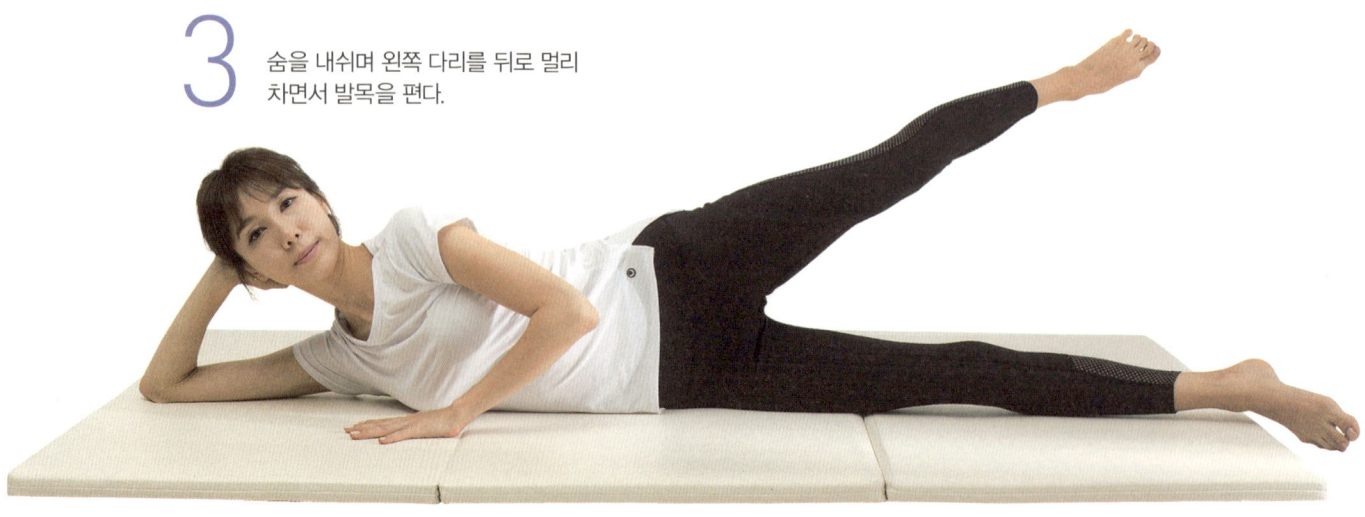

다리를 앞뒤로 움직임으로써 전신의 균형감각과 하체의 유연성을 향상시키는 동작. 엉덩이를 탄력 있게 만들 수 있다.

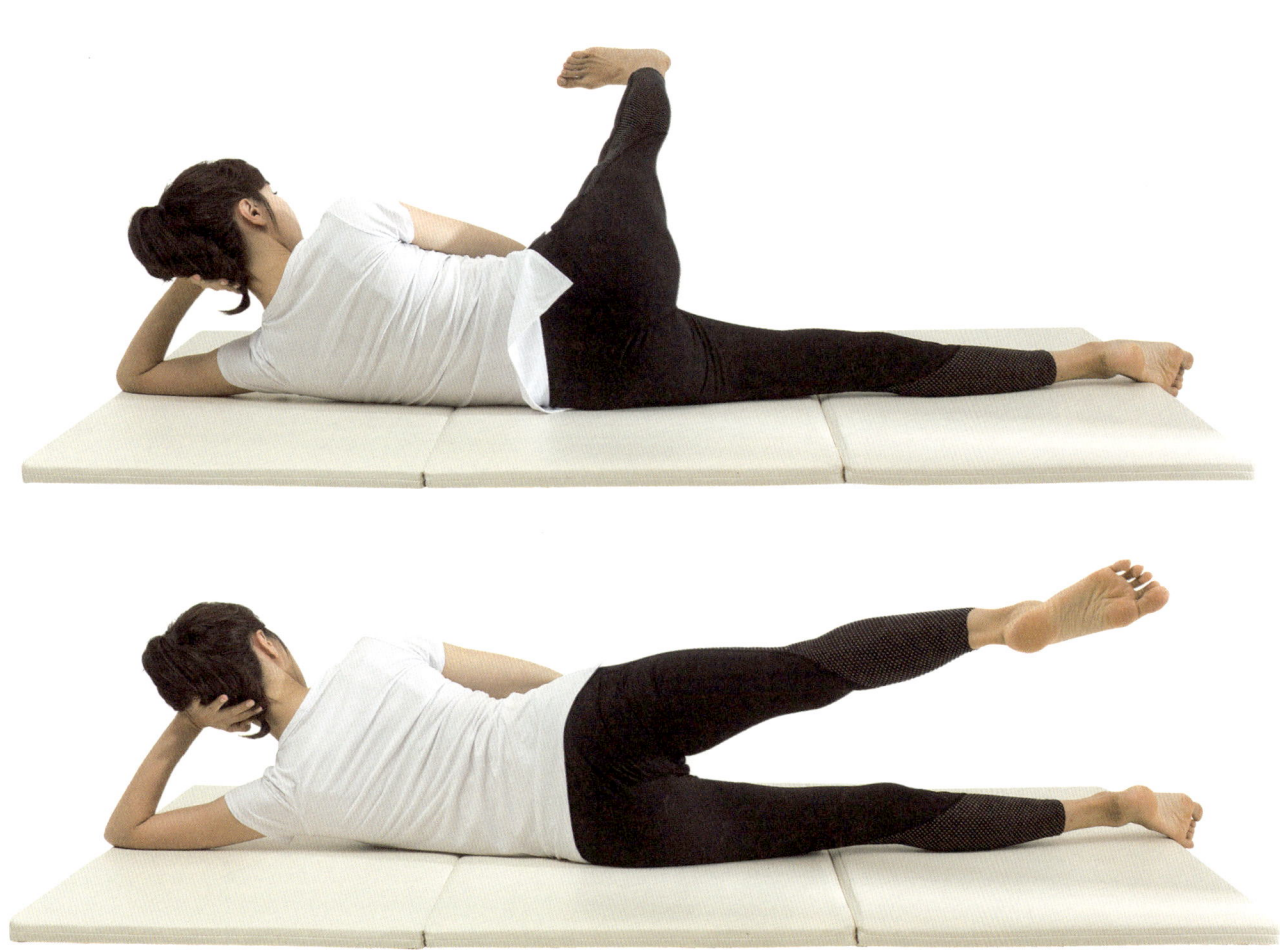

*
앞뒤로 8번 차고, 방향을 바꾸어 오른쪽 다리를 앞뒤로 8번 찬다.

Tip

스윙을 할 때 몸이 반동으로 움직이지 않도록 코어에 중심을 잡으면서 호흡한다. 호흡은 단순한 숨쉬기가 아니라 마시고 내쉬면서 몸이 가볍게 움직이도록 돕는 역할을 해야 한다.

Side Lying 5
옆으로 누워서 하는 동작

다리 길게 들기 Long Leg Lift

1 오른쪽 옆으로 누운 자세를 취한 뒤, 손으로 머리를 받치고 숨을 마시며 준비 자세를 취한다.

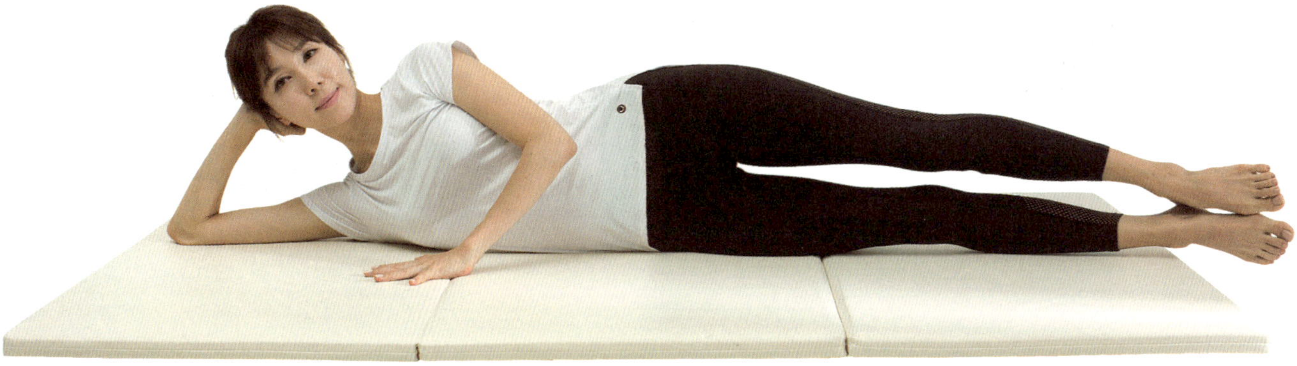

2 숨을 내쉬며 왼쪽 다리를 길게 옆으로 들어 올린다.

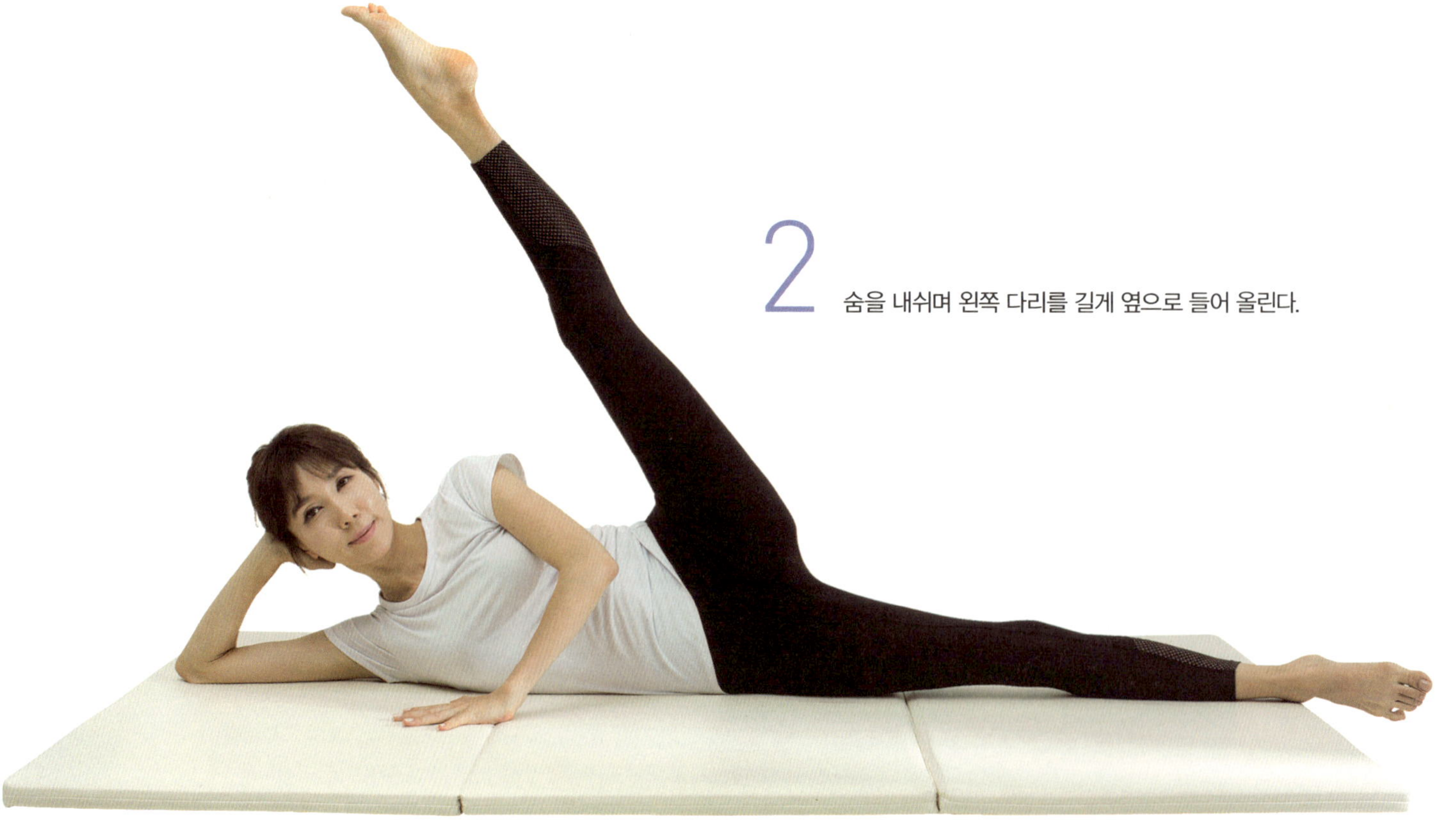

다리의 유연성과 코어의 균형감각을 향상시키는 동작이다. 하체의 순환을 도와 비만을 해소하는 데도 도움이 된다.

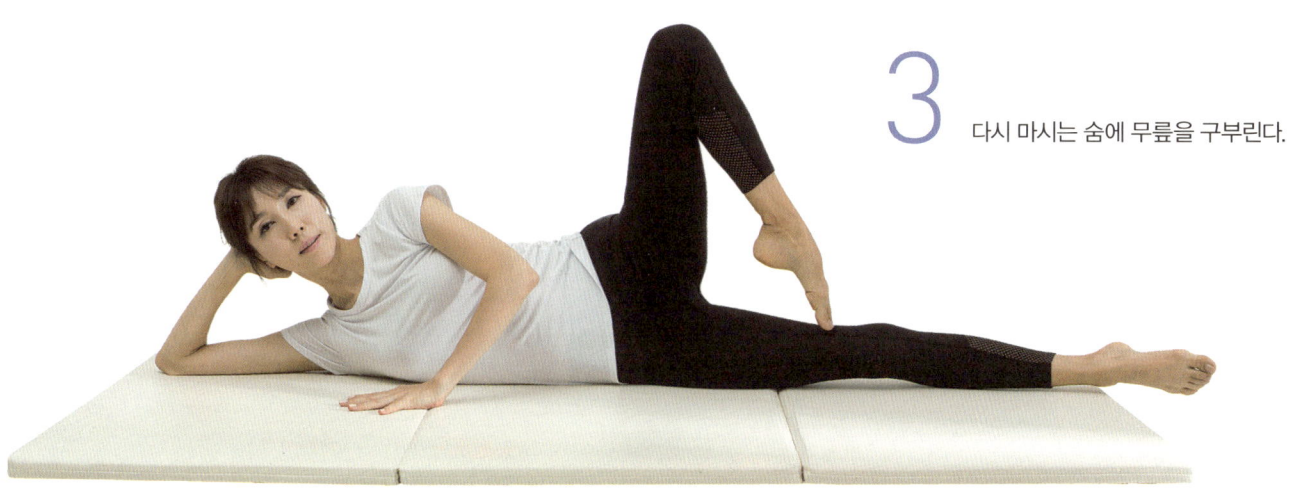

3 다시 마시는 숨에 무릎을 구부린다.

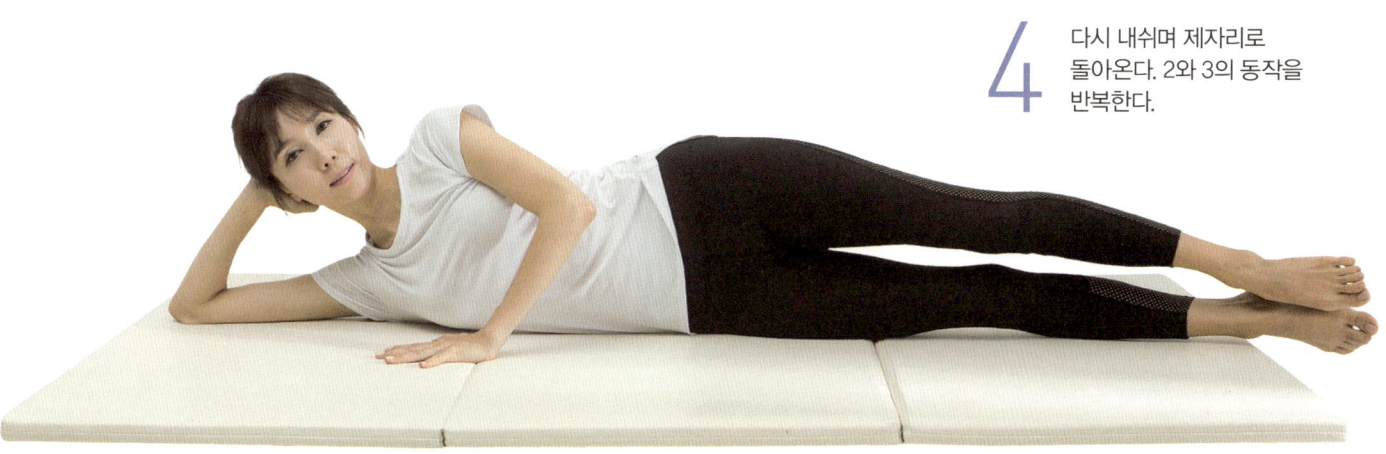

4 다시 내쉬며 제자리로 돌아온다. 2와 3의 동작을 반복한다.

* 2와 3의 동작을 8번씩 3세트 반복한 다음, 방향을 바꾸어 8번씩 3세트 반복한다.

---- Tip ----

이 동작은 뻗는 다리의 힘이 무척 중요하다. 하지만 무작정 다리를 위로 차겠다고 마음먹으면 무릎이 구부러지고 인대 손상의 위험이 있다. 뻗는 다리의 뒷면에 집중해 다리를 길게 들어 올린다는 생각을 잊지 말아야 한다.

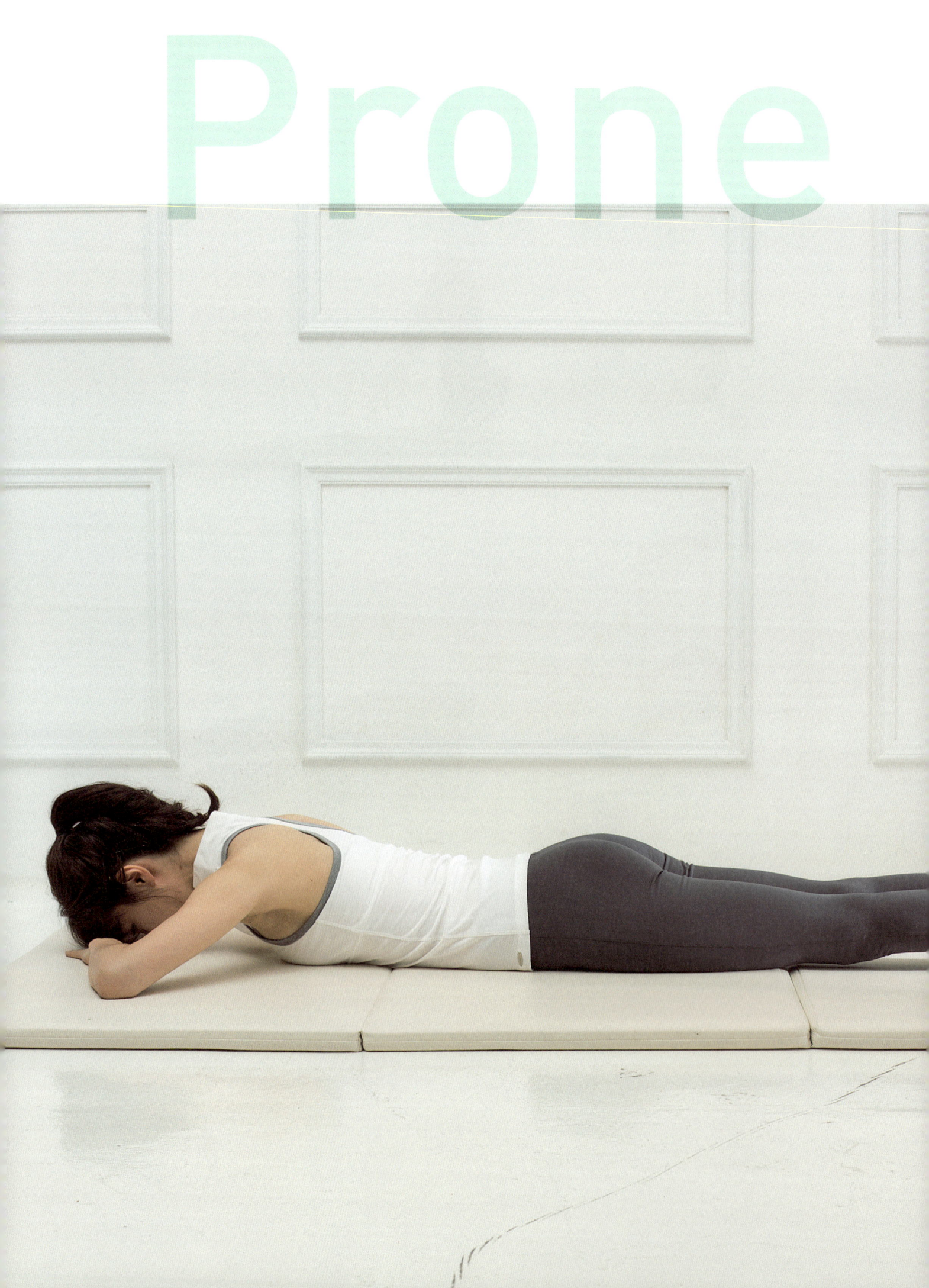
Prone

엎드려서 하는 동작

엎드려서 하는 동작은 대부분 상체 또는 하체를 들어 올리거나 척추를 움직이는 것이 많다. 엎드린 채로 운동을 할 때 허리의 힘이나 허리의 유연성을 과도하게 이용하지 않는다.
척추의 자연스러운 각도를 유지하면서 복부와 허리의 긴장이 풀어지지 않도록 하고, 배가 바닥에서 떨어져 긴장 상태를 유지하고 있는지 항상 확인하는 것이 중요하다.

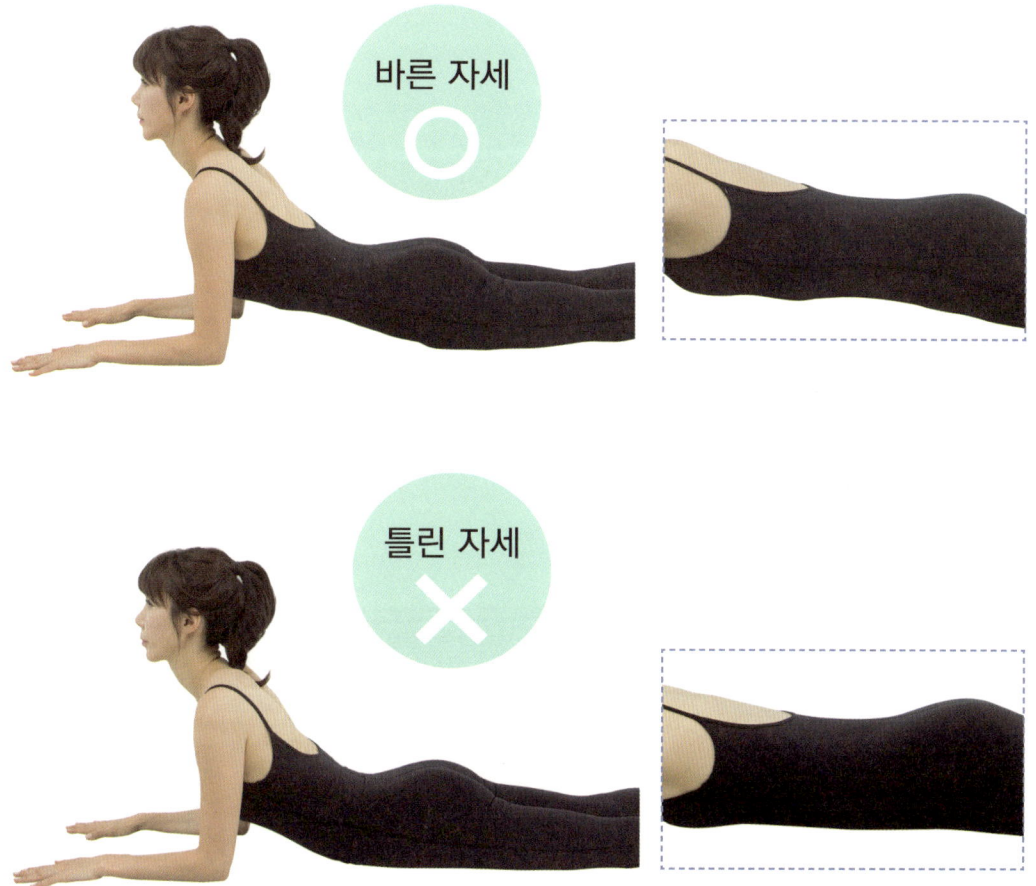

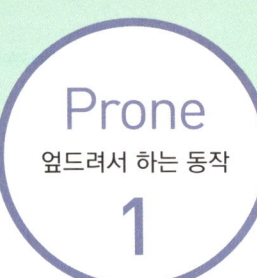

상체 들어올리기 Sphinx

Prone 엎드려서 하는 동작 1

1 엎드린 상태에서 다리는 골반 너비로 벌리고 양손은 바닥을 향하게 하여 이마 앞에 모은다.

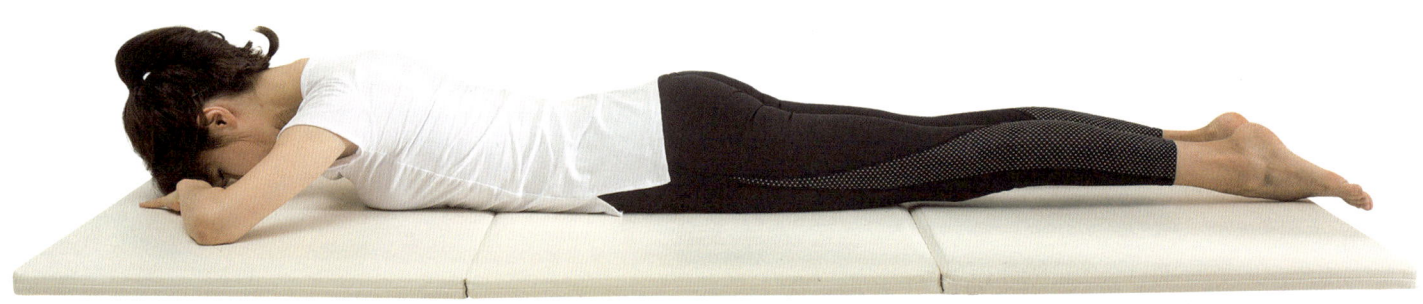

2 머리부터 시작해 상체를 서서히 들어 올린다. 상체가 들리면 팔꿈치를 가슴 앞으로 모아 스핑크스 자세를 한다.

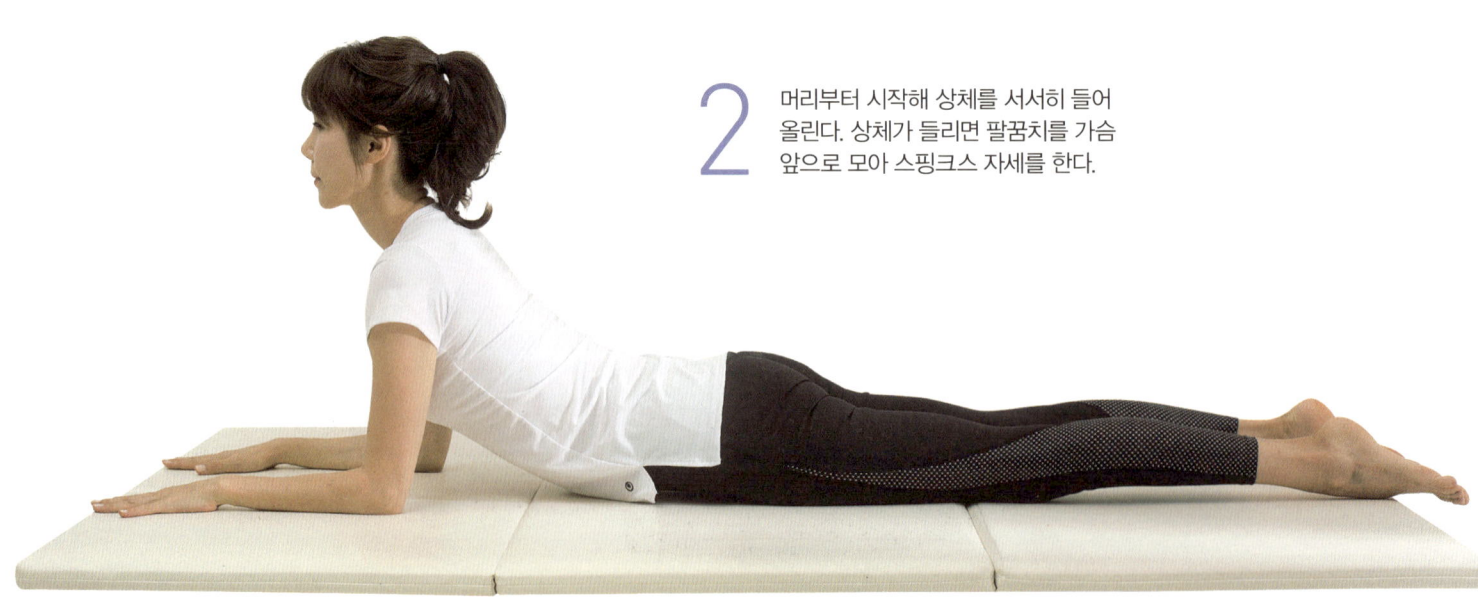

거북목 또는 일자목의 교정을 돕는 동작으로, 허리에 무리를 주지 않고 등을 반듯하게 정렬할 수 있다.

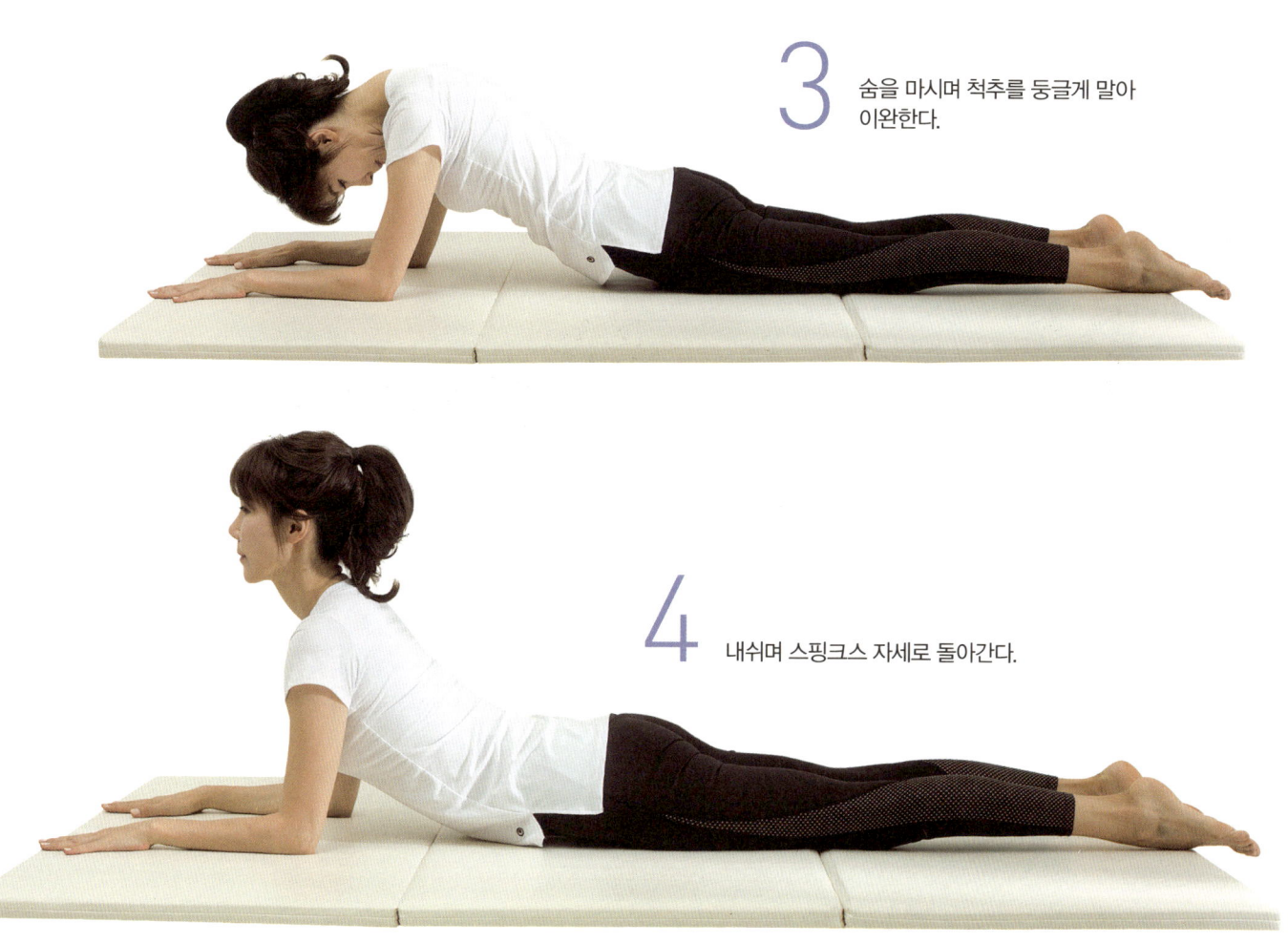

3 숨을 마시며 척추를 둥글게 말아 이완한다.

4 내쉬며 스핑크스 자세로 돌아간다.

* 척추를 둥글게 말고 다시 상체를 들어 올리는 3과 4의 동작을 8번씩 2세트 반복한다.

Tip

고양이 자세와 같이 척추를 움직여주는 동작인데, 동작의 변화는 별로 없지만 효과는 무척 큰 편이다. 척추에 무리가 되지 않을 만큼 몸 상태에 따라 수축과 이완을 조절한다.

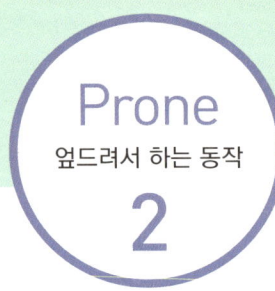

Prone 2 — 엎드려서 하는 동작

다리 들어올리기 Leg Raise

1. 양발을 붙이고 바닥에 엎드린 뒤, 양손은 바닥을 향하게 하여 이마 앞에 모으고 숨을 마시며 준비 자세를 취한다.

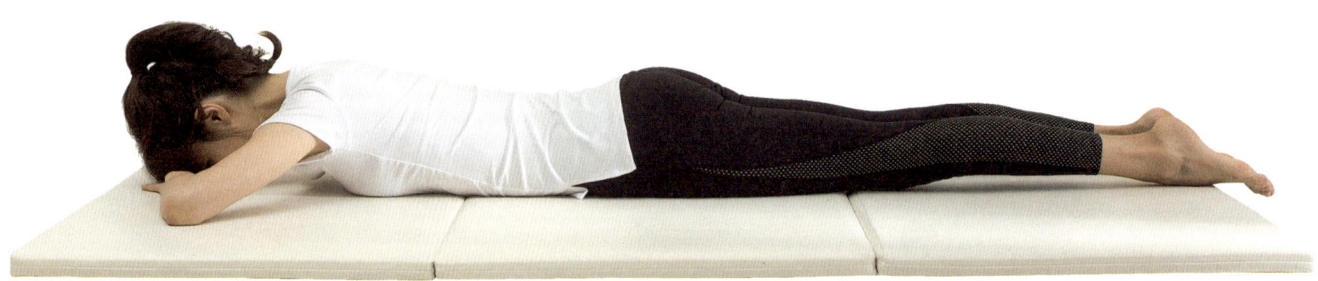

2. 내쉬는 숨에 복부를 수축하며 양쪽 다리를 들어 올린다.

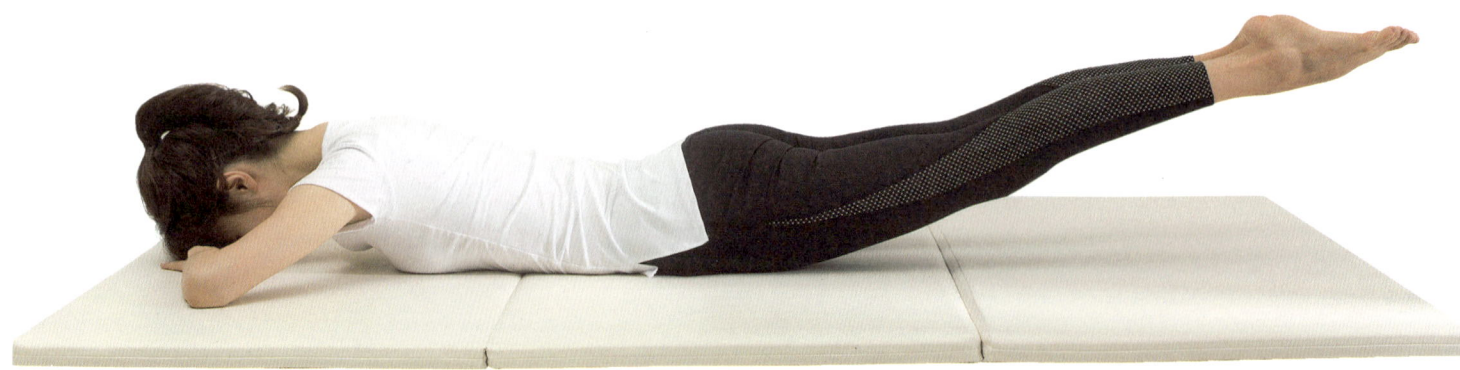

척추기립근을 단련하는 동작으로 코어의 힘과 엉덩이의 탄력을 좋게 하며 휘어진 다리를 아름답게 가꿔준다.

3 다시 숨을 마시며 다리를 바닥에 닿지 않을 정도로 내린다.

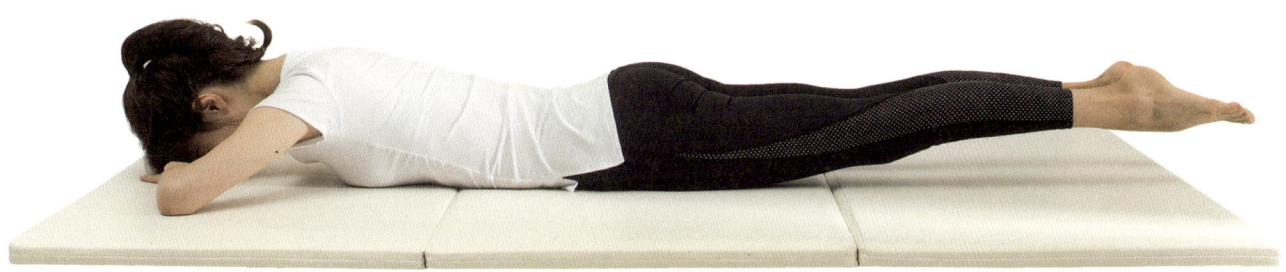

4 복부가 긴장된 상태로 내쉬며 다리를 들어 올리고, 마시며 다리를 내리는 동작을 반복한다.

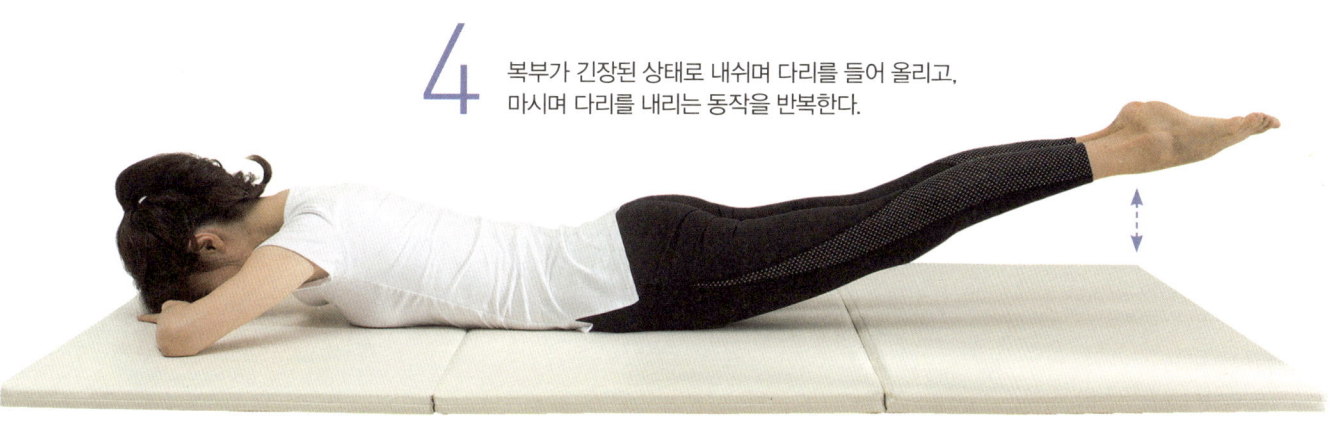

* 들어 올리고 내리는 동작을 8번 반복한 뒤 바닥에 내린다. 2세트 반복한다.

Tip

엎드려서 하는 동작을 할 때는 늘 복부의 긴장이 풀리지 않도록 주의한다. 다리를 많이 들어 올리는 데 에너지를 쏟지 말고 멀리 뻗어 올리는 것에 집중하여 동작을 한다.

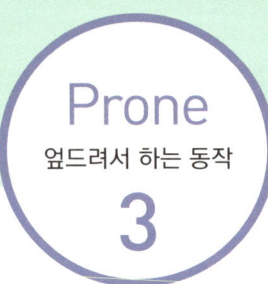

수영하기 Swimming

1 바닥에 엎드린 다음 숨을 마시며 양팔을 앞으로 뻗어 준비 자세를 취한다.

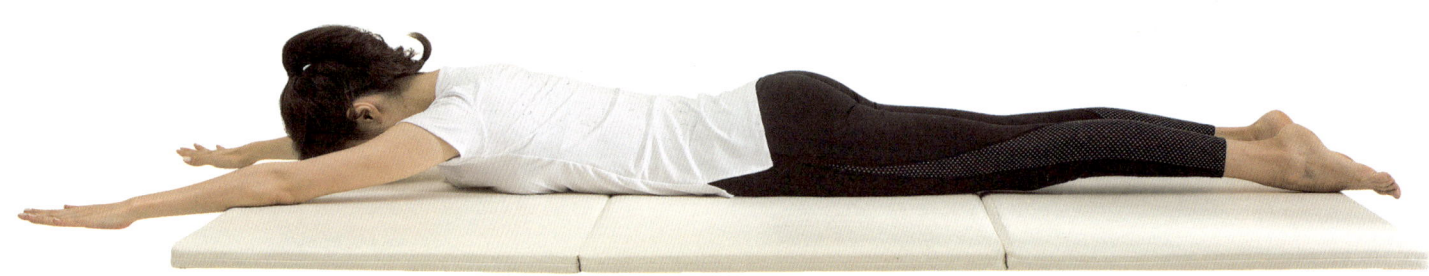

2 숨을 내쉬며 오른팔과 왼쪽 다리를 들어 올린다.

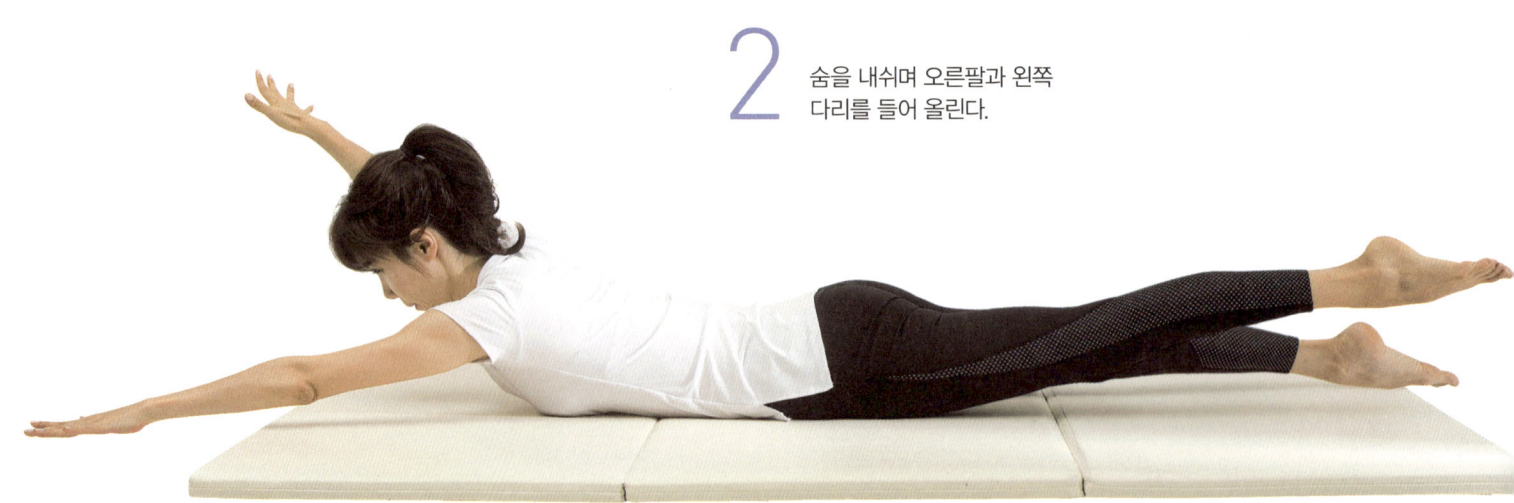

코어를 중심으로 상체와 하체를 고루 발달시키며, 척추기립근을 단련해 전신의 후면을 아름답게 가꾸고 측만증을 교정할 수 있다.

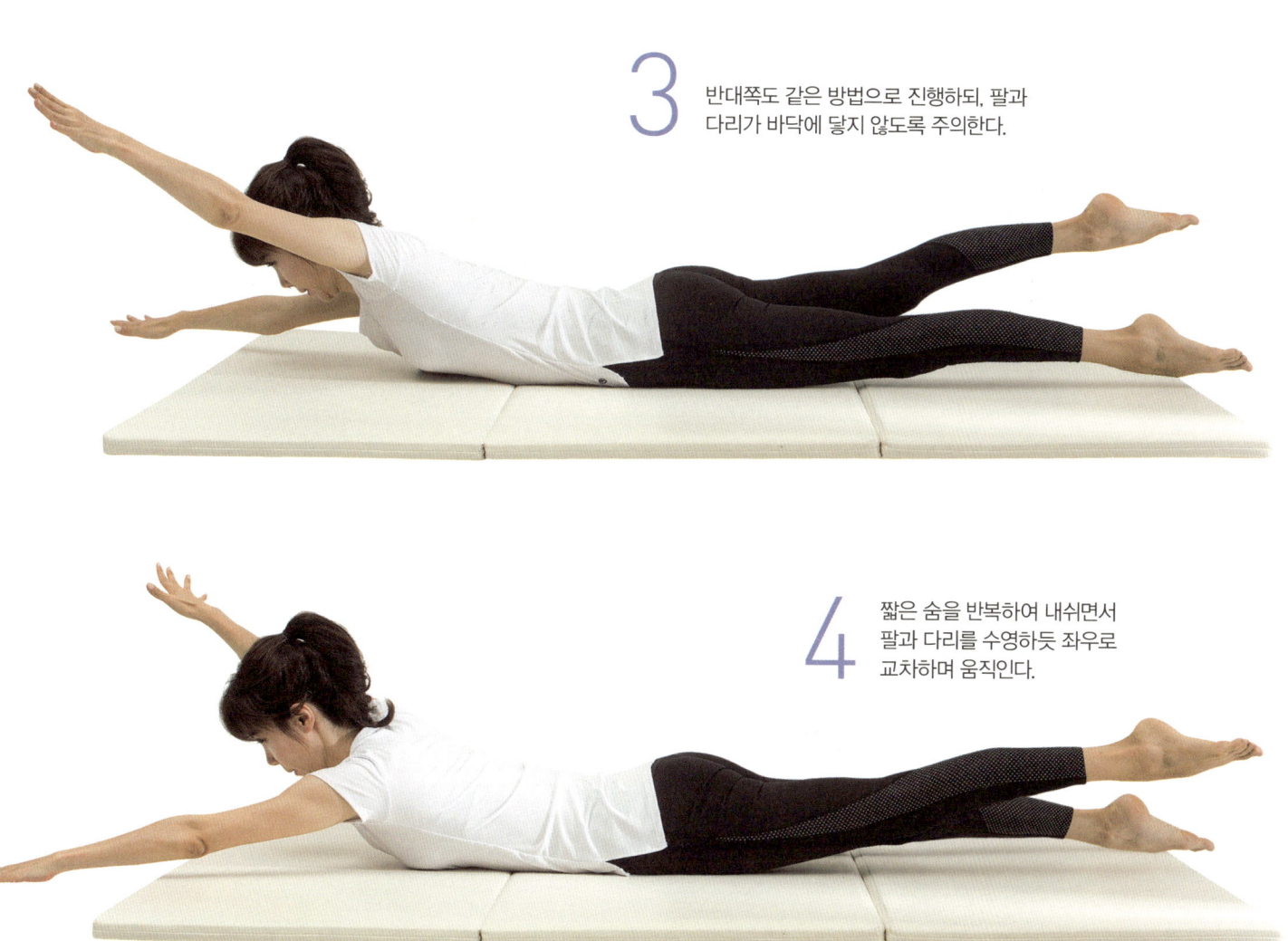

3 반대쪽도 같은 방법으로 진행하되, 팔과 다리가 바닥에 닿지 않도록 주의한다.

4 짧은 숨을 반복하여 내쉬면서 팔과 다리를 수영하듯 좌우로 교차하며 움직인다.

* 좌우 8번씩 3세트 반복한다.

---- Tip ----

정수리부터 발끝까지 긴장이 풀어지지 않도록 주의하면서 신체의 움직임에 집중한다. 긴장이 풀어지면 시선이 올라가고 어깨가 수축되며 몸통이 움직이는 실수를 저지르기 쉽다. 호흡과 척추 긴장에 계속 집중해야 한다.

Prone 4
엎드려서 하는 동작

백조 자세 Swan

1 팔을 양옆에 구부린 상태로 엎드린 뒤, 다리를 골반 너비로 벌린다.

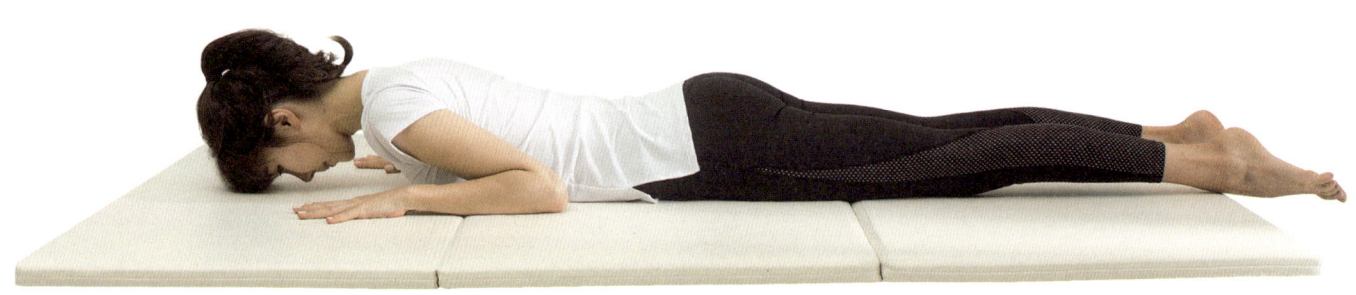

2 숨을 들이마시며 상체를 가능한 한 위로 들어 올려 준비 자세를 취한다.

* 골반이 살짝 뜨는 정도가 적당하지만 유연성이 부족하거나 허리에 통증이 있다면 허리에 불편함이 없는 정도까지만 올라오면 된다.

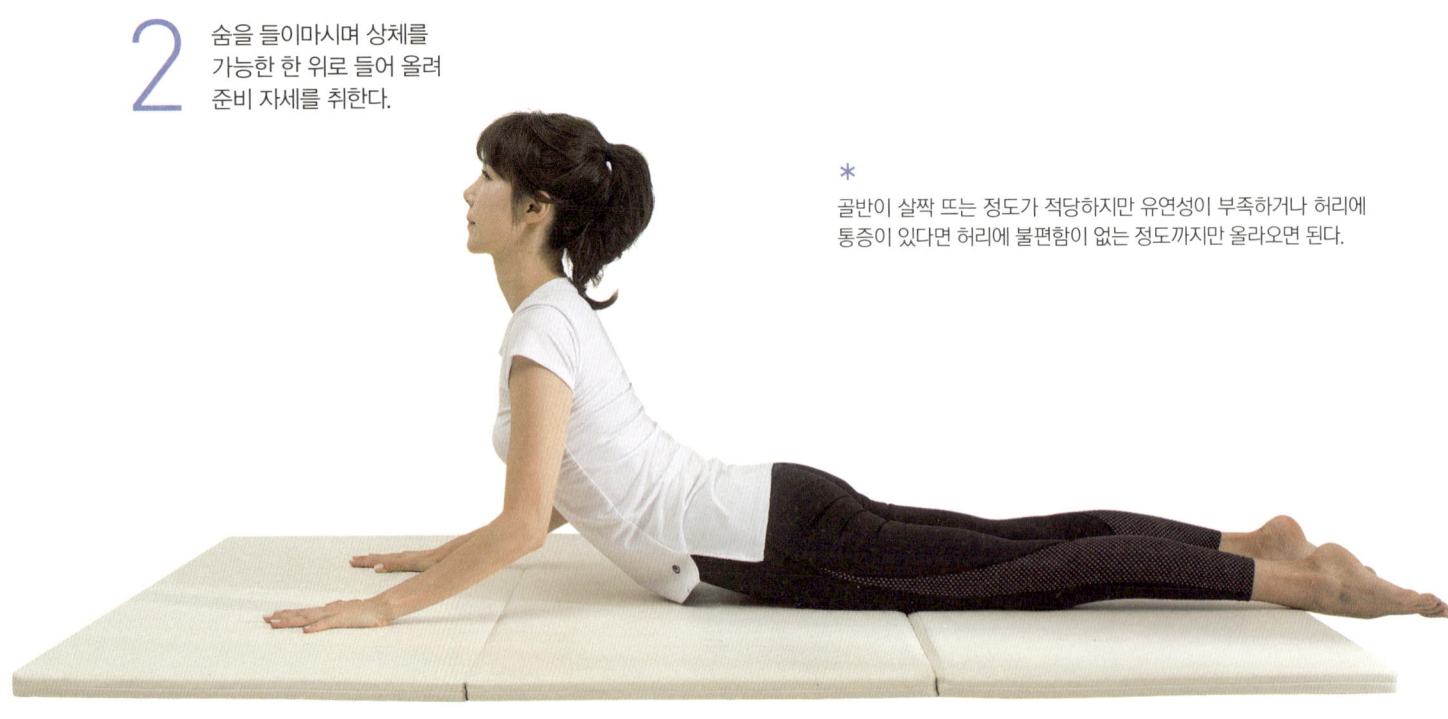

어깨와 등, 엉덩이에 이르는 전신 후면의 근력을 좋게 하며, 등과 허리를 탄력 있고 날씬하게 만들어준다.

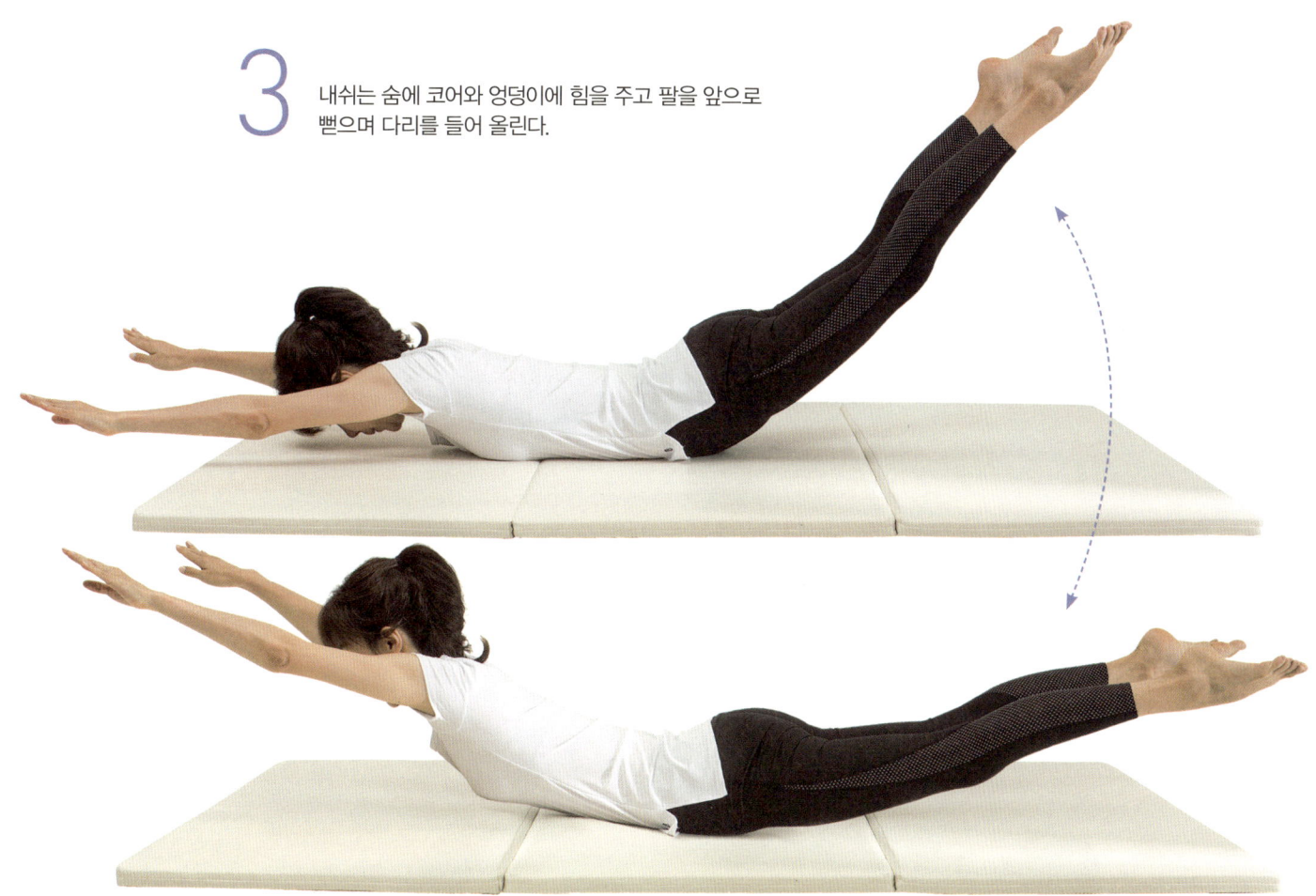

3 내쉬는 숨에 코어와 엉덩이에 힘을 주고 팔을 앞으로 뻗으며 다리를 들어 올린다.

4 숨을 마시고 내쉬면서 오뚜기처럼 앞뒤로 구른다.

*
6번씩 2세트 반복한다.

---- Tip ----

팔과 다리를 힘껏 들어 올리려다 잘못하면 바닥에 얼굴을 찧거나 허리에 부상을 입을 위험이 있다. 지나치게 욕심을 내기보다는 코어에 힘을 주고 수행 그 자체에 집중하도록 한다.

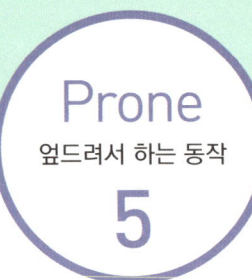

두 발 차기 Double Kick

Prone 엎드려서 하는 동작 5

1 다리를 붙이고 바닥에 엎드린 뒤, 양손은 바닥을 향하게 하여 이마 앞에 모으고 숨을 마시며 준비 자세를 취한다.

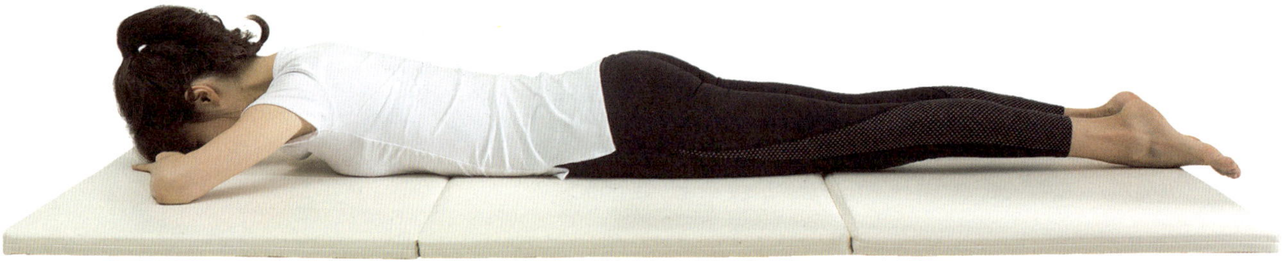

2 '후', '후' 짧은 호흡으로 무릎을 두 번 구부린다. 첫 번째 구부릴 때는 발끝을 펴고, 두 번째 구부릴 때는 발끝을 당긴다.

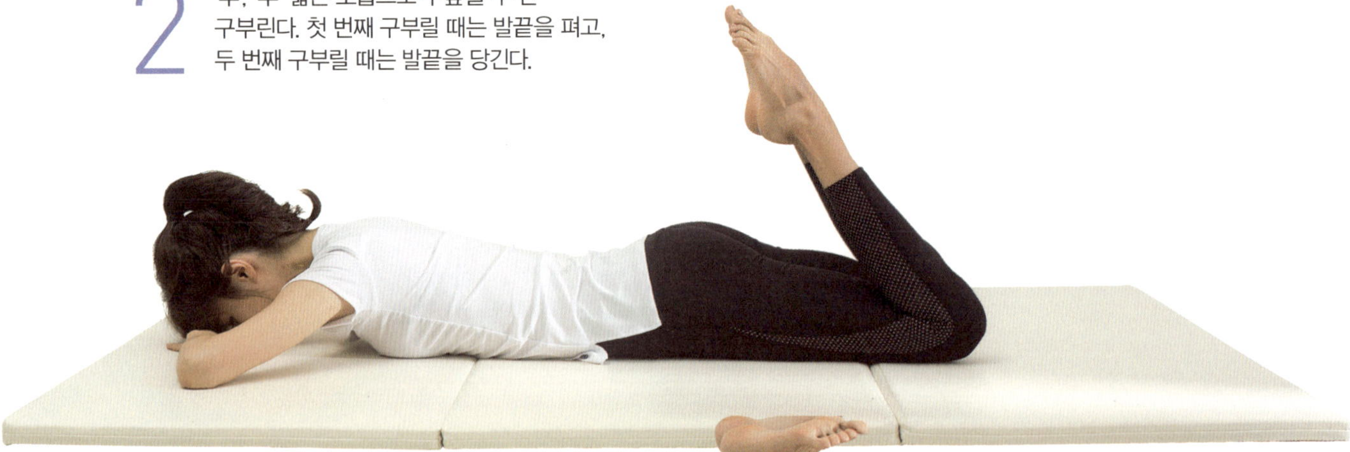

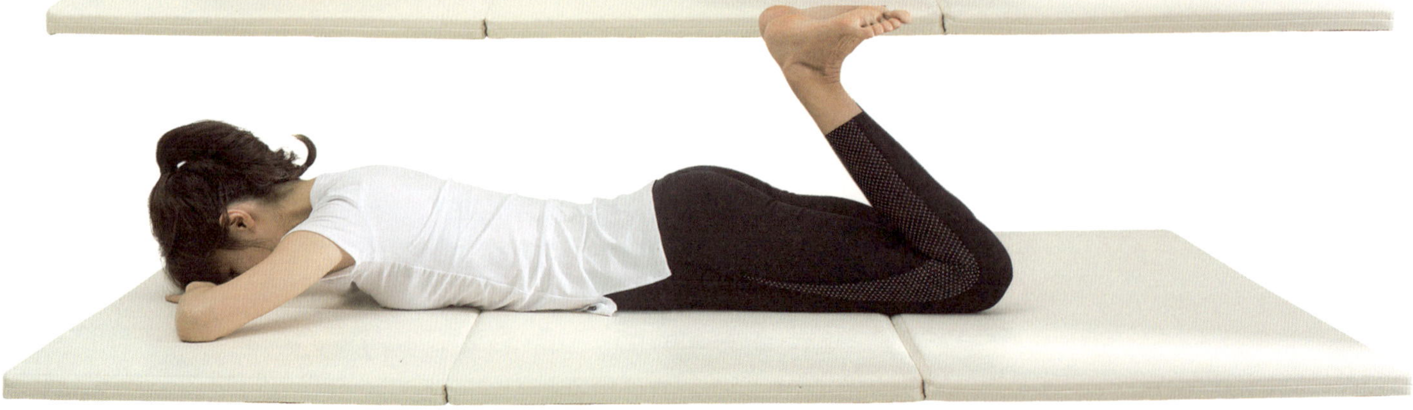

척추를 바로잡아 전신의 후면을 균형 있게 발달시키며, 엉덩이와 허벅지를 탄력 있고 아름답게 가꾸어준다.

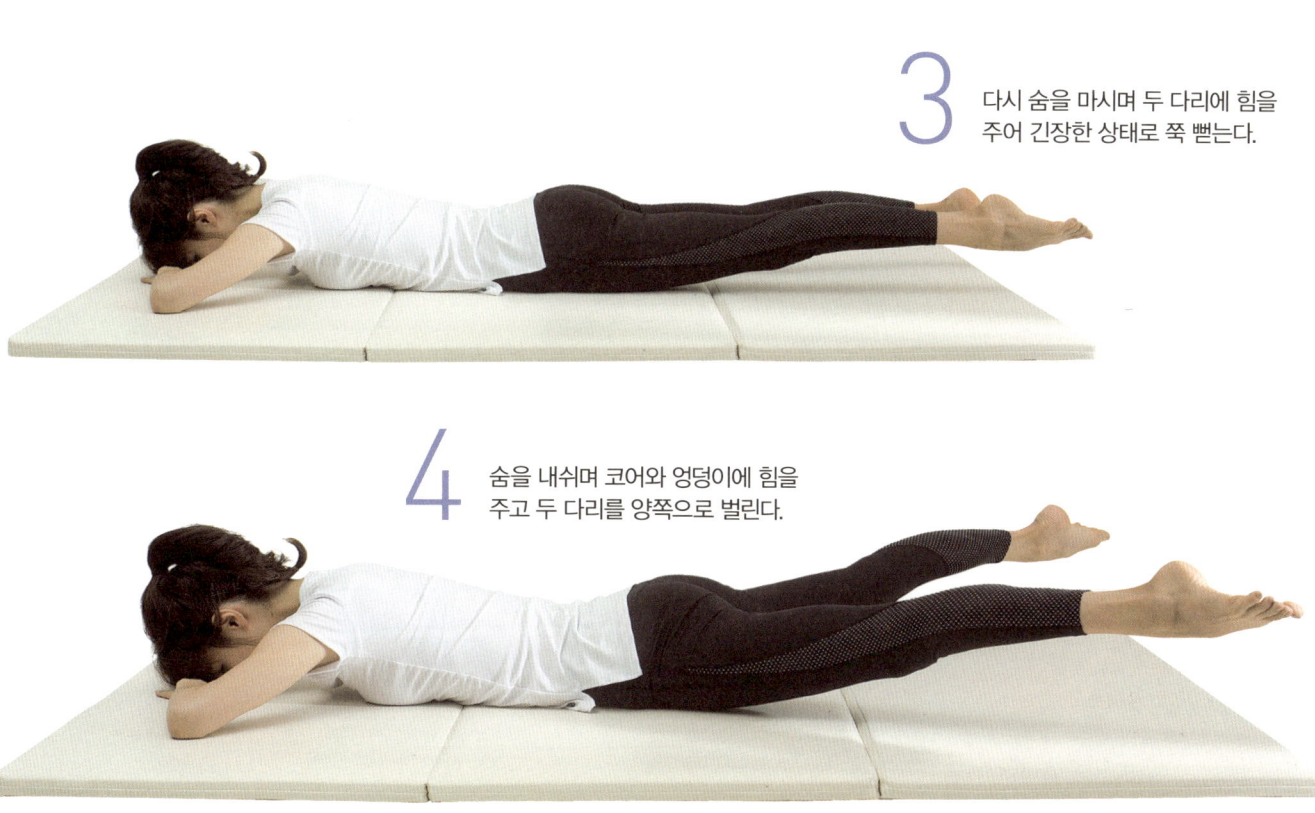

3 다시 숨을 마시며 두 다리에 힘을 주어 긴장한 상태로 쭉 뻗는다.

4 숨을 내쉬며 코어와 엉덩이에 힘을 주고 두 다리를 양쪽으로 벌린다.

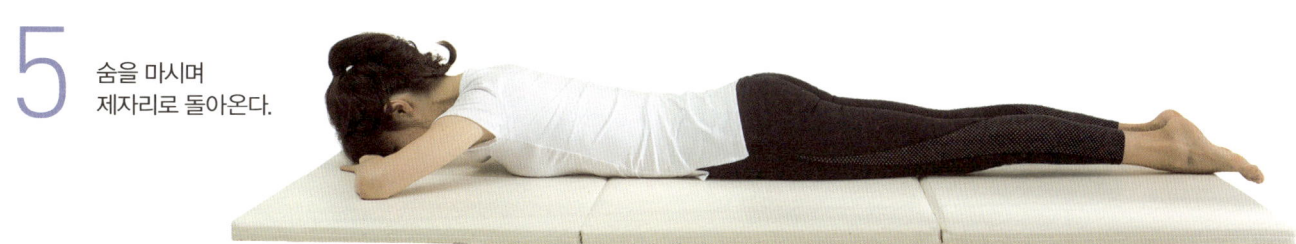

5 숨을 마시며 제자리로 돌아온다.

* 무릎을 구부려서 발목을 접고 다리를 뻗은 다음 벌리는, 2부터 5까지의 동작을 이어서 6번 반복한다.

---- Tip ----

연결동작을 할 때 순서를 잘 외워서 움직이지 않으면 근육이 사용되고 작용하는 원리를 잘 모를 수 있다. 정확한 동작과 순서를 잘 익혀 자연스럽게 연결하면서 변화하는 신체에 집중한다.

All Fours

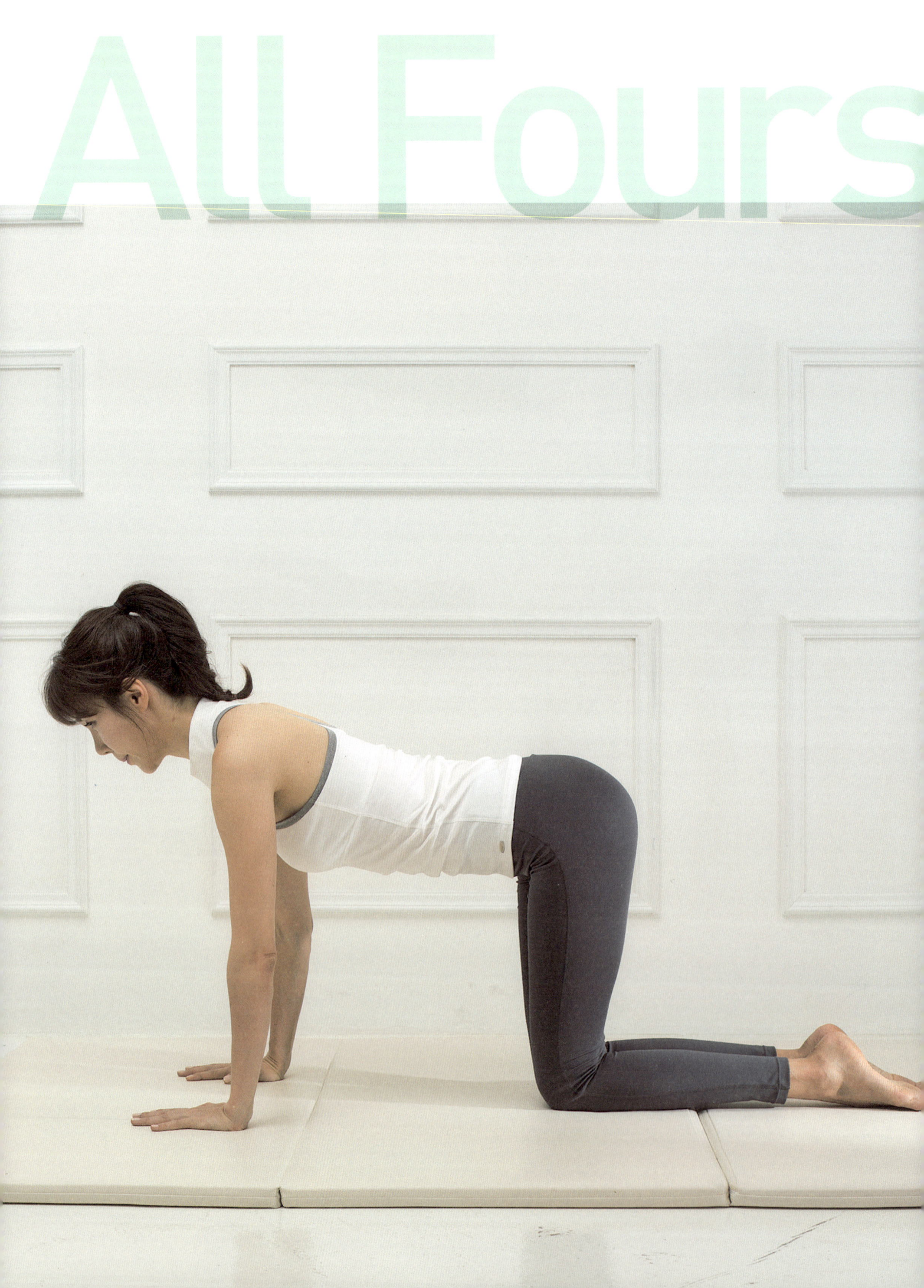

기어가는 자세로 하는 동작

기어가는 자세로 하는 동작은 직립보행으로 생겨난 여러 문제점들을 해결해준다. 척추의 중립을 유지하고 척추 주변의 근육을 잘 단련해 유연한 척추, 단단한 복부를 만들어보자.
손목과 팔꿈치에 무리가 가지 않도록 주의하면서 손바닥에 무게중심을 골고루 분산시키고, 복부가 지나치게 긴장되어 수축되지 않도록 주의한다.

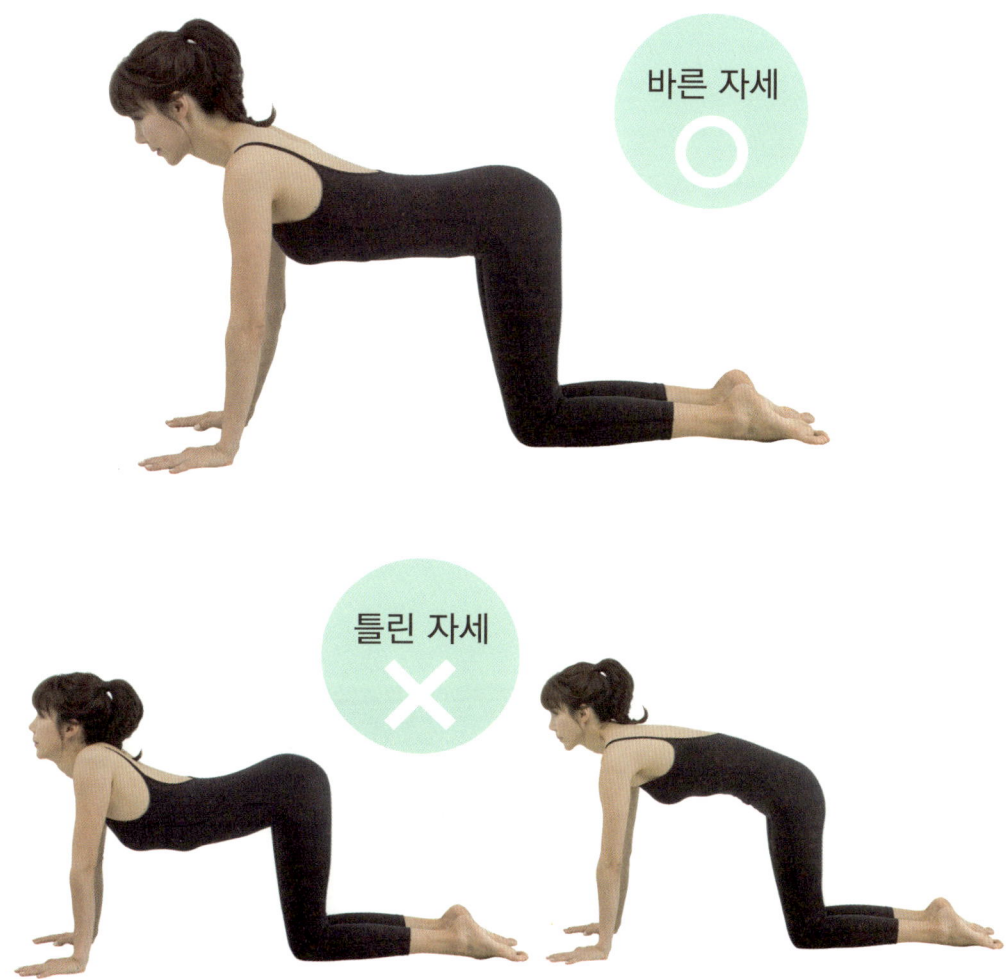

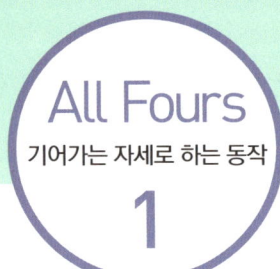

고양이 기지개 Cat Stretch

All Fours 기어가는 자세로 하는 동작 1

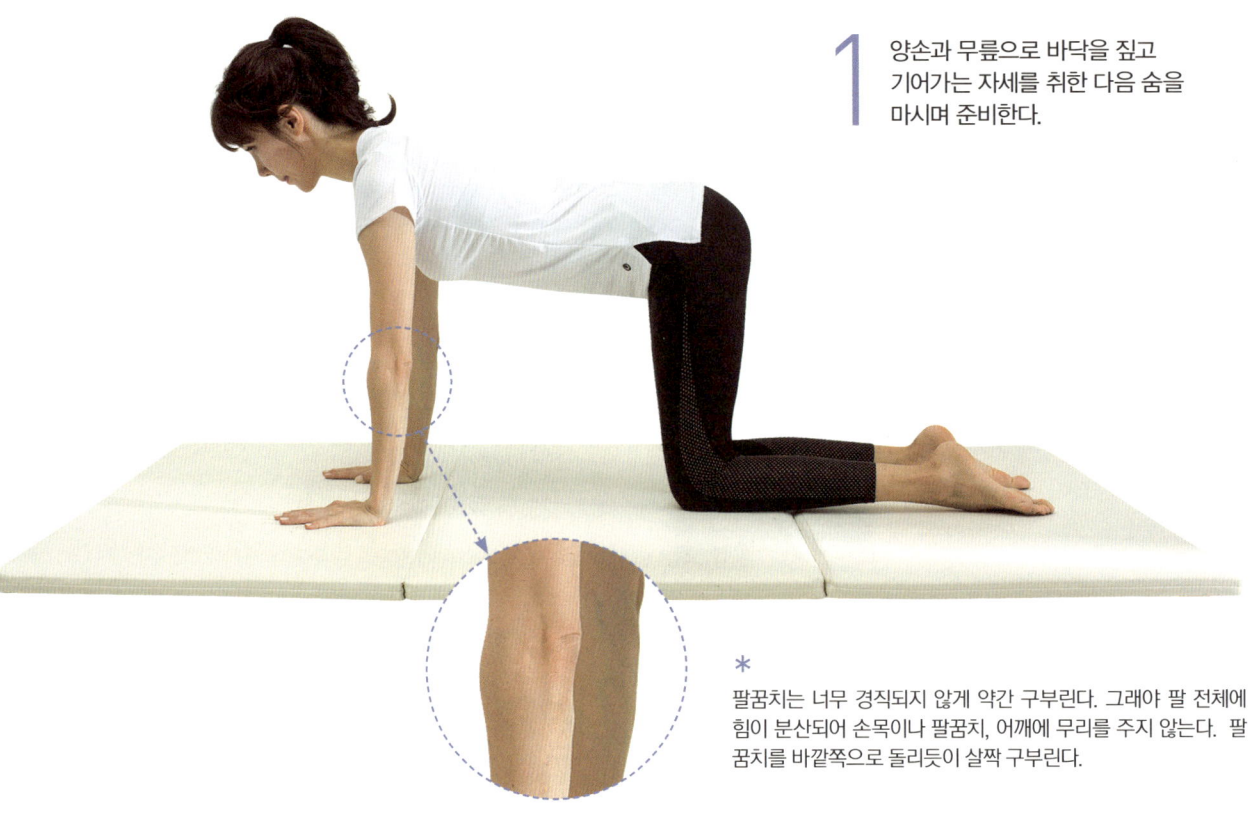

1 양손과 무릎으로 바닥을 짚고 기어가는 자세를 취한 다음 숨을 마시며 준비한다.

* 팔꿈치는 너무 경직되지 않게 약간 구부린다. 그래야 팔 전체에 힘이 분산되어 손목이나 팔꿈치, 어깨에 무리를 주지 않는다. 팔꿈치를 바깥쪽으로 돌리듯이 살짝 구부린다.

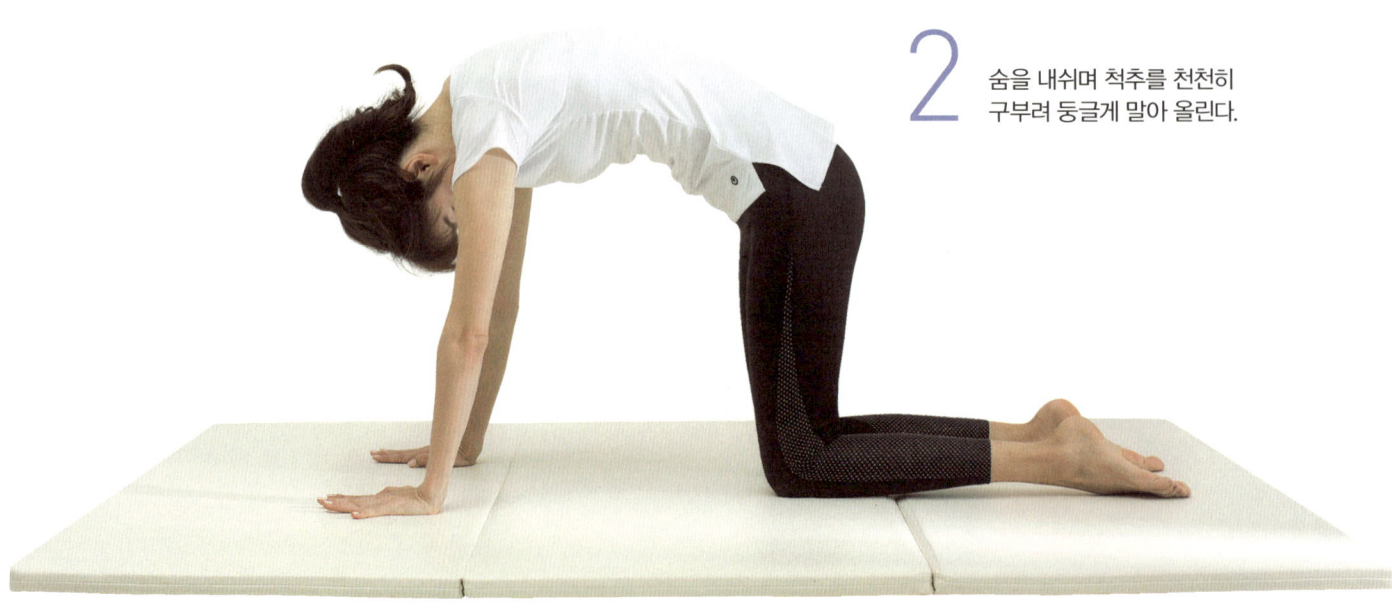

2 숨을 내쉬며 척추를 천천히 구부려 둥글게 말아 올린다.

틀어진 자세로 인해 생긴 척추측만증을 개선하는 효과가 있다. 필라테스 호흡을 하면서 부드럽고 유연한 척추를 만들 수 있다.

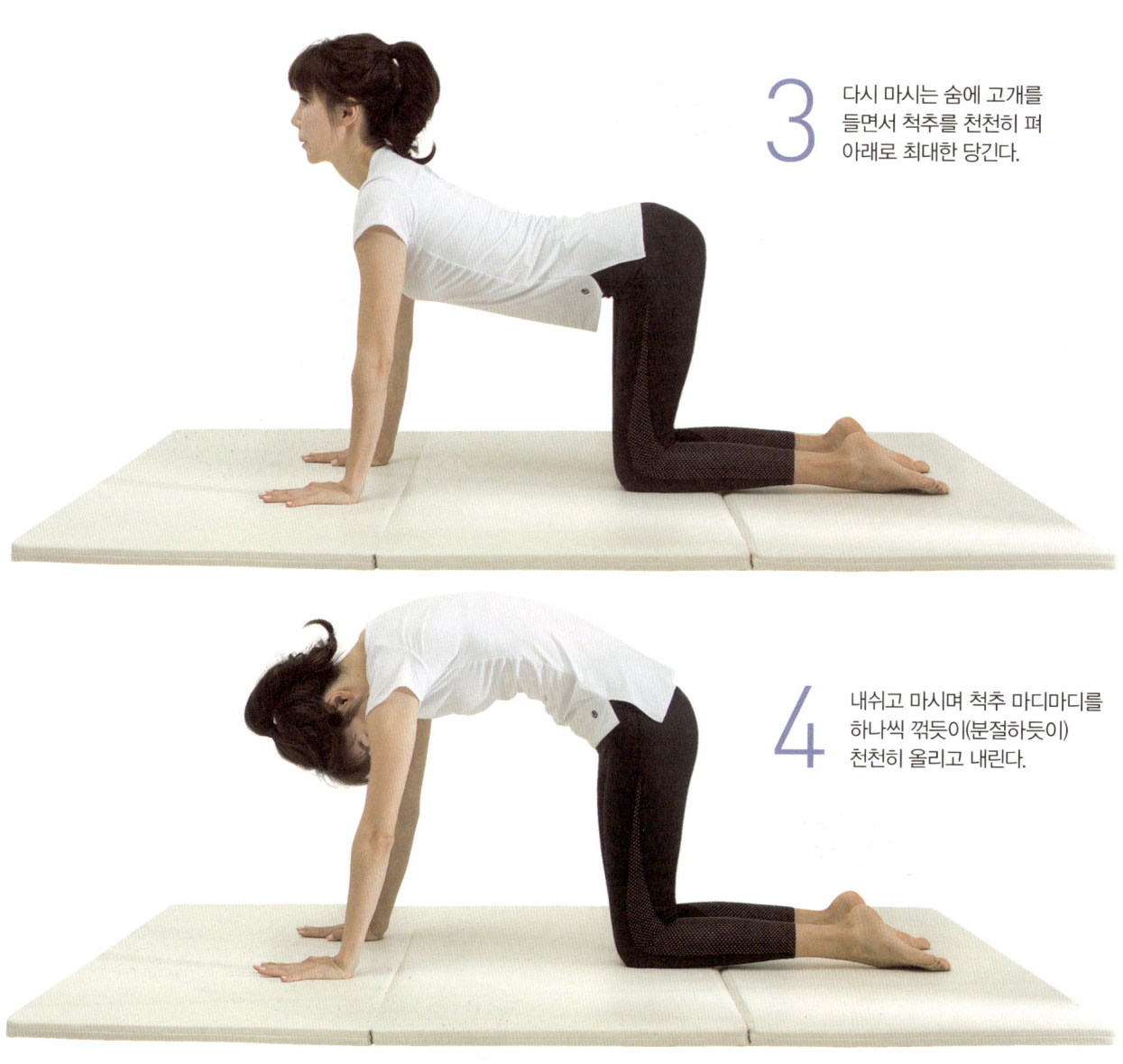

3 다시 마시는 숨에 고개를 들면서 척추를 천천히 펴 아래로 최대한 당긴다.

4 내쉬고 마시며 척추 마디마디를 하나씩 꺾듯이(분절하듯이) 천천히 올리고 내린다.

* 8번씩 3세트 반복한다.

― Tip ―

요가의 고양이 자세에 익숙한 경우, 척추를 구부리고 내릴 때 의식 없이 동작을 취하다 보면 척추를 천천히 구부리는 느낌을 갖기 어렵다. 척추 마디마디를 하나하나 꺾어주듯이 움직여야 한다.

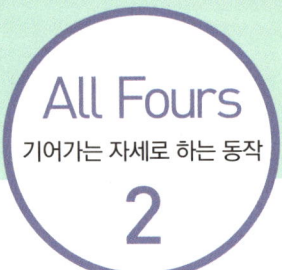

All Fours 2
기어가는 자세로 하는 동작

엇갈려 균형 잡기 Alternate Balance

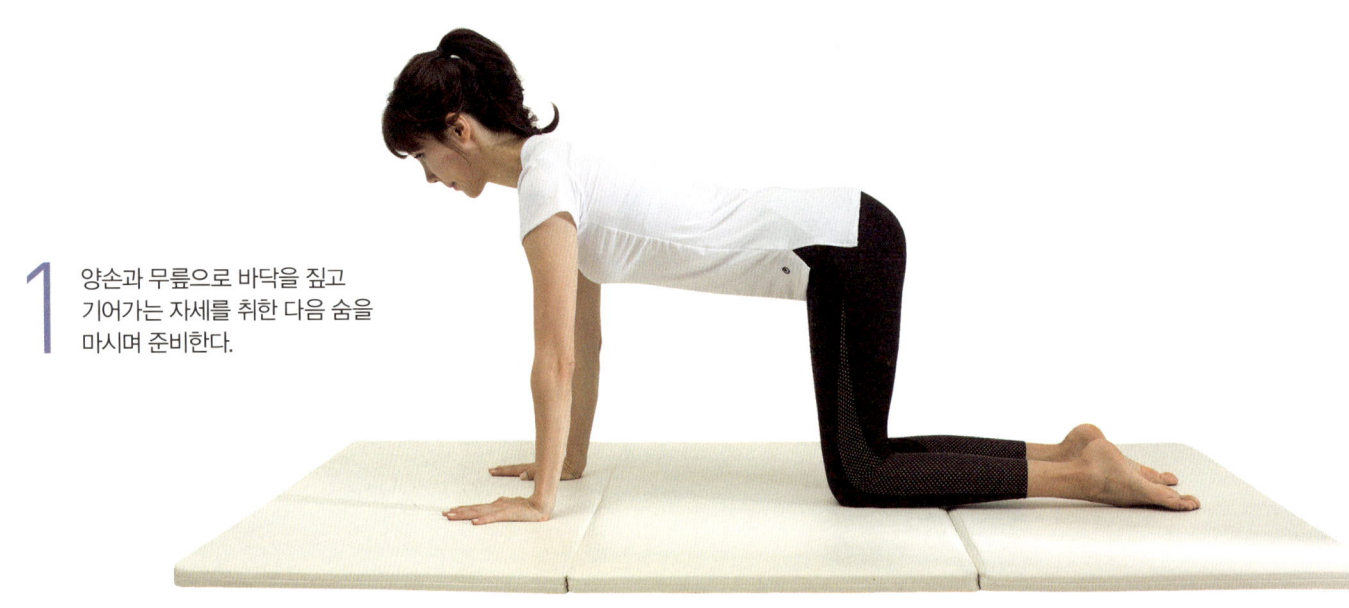

1 양손과 무릎으로 바닥을 짚고 기어가는 자세를 취한 다음 숨을 마시며 준비한다.

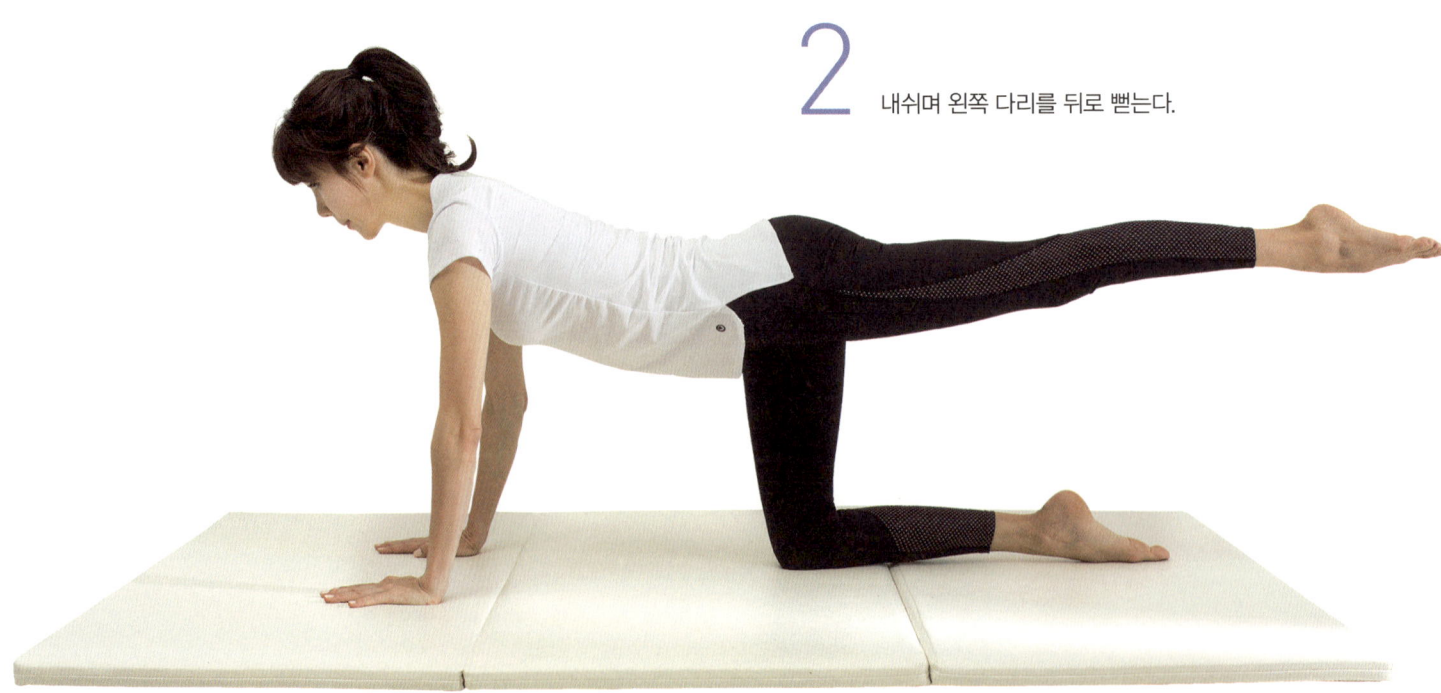

2 내쉬며 왼쪽 다리를 뒤로 뻗는다.

전신의 균형감각을 높여주고 상체와 하체를 골고루 단련시킨다. 특히 엉덩이와 어깨 삼각근을 강화하는 효과가 있다.

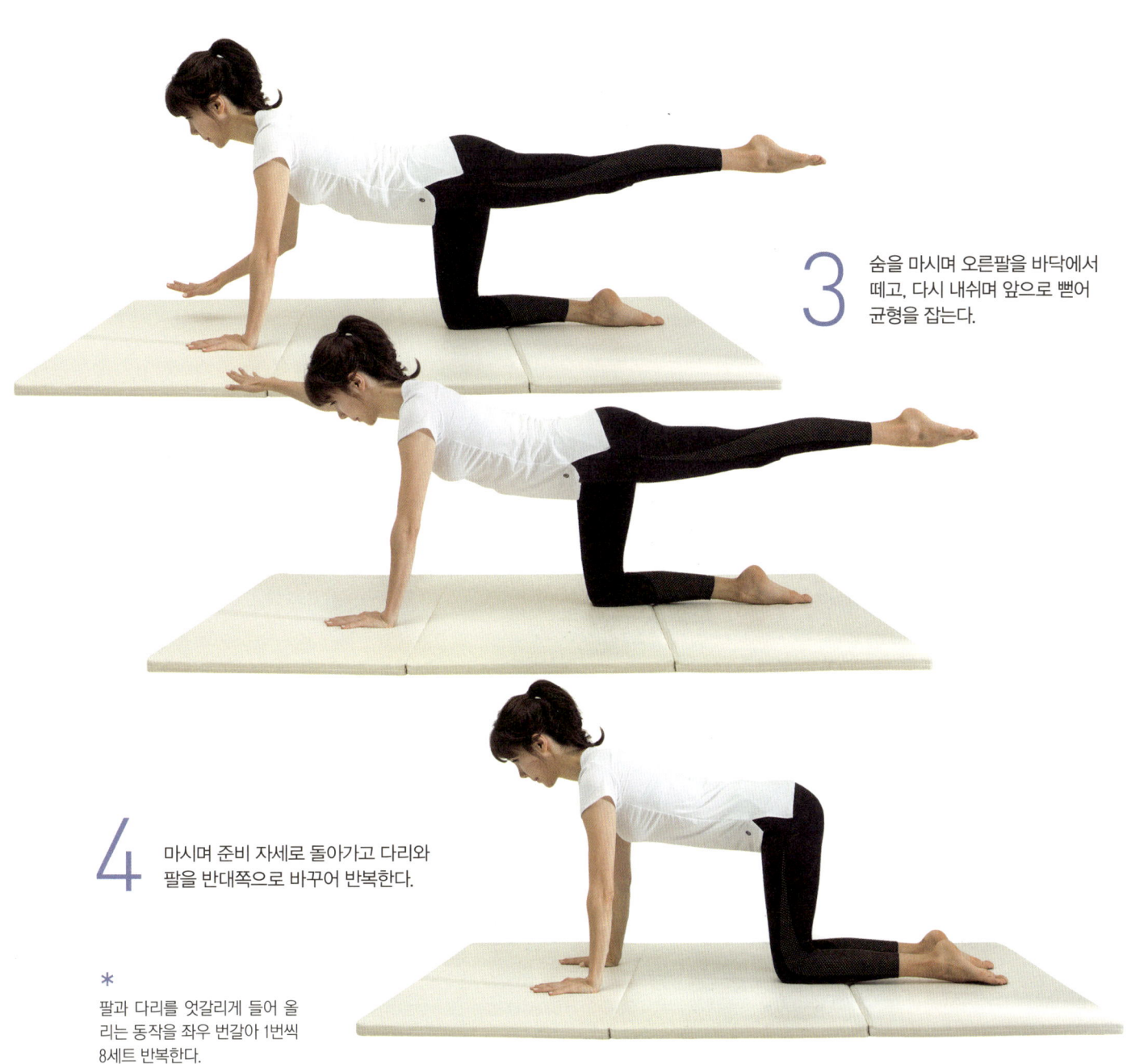

3 숨을 마시며 오른팔을 바닥에서 떼고, 다시 내쉬며 앞으로 뻗어 균형을 잡는다.

4 마시며 준비 자세로 돌아가고 다리와 팔을 반대쪽으로 바꾸어 반복한다.

* 팔과 다리를 엇갈리게 들어 올리는 동작을 좌우 번갈아 1번씩 8세트 반복한다.

Tip

한쪽 다리를 뒤로 뻗고, 반대쪽 팔을 바닥에서 떼어 앞으로 뻗고, 제자리로 돌아오는 동작이 물 흐르듯 유연하게 움직이도록 한다. 이때 팔과 다리를 단순히 들어 올리는 것이 아니라 뻗으며 늘이는 동작임을 잊지 않는다.

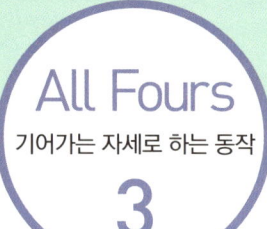

All Fours 3
기어가는 자세로 하는 동작

다리 뒤로 차기 Leg Kick-Back

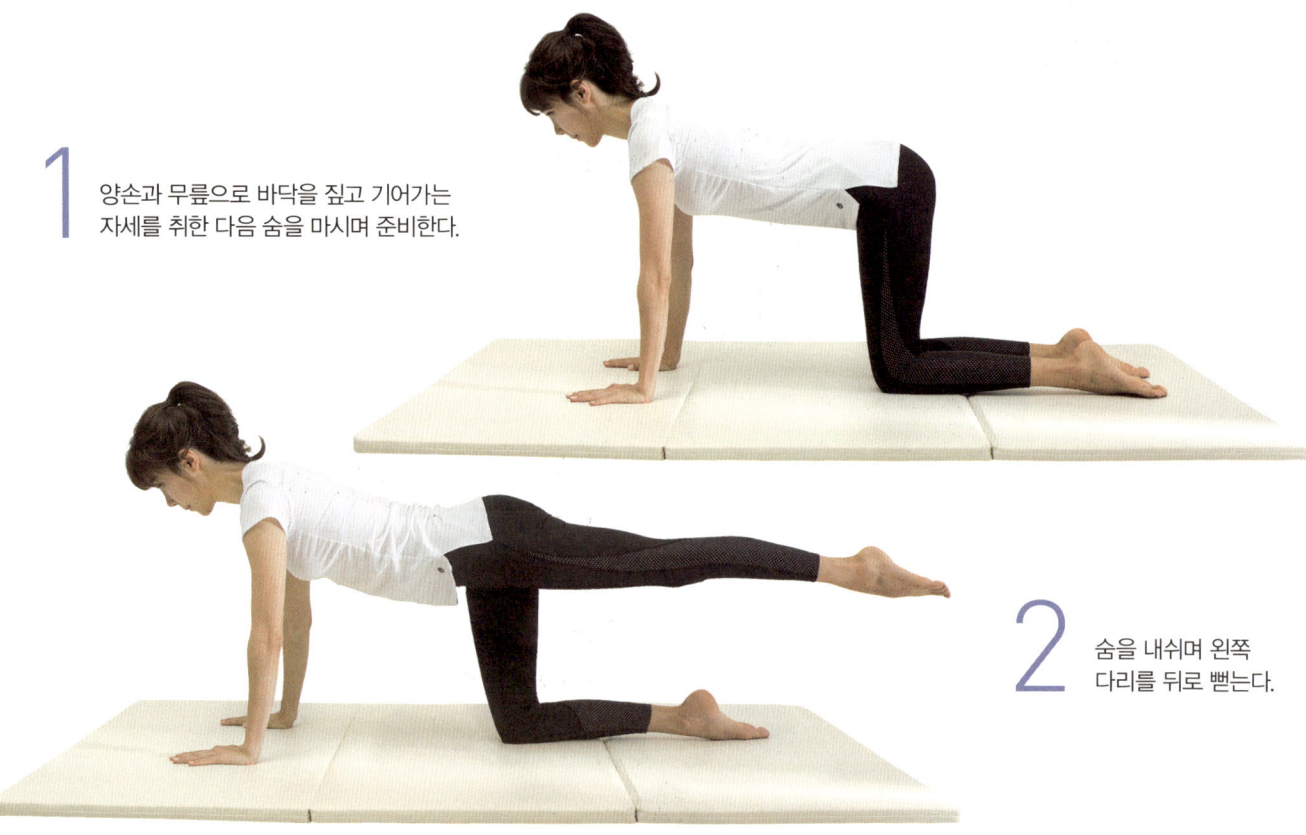

1 양손과 무릎으로 바닥을 짚고 기어가는 자세를 취한 다음 숨을 마시며 준비한다.

2 숨을 내쉬며 왼쪽 다리를 뒤로 뻗는다.

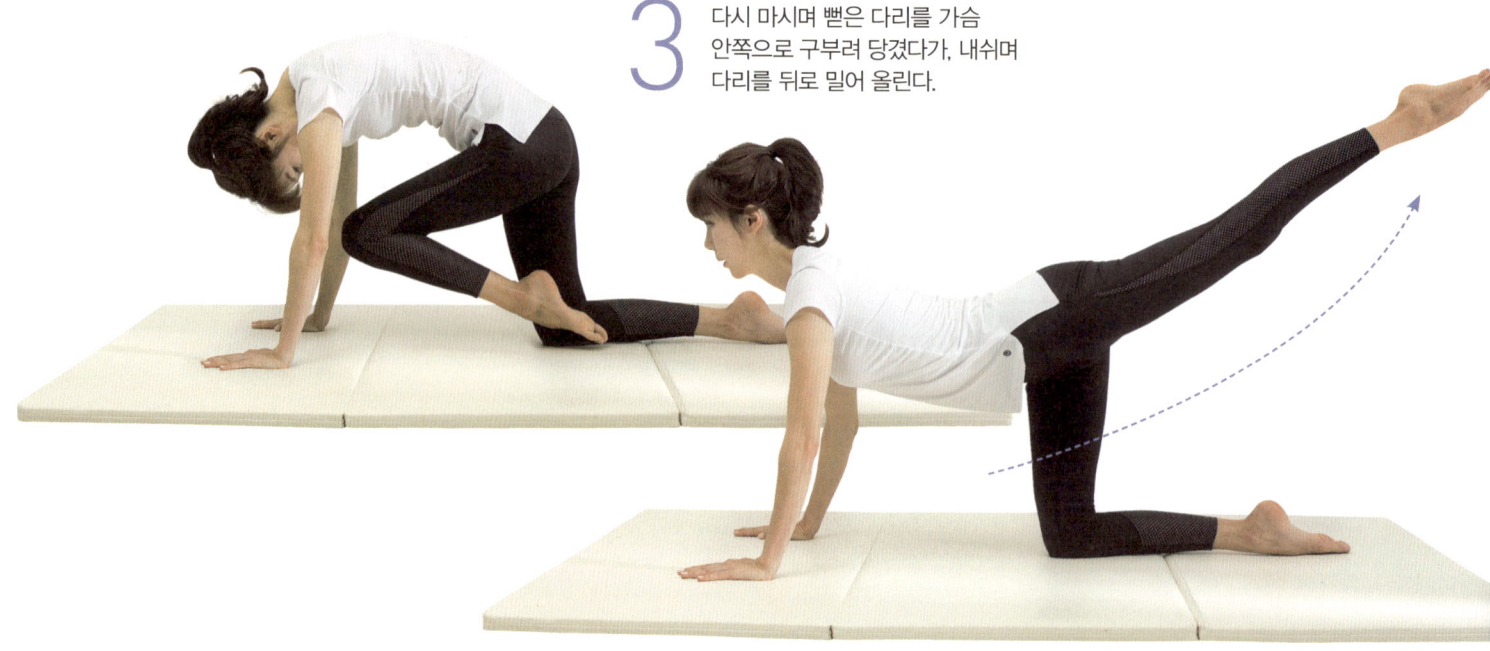

3 다시 마시며 뻗은 다리를 가슴 안쪽으로 구부려 당겼다가, 내쉬며 다리를 뒤로 밀어 올린다.

엉덩이와 허벅지를 가꿔주는 동작으로 하체의 부분비만을 개선하고 전신의 후면을 아름답게 가꿔준다.

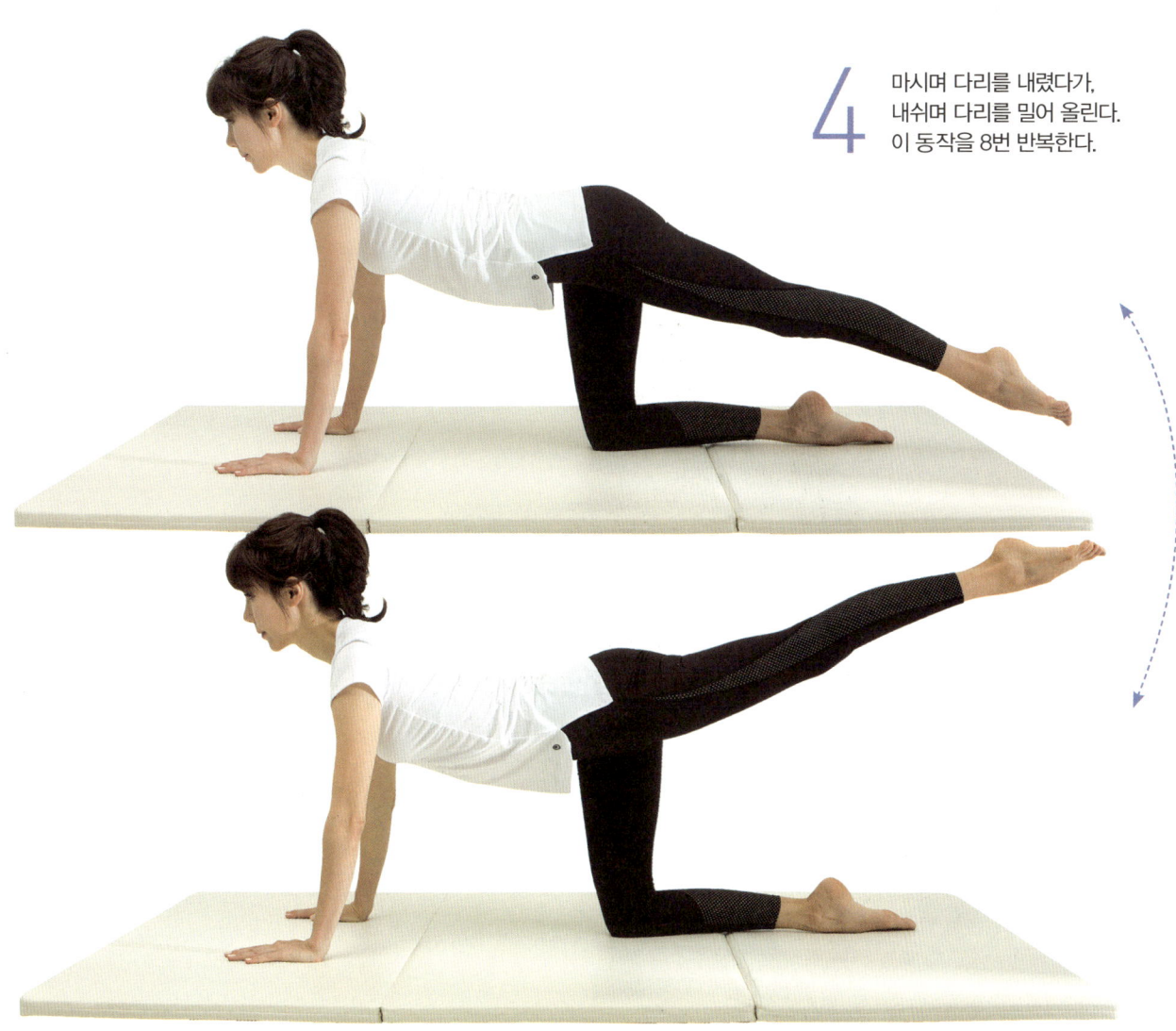

4 마시며 다리를 내렸다가, 내쉬며 다리를 밀어 올린다. 이 동작을 8번 반복한다.

* 3의 동작에서 다리를 뒤로 민 뒤 8번 올렸다 내렸다 하는 것을 1세트로 해서 3세트 반복한다.

---- Tip ----

자칫하면 코어의 균형이 깨지기 쉬운 동작이다. 다리를 많이 차올리는 것에 집중하면 허벅지와 엉덩이 근육의 움직임에 집중할 수 없다. 중심이 틀어지지 않도록 코어를 단단히 고정해서 다리를 밀어 올린다고 생각하며 동작을 한다.

All Fours
기어가는 자세로 하는 동작
4

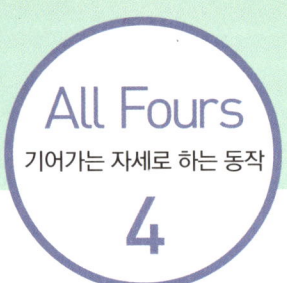

런지 스트레칭 Lunge Stretching

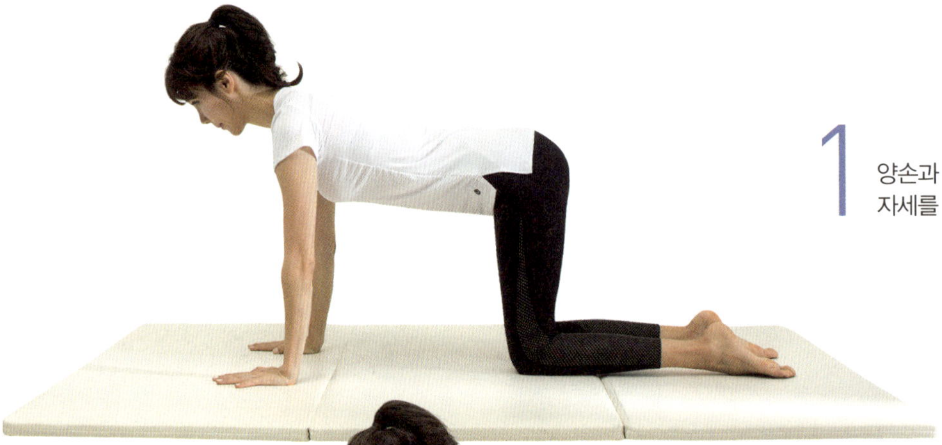

1 양손과 무릎으로 바닥을 짚고 기어가는 자세를 취한다.

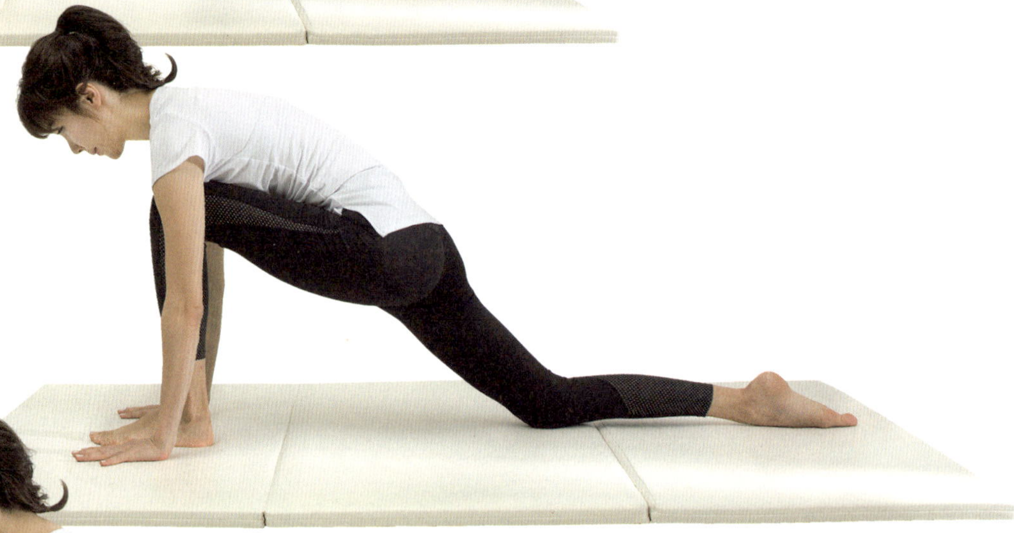

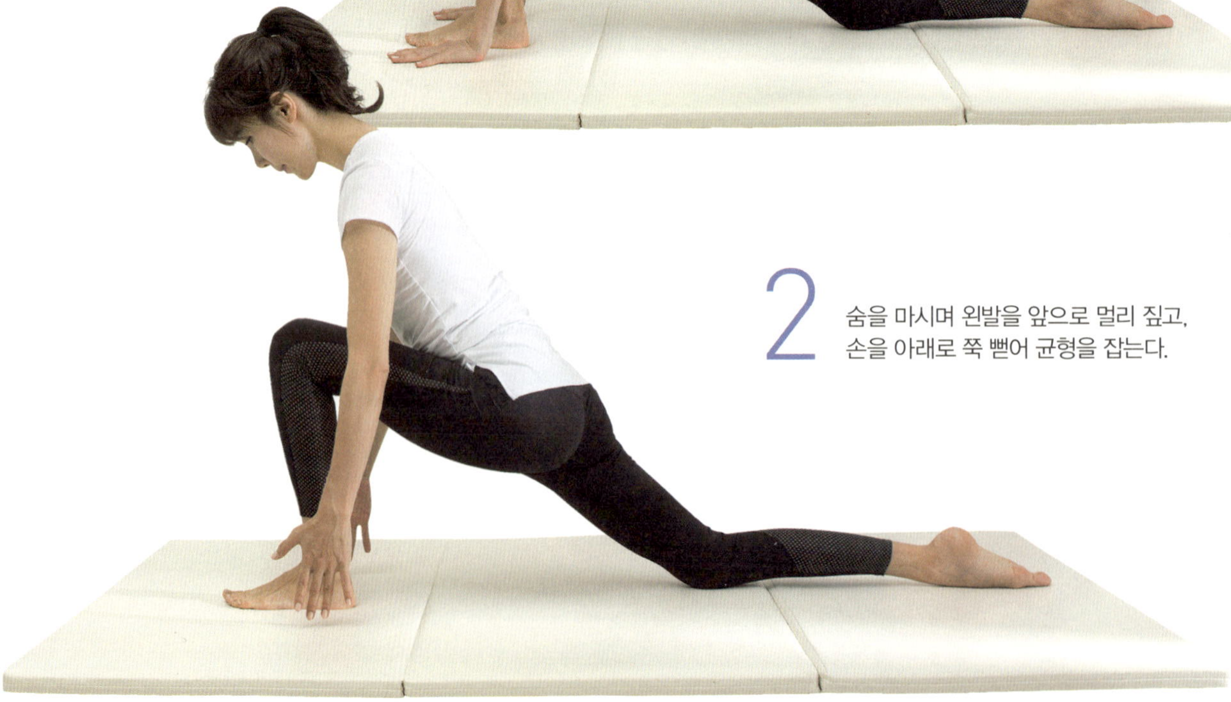

2 숨을 마시며 왼발을 앞으로 멀리 짚고, 손을 아래로 쭉 뻗어 균형을 잡는다.

잘못된 생활습관으로 틀어진 골반과 허리를 바로잡아주는 운동. 요추 주변의 근육과 인대를 부드럽게 해주고 혈액순환을 돕는다.

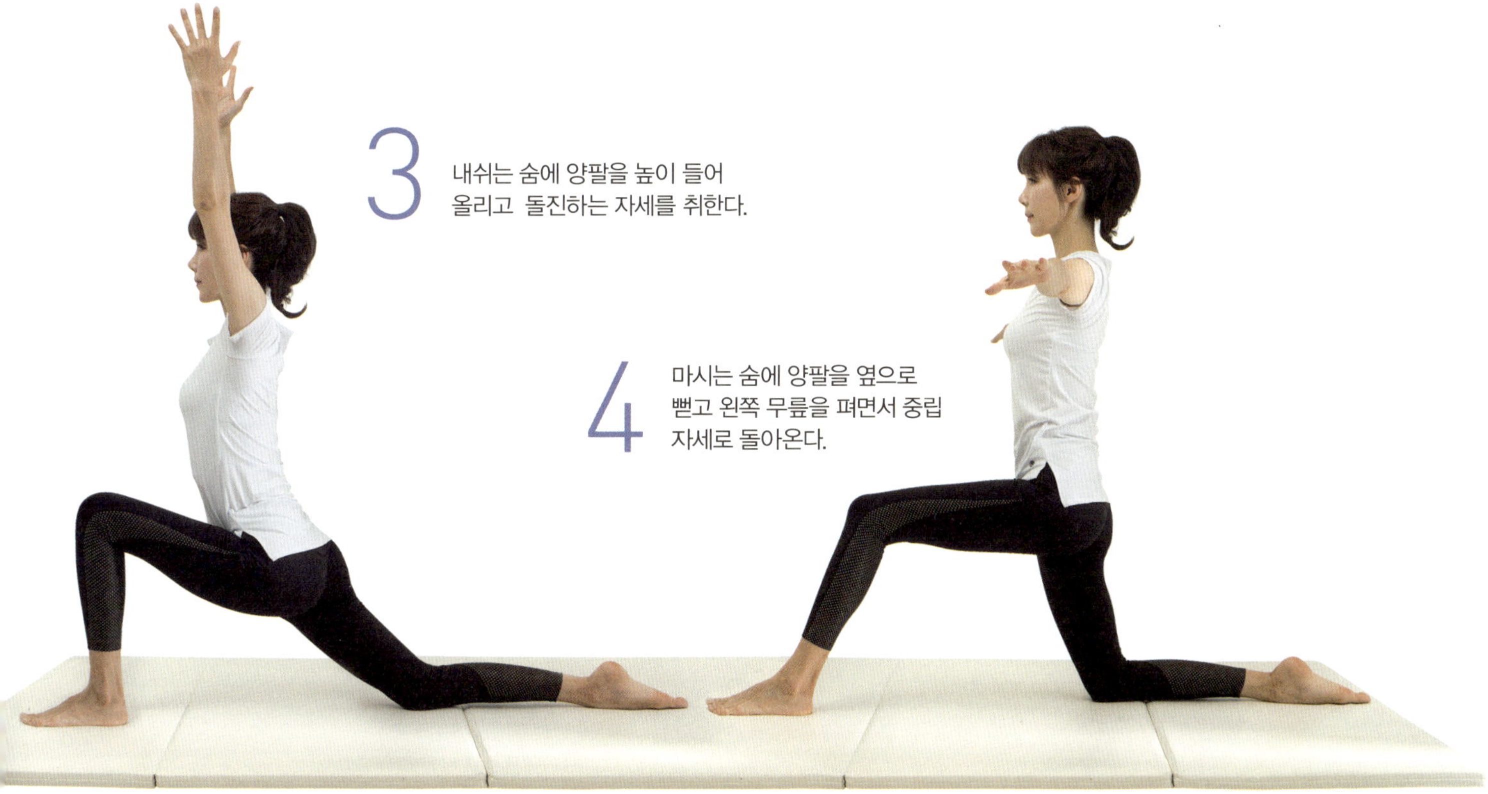

3 내쉬는 숨에 양팔을 높이 들어 올리고 돌진하는 자세를 취한다.

4 마시는 숨에 양팔을 옆으로 뻗고 왼쪽 무릎을 펴면서 중립 자세로 돌아온다.

5 내쉬며 손은 위로 몸은 앞으로, 마시며 손은 옆으로 몸은 뒤로 이동하며 스트레칭 한다.

Tip

유연성이 부족한 경우 무릎이 펴지지 않은 상태로 스트레칭 하기 쉽다. 내딛는 발을 조금만 덜 나가게 해서 무릎을 펼 수 있을 만큼 스트레칭 함으로써 바른 자세를 유지해야 한다.

* 왼쪽, 오른쪽 번갈아 8번 반복한다.

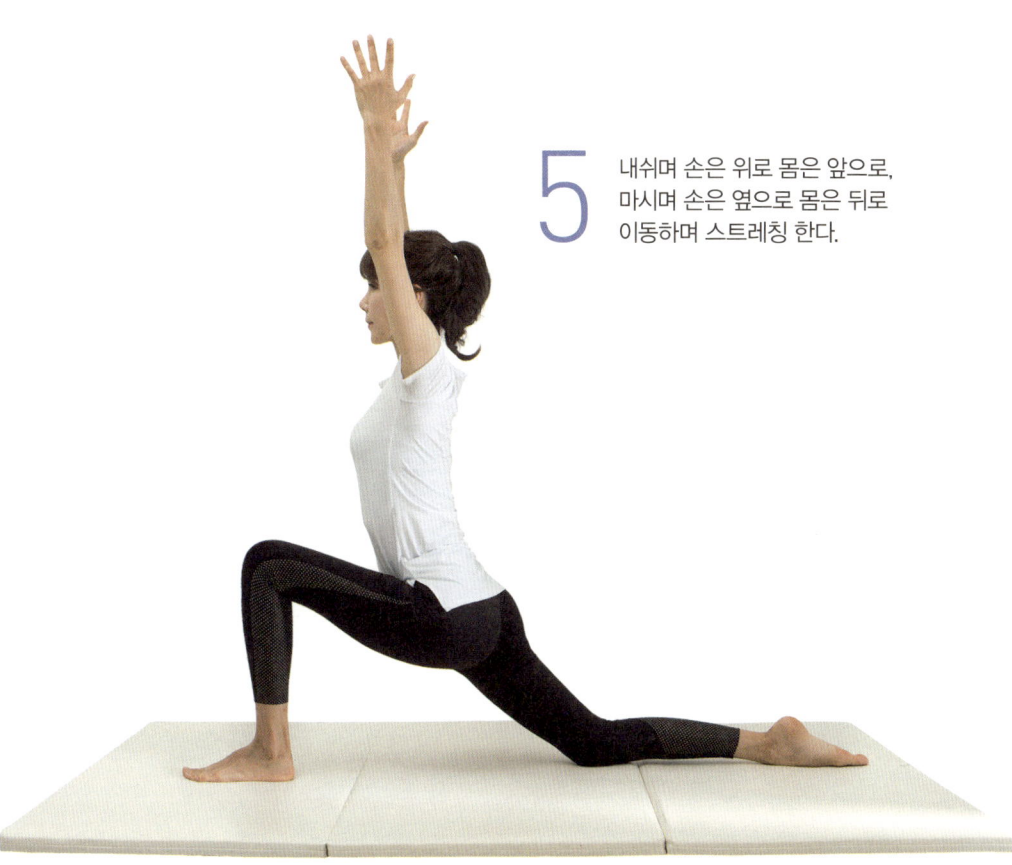

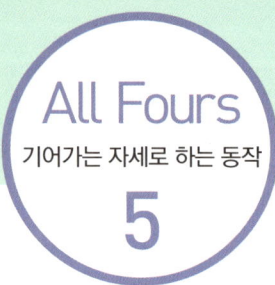

엎드려 다리 들기 Leg Pull-Front

All Fours 기어가는 자세로 하는 동작 5

1. 양손과 무릎으로 바닥을 짚고 기어가는 자세를 취한다.

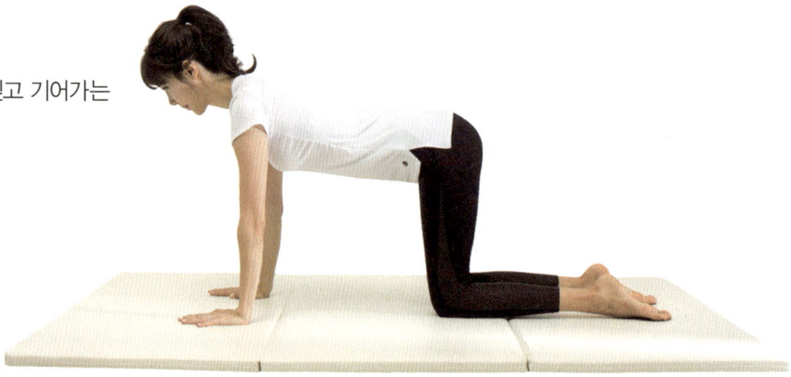

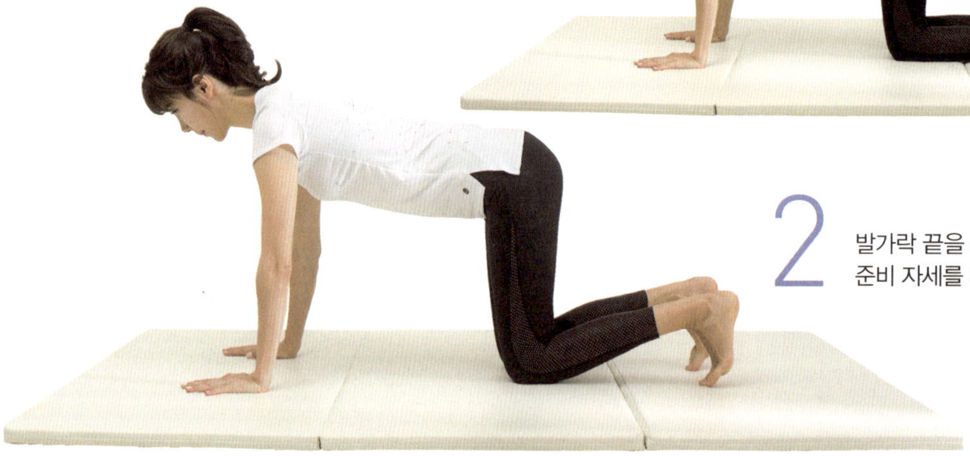

2. 발가락 끝을 세우고 숨을 들이마시며 준비 자세를 취한다.

3. 내쉬는 숨에 왼쪽 다리를 뻗고 오른쪽 다리를 마저 뻗어서 정수리부터 뒤꿈치까지 사선을 유지한다.

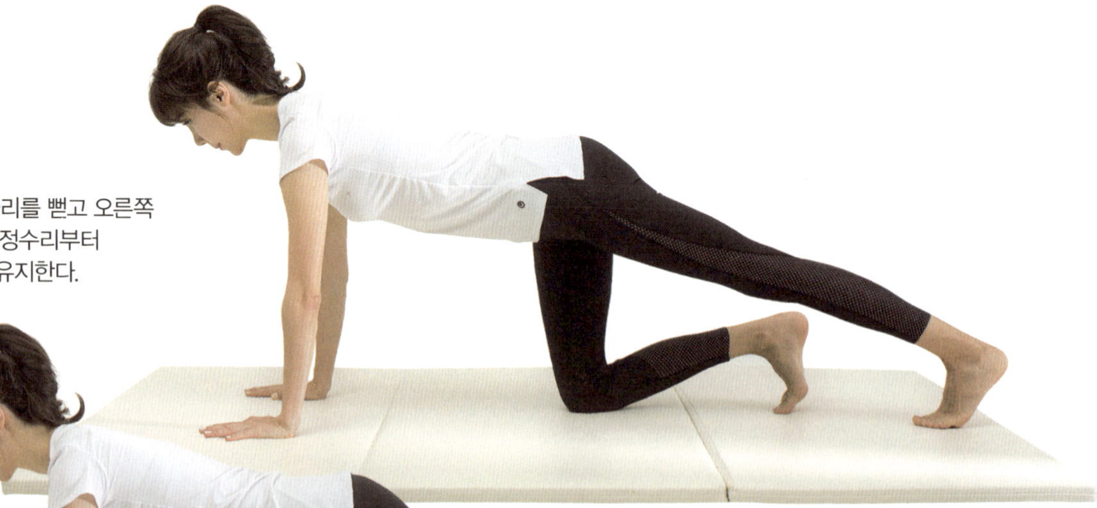

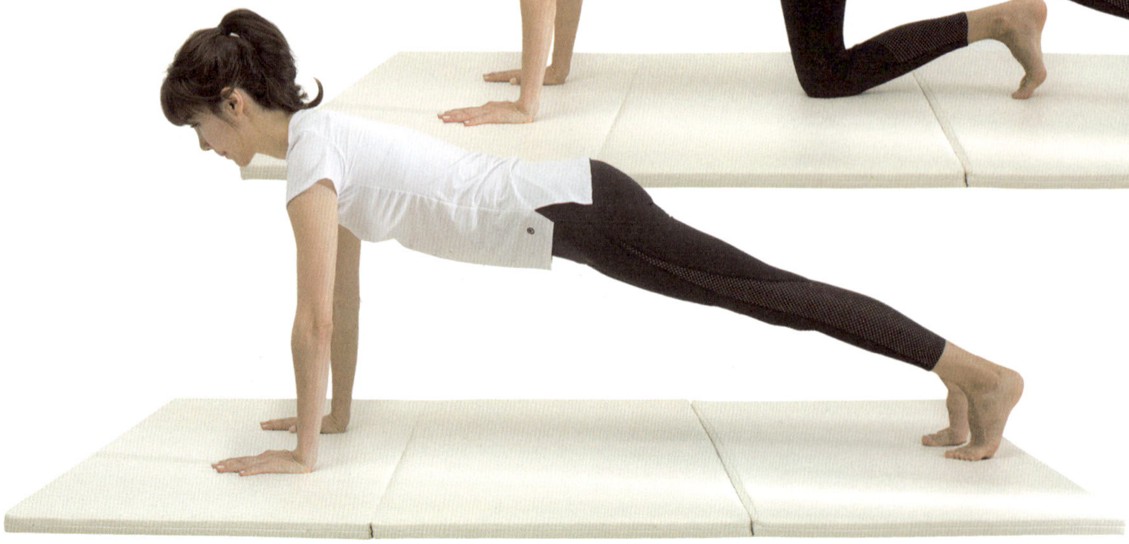

코어를 강화하고 전신의 힘을 길러주는 동작. 균형 있고 탄력 있는 몸을 만들 수 있다. 난이도를 조절하면 누구나 할 수 있다.

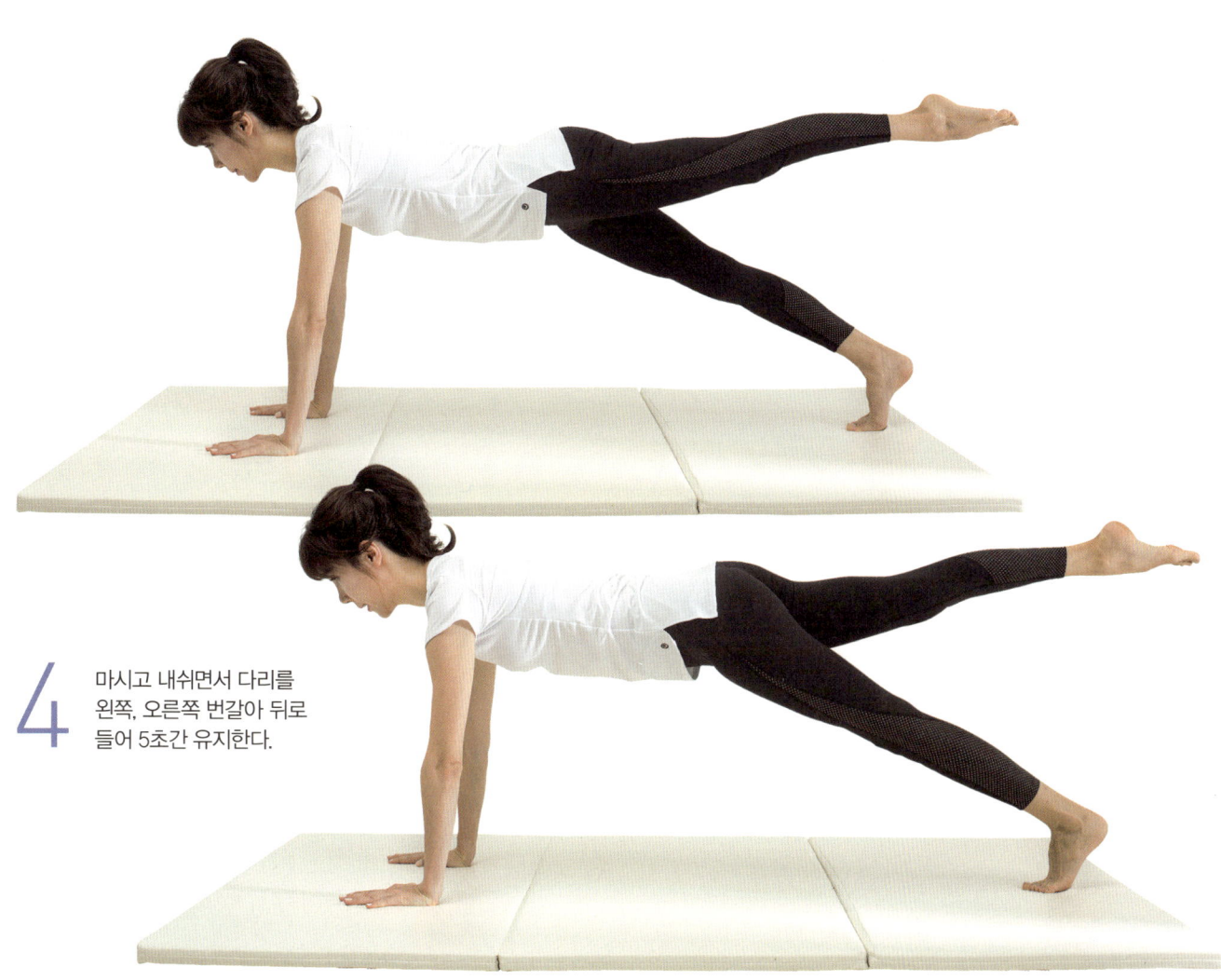

4 마시고 내쉬면서 다리를 왼쪽, 오른쪽 번갈아 뒤로 들어 5초간 유지한다.

* 좌우 5초간 번갈아가며 8번씩 3세트 반복한다.

― Tip ―

코어에 힘을 준 채 팔과 척추를 반듯하게 유지하는 것이 중요하다. 코어가 풀리면 몸통이 처지고 팔과 다리에 부담이 되어 어깨나 허리를 다칠 수 있다. 반드시 호흡과 코어에 집중해 바른 자세를 유지한다.

Supine

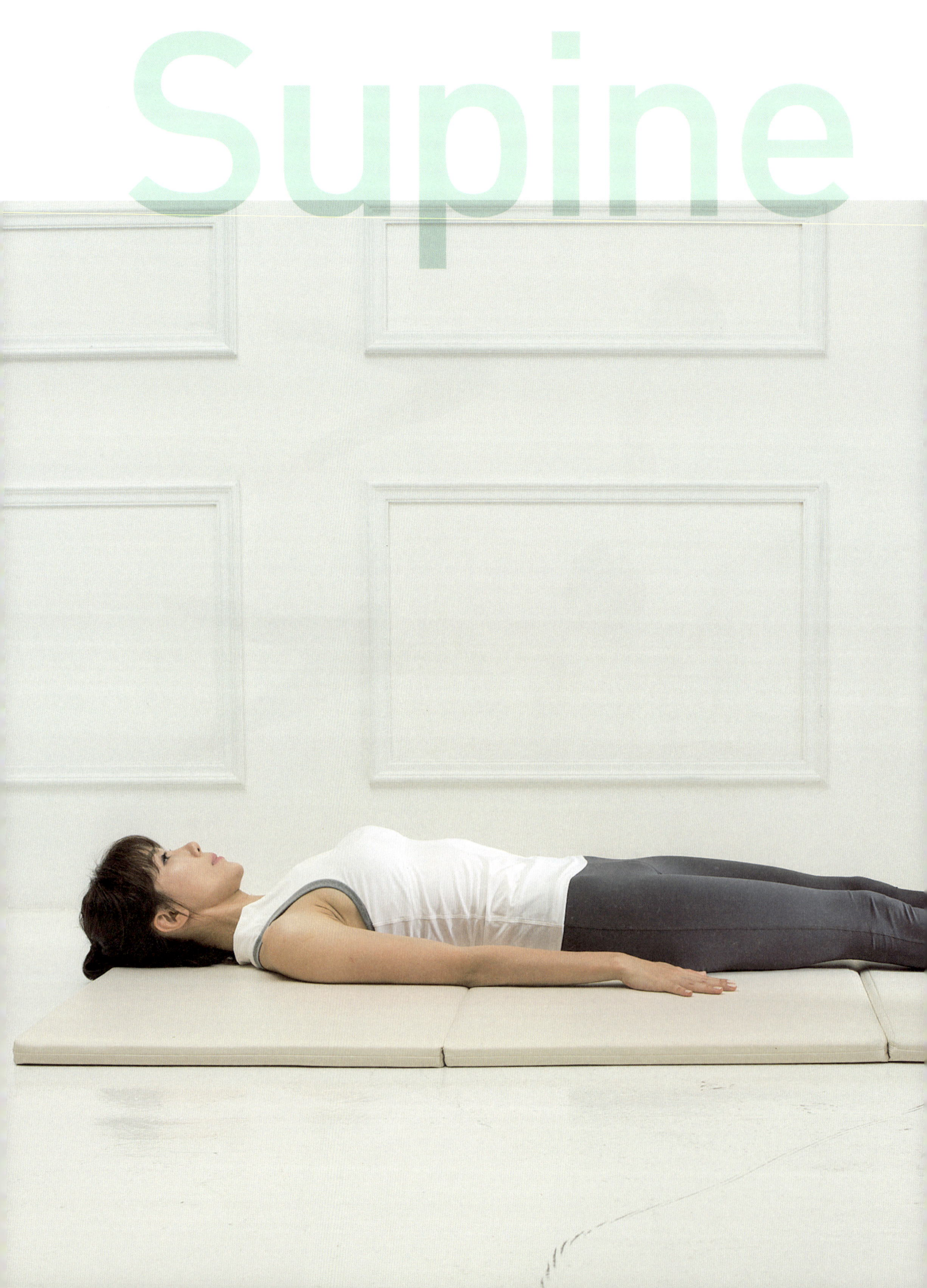

누워서 하는 동작

필라테스에서는 누워서 하는 동작들이 많다. 누워서 하는 동작은 코어의 힘을 요하는 것들로, 복부와 등허리 근육을 단련하고 몸의 중심을 바로잡아 전신을 조절하는 효과가 크다.
척추의 자연스러운 각도를 유지하여 허리가 과하게 긴장되거나 척추의 곡선이 무너지지 않도록 주의한다.

바른 자세 ○

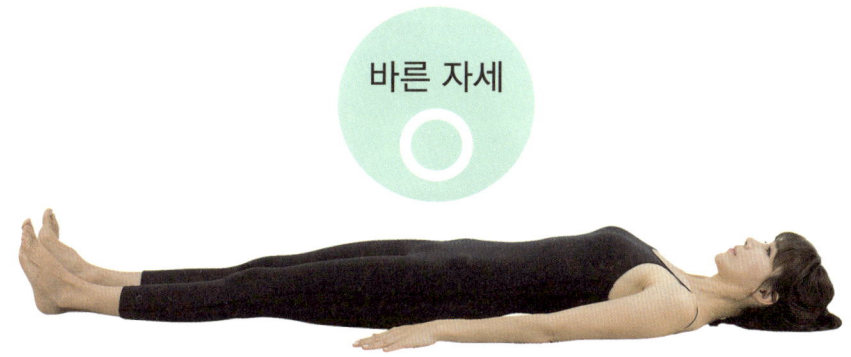

틀린 자세 ×

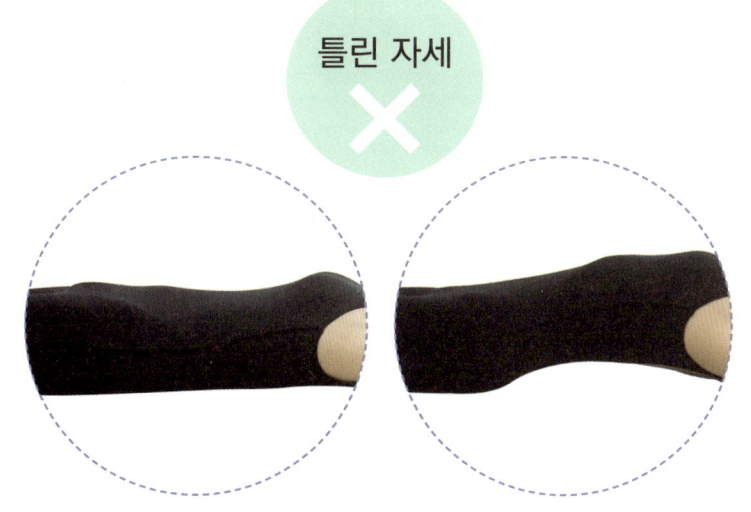

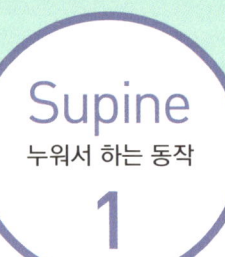

Supine 1
누워서 하는 동작

다리 밀기 Leg Sliding

1 누워서 무릎을 세우고 양손을 하복부에 올린 다음 복부를 수축시켜 준비 자세를 취한다.

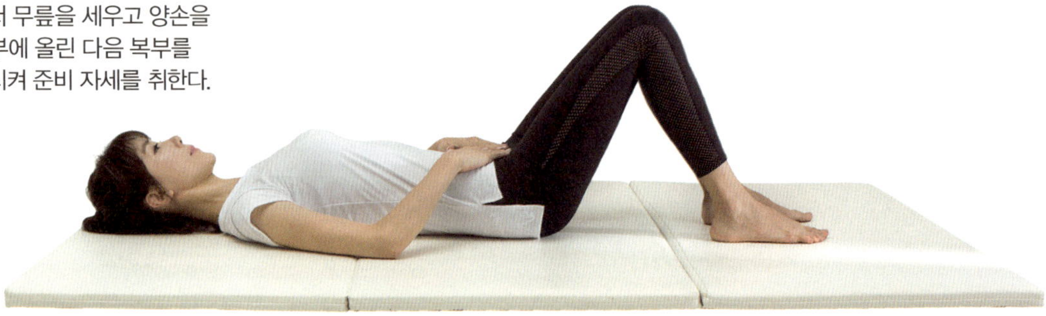

2 숨을 내쉬며 오른쪽 다리를 미끄러뜨리듯 바닥으로 뻗는다.

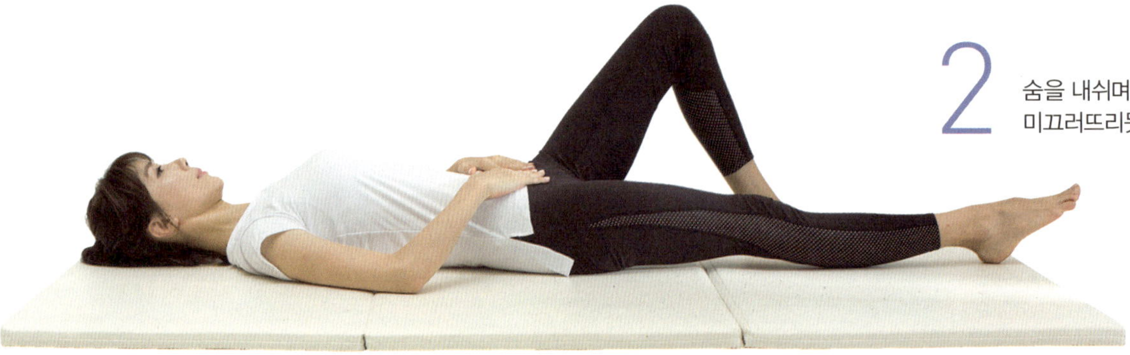

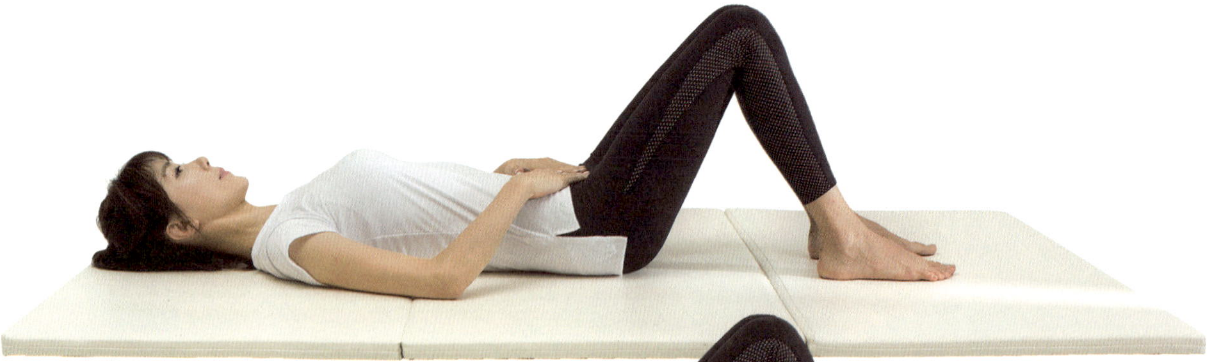

3 다시 두 무릎을 세우고 왼쪽 다리를 미끄러뜨리듯 바닥으로 뻗는다.

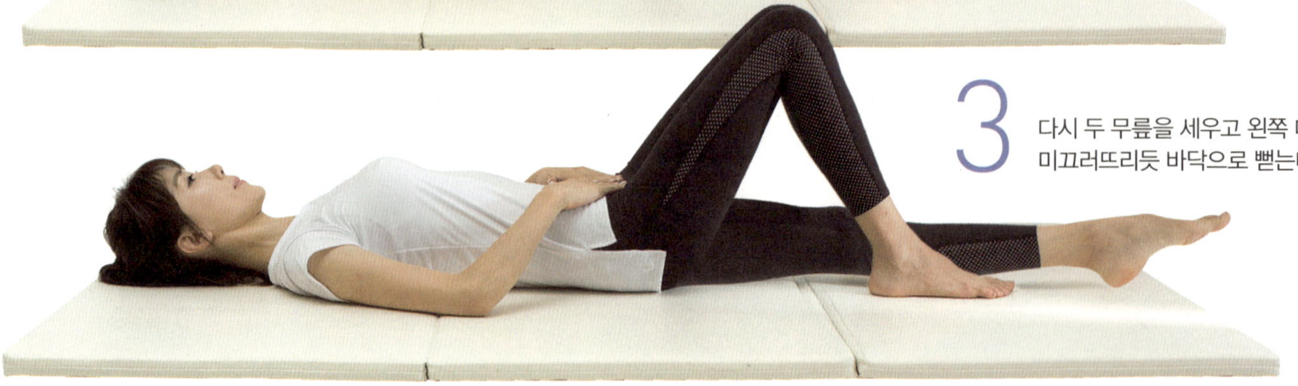

* 좌우 번갈아 8번 반복한다.

호흡을 통해 하체와 코어의 힘을 조절하는 능력을 기르고, 복부를 단단하고 탄력 있게 만들 수 있다.

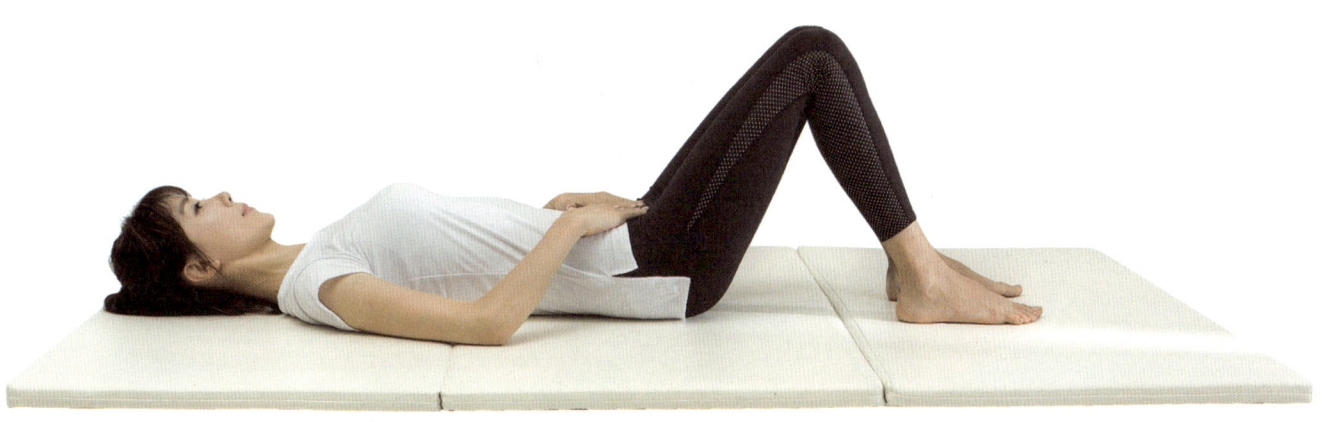

 다시 두 무릎을 세운 상태에서 숨을 내쉬며 양쪽 다리를 미끄러뜨리듯 바닥으로 뻗었다가 마시며 세운 자세로 돌아온다.

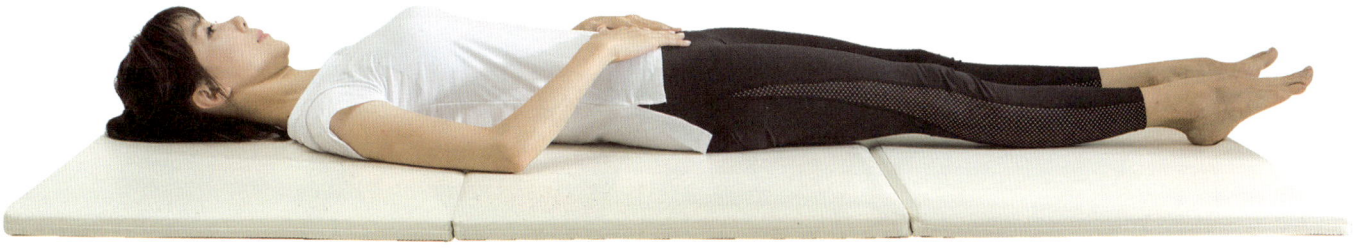

* 2부터 4까지의 동작을 1세트로 해서 8세트 반복한다.

---- Tip ----

자칫 긴장이 지나쳐 복부 수축에만 의식을 집중하다 보면 몸이 경직될 수 있다. 자연스럽고 리드미컬하게 호흡하며 코어에 집중한다.

Supine
누워서 하는 동작 2

한 다리 뻗기 One Leg Stretch

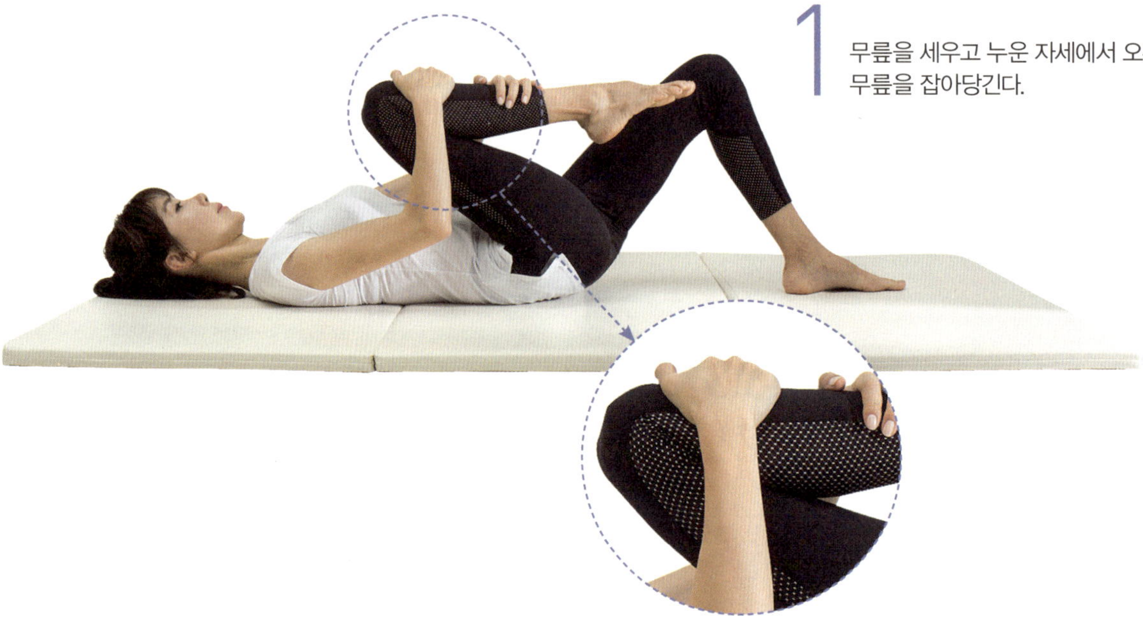

1 무릎을 세우고 누운 자세에서 오른쪽 무릎을 잡아당긴다.

2 숨을 마시며 상체를 들어 올린다.

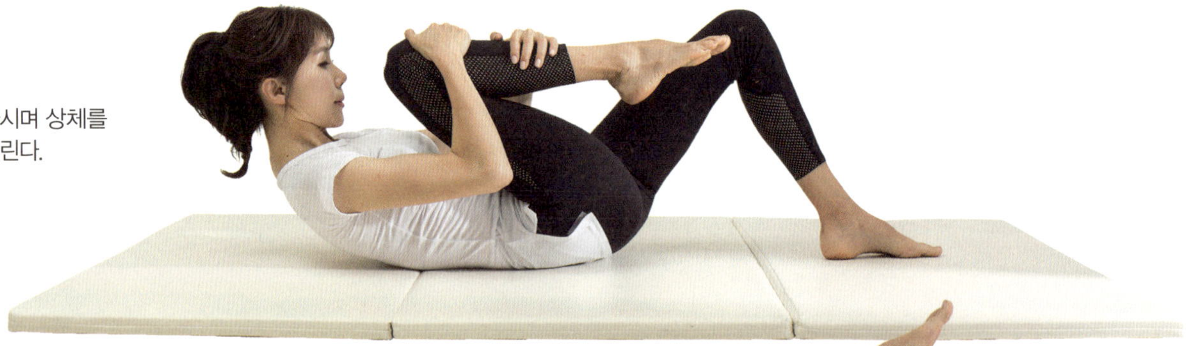

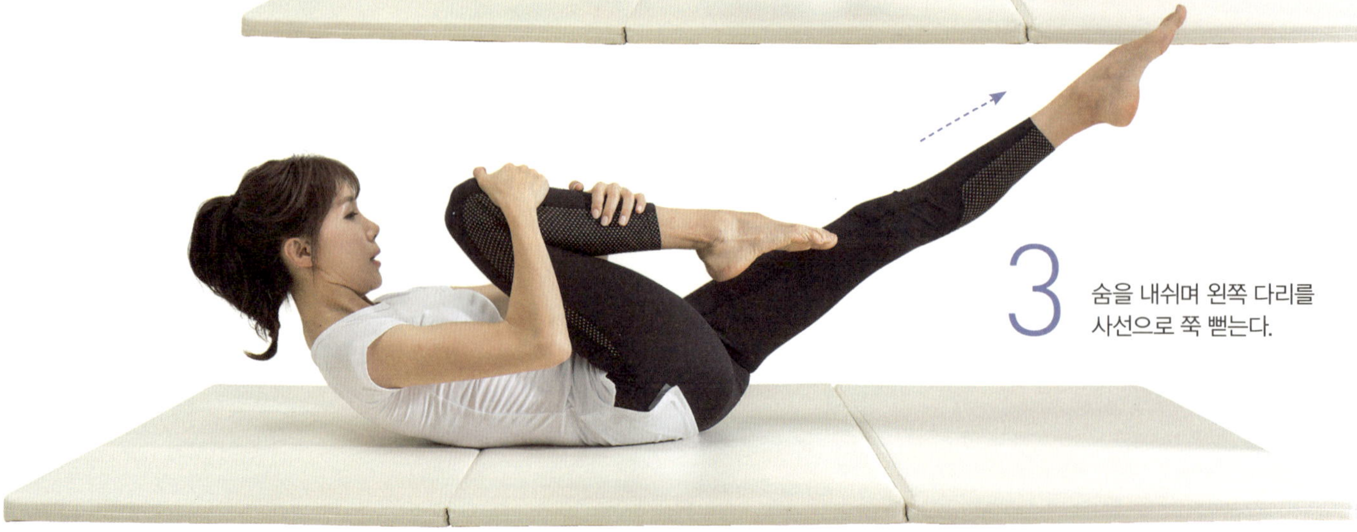

3 숨을 내쉬며 왼쪽 다리를 사선으로 쭉 뻗는다.

코어의 단련과 함께 고관절을 반복적으로 스트레칭 함으로써 골반과 허리 주변을 튼튼하게 하고 아랫배와 다리의 군살을 제거한다.

4 어깨뼈가 바닥에서 떨어질 만큼 상체를 들어 올려 자세를 유지한다.

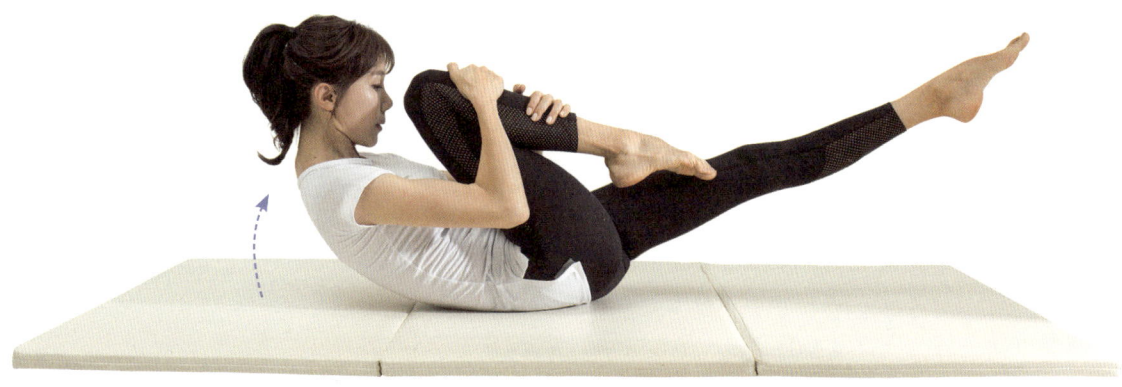

5 자연스럽고 리드미컬한 호흡으로 오른쪽, 왼쪽 반복한다.

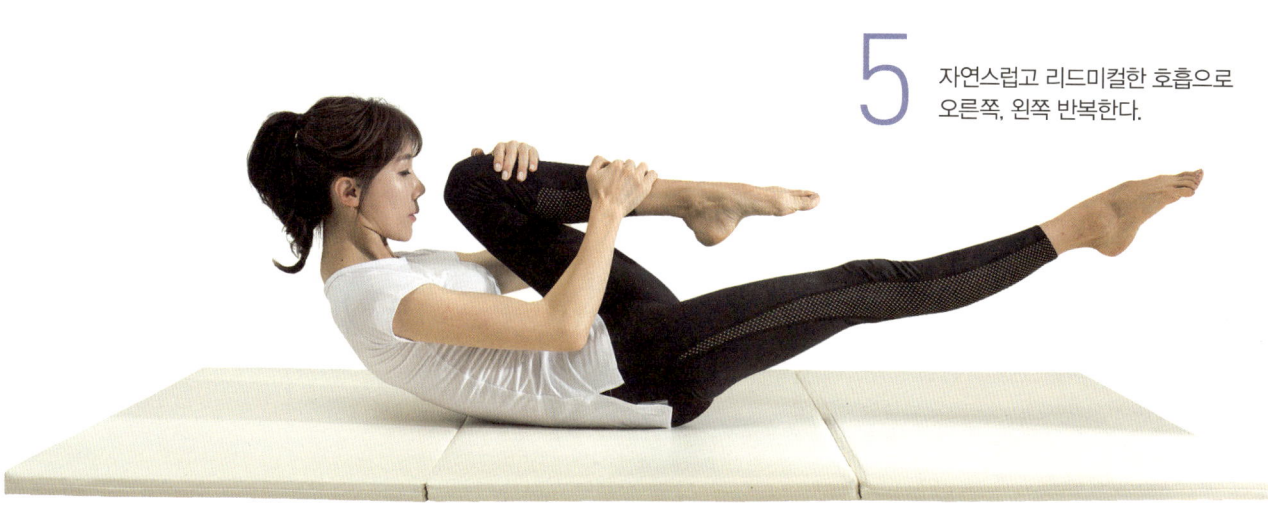

* 좌우 8번씩 3세트 반복한다.

Tip

고관절의 유연성이 떨어지거나 허리의 통증이 느껴진다면 무리하지 말고 점진적으로 동작을 시행해야 한다. 완벽한 동작으로 운동하는 것만이 정답은 아니다. 자신의 한계를 인정하고 계속해서 완벽한 자세를 취하기 위해 노력하는 자세가 바람직하다.

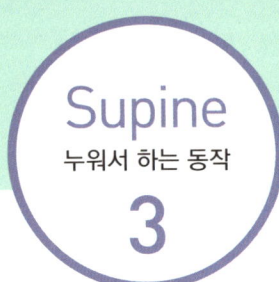

Supine 누워서 하는 동작 3

백 번 숨쉬기 Hundred

1 자연스럽게 누운 뒤 숨을 마시며 양팔을 귀 옆으로 뻗는다.

2 숨을 내쉬며 상체를 들어 올린 다음 앞으로 쭉 뻗는다.

3 두 다리를 멀리 밀듯이 들어 올린 뒤, 팔을 위아래로 가볍게 움직여 저항을 주며 100번 숨쉬기를 진행한다.

*마시는 숨에 5번 움직이고, 내쉬는 숨에 5번 움직이는 것을 반복한다. 처음엔 횟수를 줄여서 하다가 차츰 100번 숨쉬기에 도전한다.

단순 반복적인 동작을 통해 전신에 열기가 느껴져 운동 효과를 볼 수 있다. 코어근육의 발달과 안정성에 도움을 주는 동작이다.

Variation

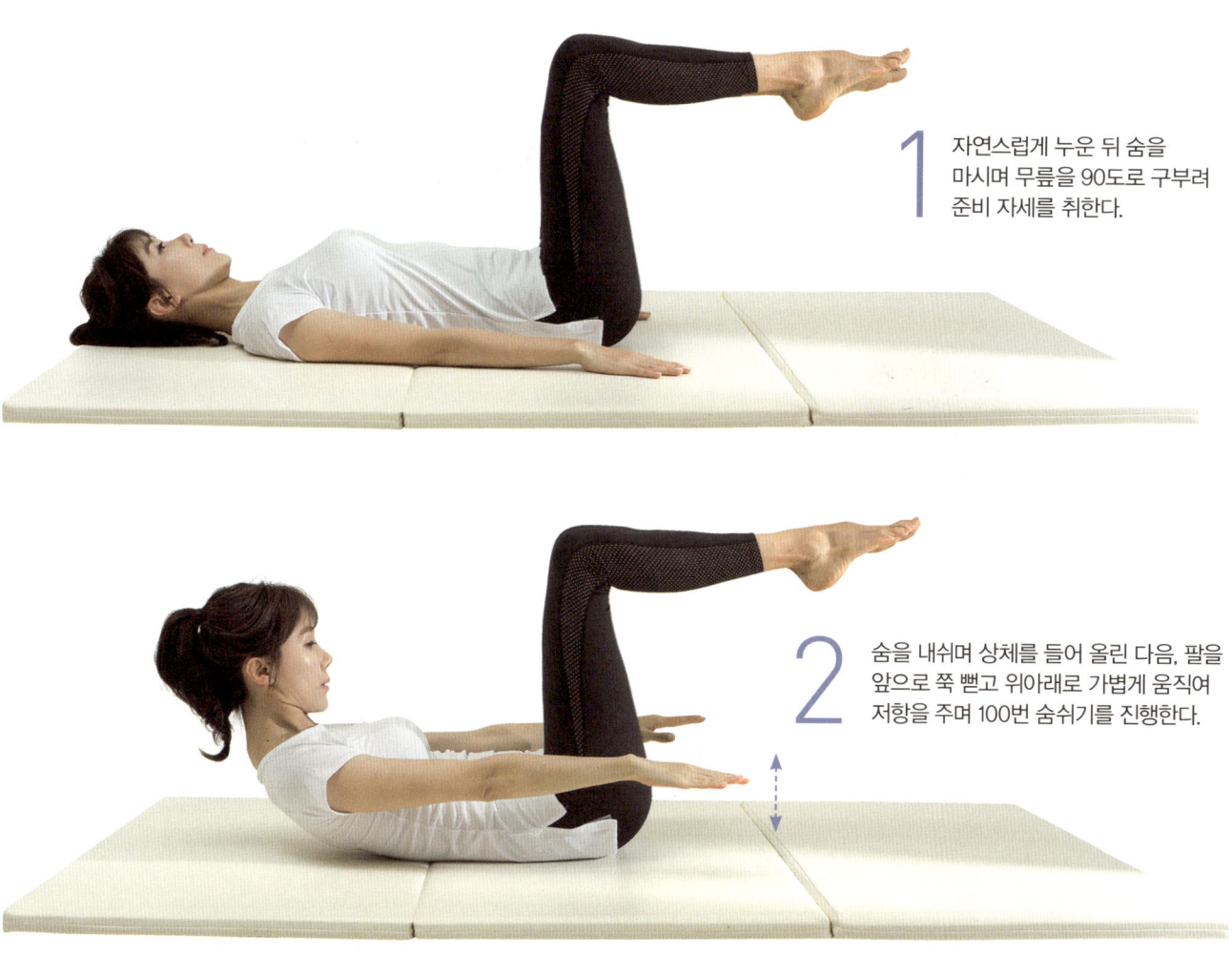

1. 자연스럽게 누운 뒤 숨을 마시며 무릎을 90도로 구부려 준비 자세를 취한다.

2. 숨을 내쉬며 상체를 들어 올린 다음, 팔을 앞으로 쭉 뻗고 위아래로 가볍게 움직여 저항을 주며 100번 숨쉬기를 진행한다.

*무릎을 구부린 채로 하면 좀 더 쉽다.

---- Tip ----

필라테스의 대표적인 동작인 헌드레드는 다양한 방법으로 응용할 수 있다. 자신에게 맞는 레벨에 따라 변형된 동작으로 운동하는 것도 좋다. 하지만 기본이 되는 동작을 익힌 뒤 점차 발전시켜 나가는 것이 바람직하다.

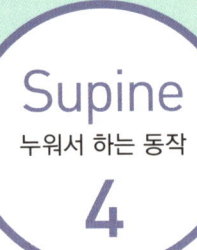

둥글게 말아 오르기 Roll-Up

Supine 누워서 하는 동작 4

1 두 발을 모으고 팔을 위로 뻗어 누운 자세를 취한다.

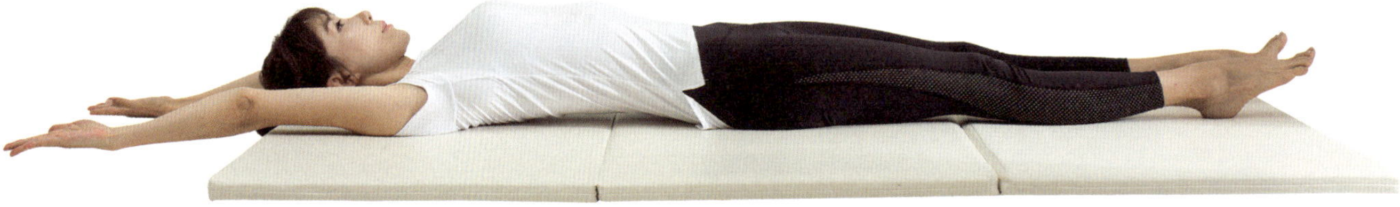

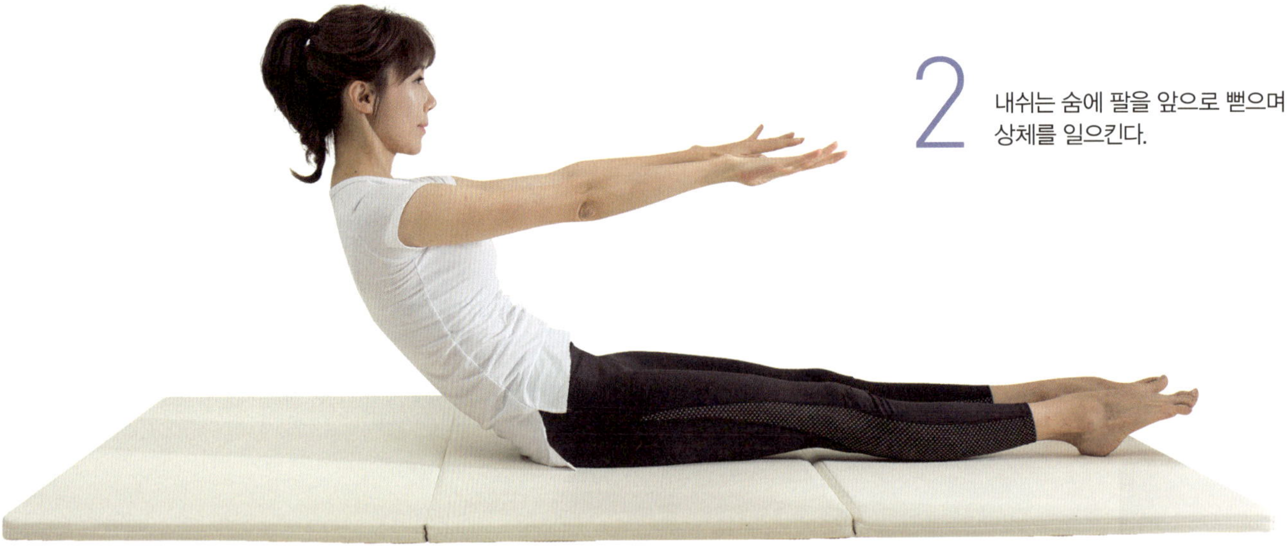

2 내쉬는 숨에 팔을 앞으로 뻗으며 상체를 일으킨다.

3 척추를 둥글게 말아 앞으로 숙인 다음 다시 숨을 들이마신다.

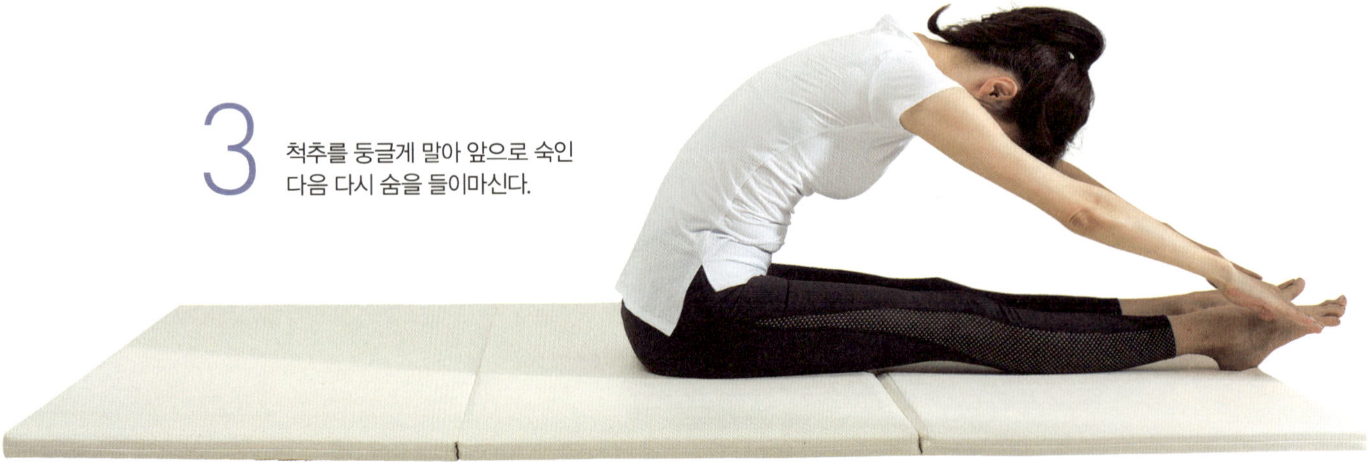

척추 마디마디를 분절해서 올라갔다 내려가는 동작을 통해 척추를 교정한다.
복부의 힘을 길러 코어를 단련하고 근육과 관절을 부드럽게 하는 효과도 있다.

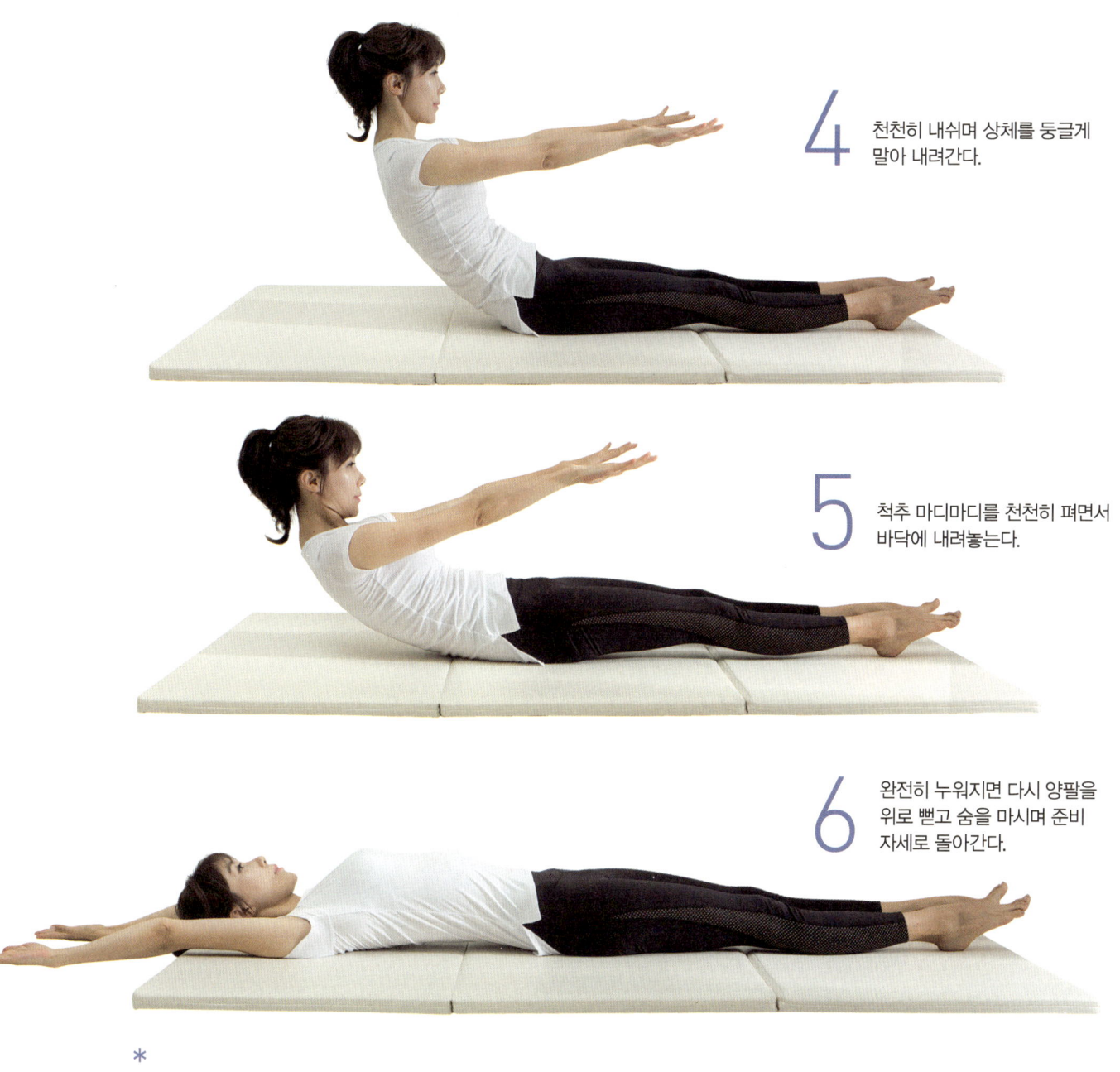

4 천천히 내쉬며 상체를 둥글게 말아 내려간다.

5 척추 마디마디를 천천히 펴면서 바닥에 내려놓는다.

6 완전히 누워지면 다시 양팔을 위로 뻗고 숨을 마시며 준비 자세로 돌아간다.

* 천천히 3번 반복한다.

---- Tip ----

처음부터 완벽한 동작을 하기란 쉽지 않다. 복부의 힘이 부족하거나 다리를 뻗는 힘이 부족하다면 p.123의 '움직이면서 척추 늘이기' 동작으로 먼저 연습한다. 소도구는 수건을 이용해도 좋다.

Supine
누워서 하는 동작
5

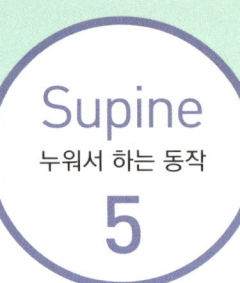

둥글게 말아 넘기기 Roll-Over

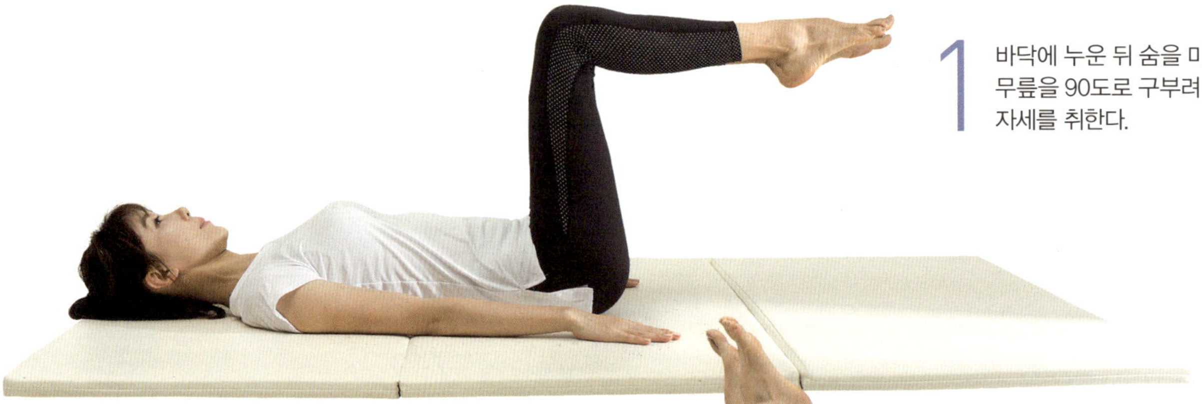

1 바닥에 누운 뒤 숨을 마시며 무릎을 90도로 구부려 준비 자세를 취한다.

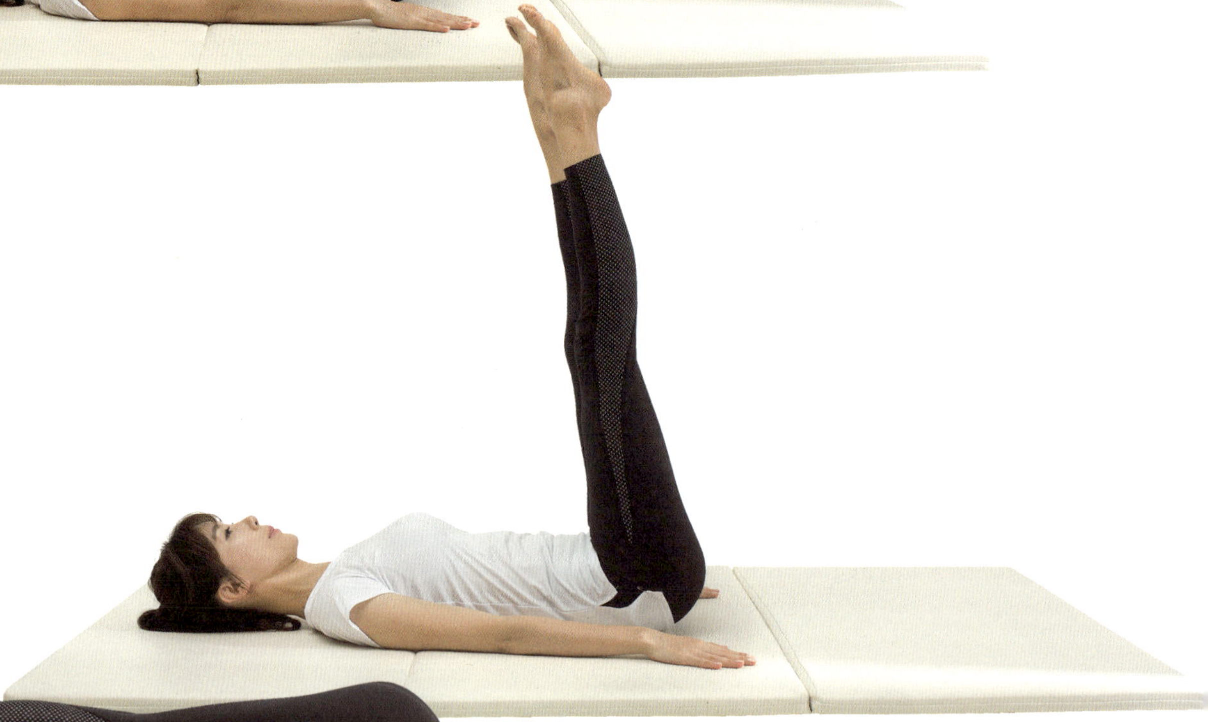

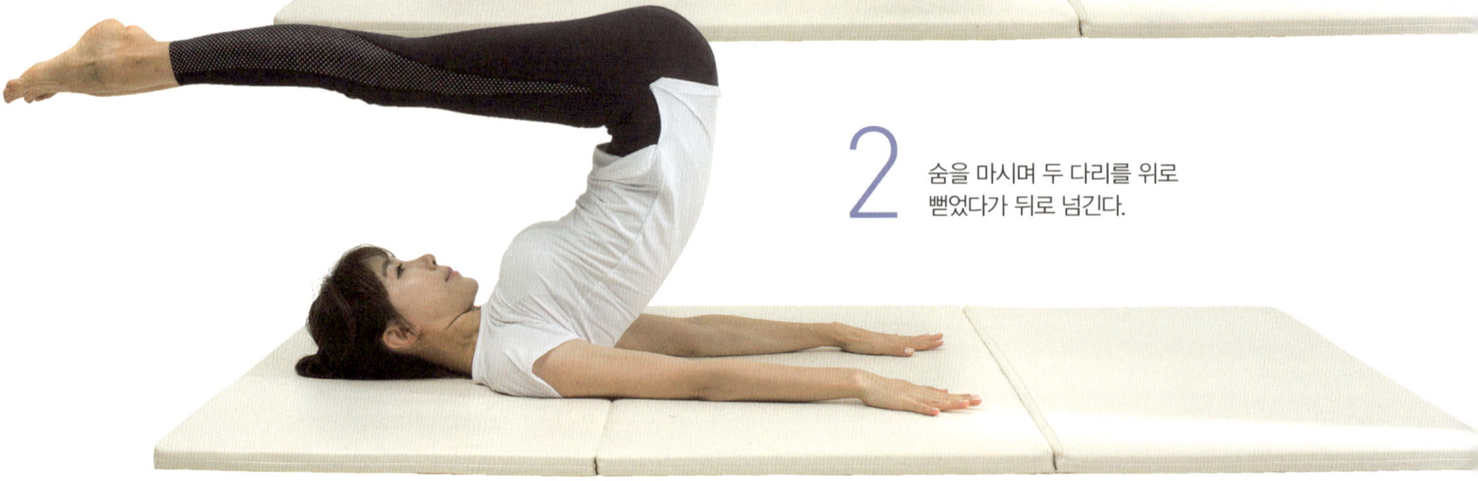

2 숨을 마시며 두 다리를 위로 뻗었다가 뒤로 넘긴다.

척추를 바르게 하고 혈액순환을 도우며 등허리의 유연성을 좋게 하는 동작이다. 좌골신경통과 승모근 통증을 완화시키는 데도 도움을 준다.

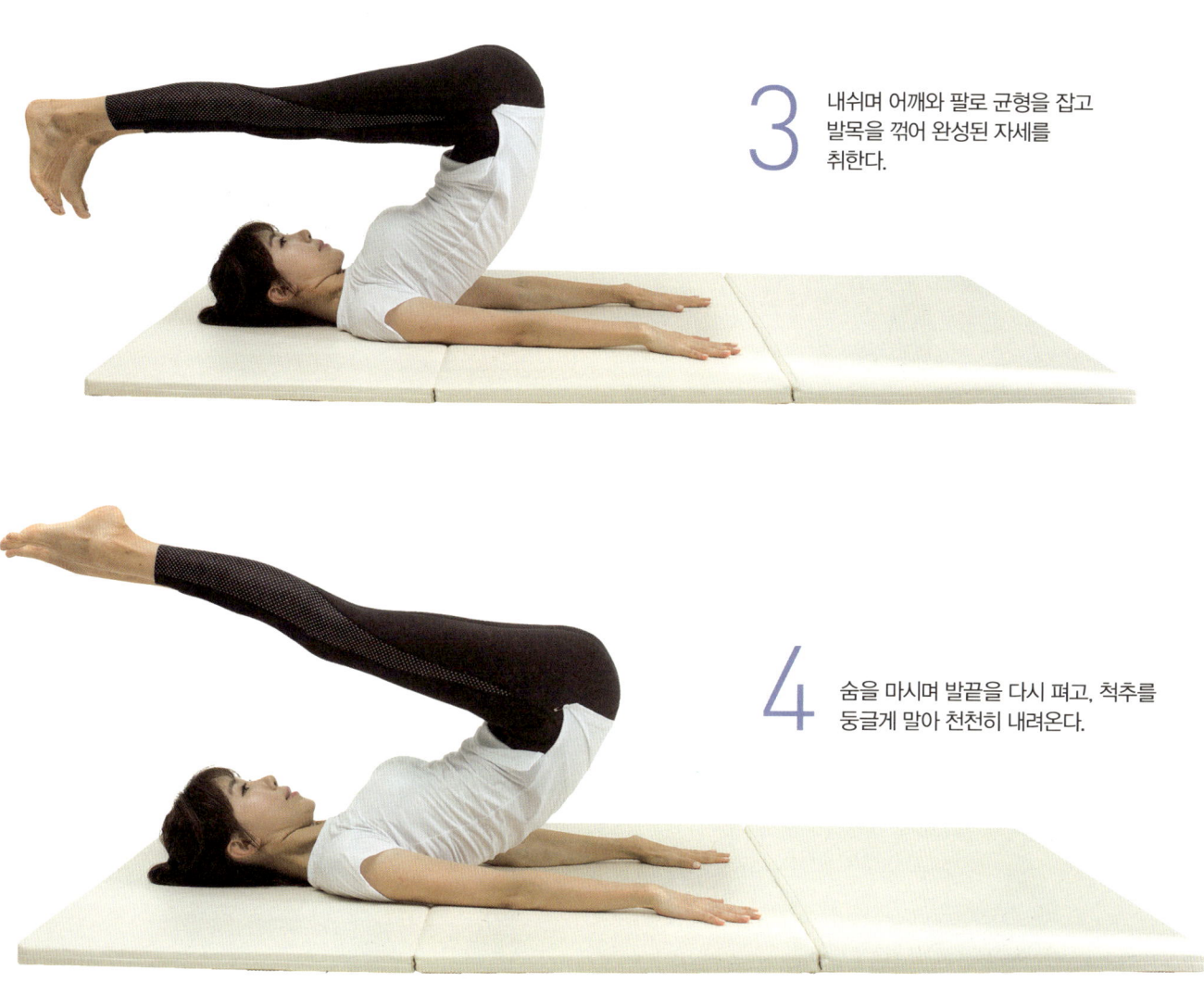

3 내쉬며 어깨와 팔로 균형을 잡고 발목을 꺾어 완성된 자세를 취한다.

4 숨을 마시며 발끝을 다시 펴고, 척추를 둥글게 말아 천천히 내려온다.

* 천천히 5번 반복한다.

---- Tip ----

올라가고 내려올 때 무릎이 구부러지지 않도록 주의한다. 척추 마디마디를 분절하여 움직인다는 느낌으로 동작을 한다. 목에 무리가 가지 않도록 등과 머리를 지지하여 균형을 유지한다.

Supine
누워서 하는 동작
6

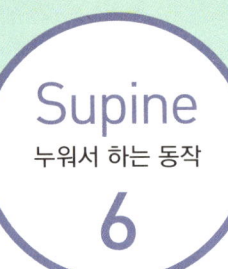

자전거 타기 Bicycle

1 누운 자세에서 두 다리를 들어 올린다.

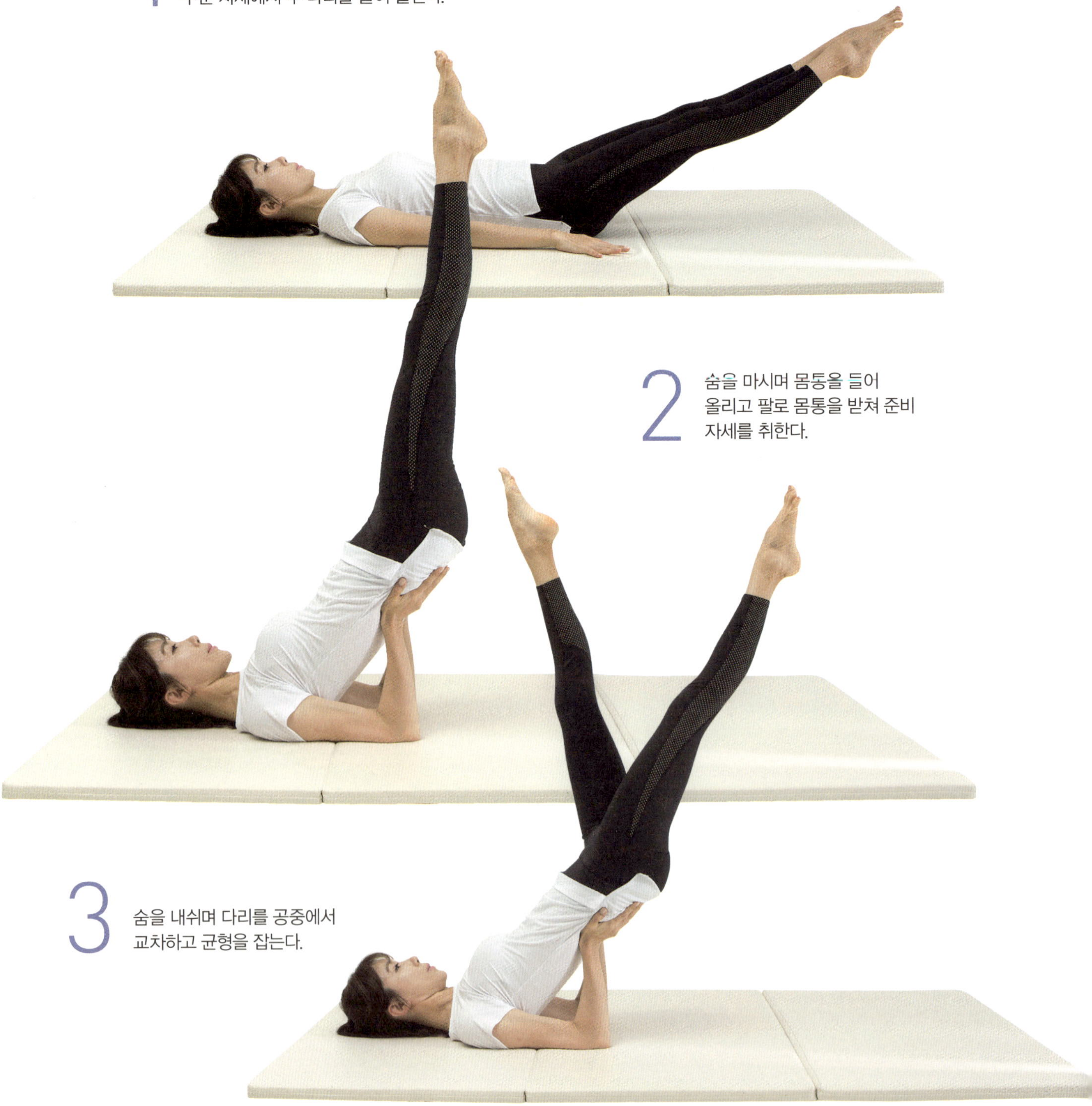

2 숨을 마시며 몸통을 들어 올리고 팔로 몸통을 받쳐 준비 자세를 취한다.

3 숨을 내쉬며 다리를 공중에서 교차하고 균형을 잡는다.

하체의 혈액순환을 좋게 하고 코어의 균형감각을 향상시키는 동작으로 하체비만과 변비 예방에 도움을 준다.

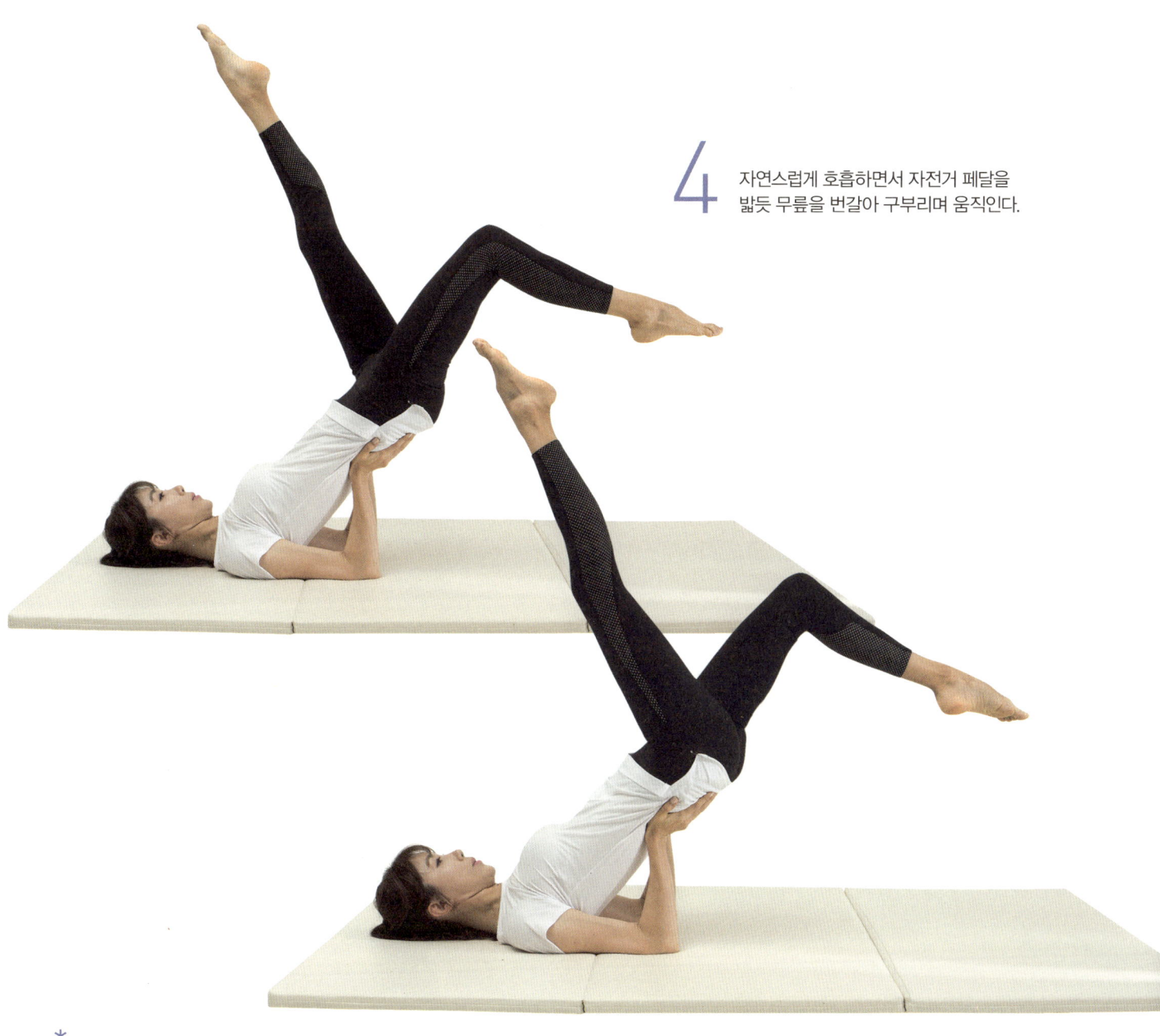

4 자연스럽게 호흡하면서 자전거 페달을 밟듯 무릎을 번갈아 구부리며 움직인다.

* 좌우 번갈아 10번씩 2세트 반복한다.

Tip

등허리를 단단히 받쳐서 균형이 흐트러지지 않게 한 뒤 동작을 진행한다. 동작을 하면서 고개를 돌리거나 몸이 흐트러지면 부상의 위험이 있으니 주의한다.

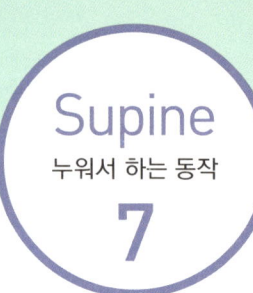

Supine 누워서 하는 동작 7

뒤로 구르기 Rolling Back

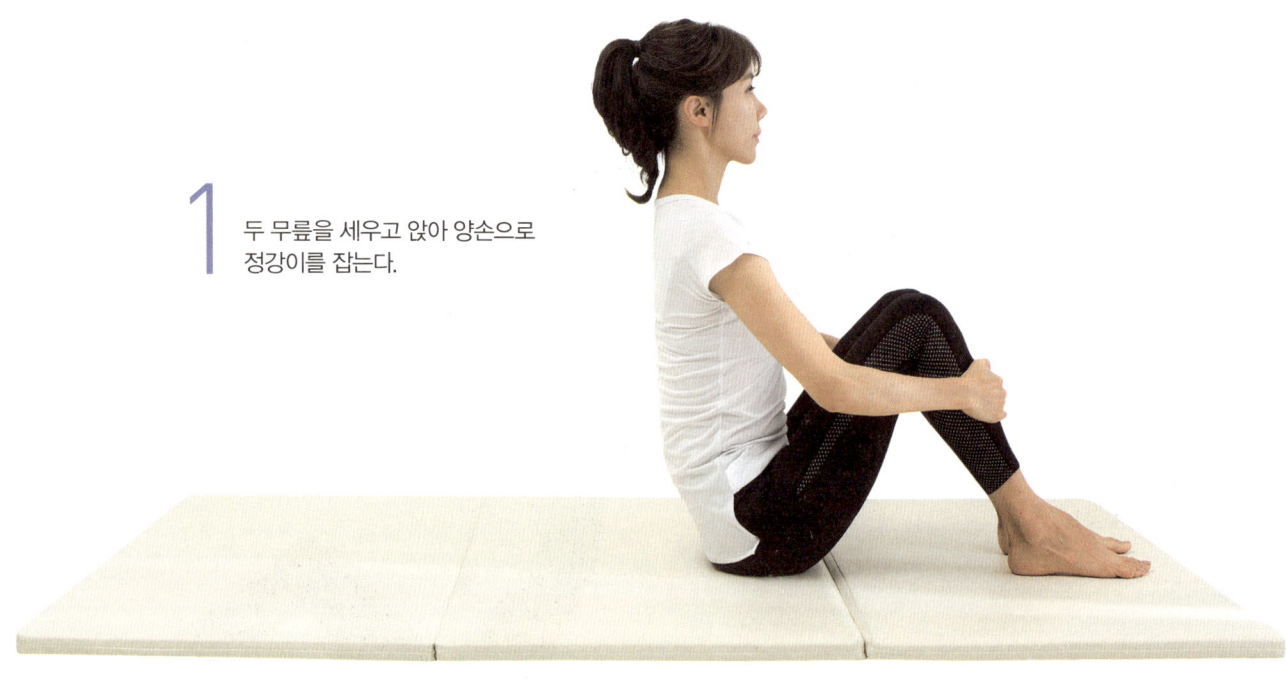

1 두 무릎을 세우고 앉아 양손으로 정강이를 잡는다.

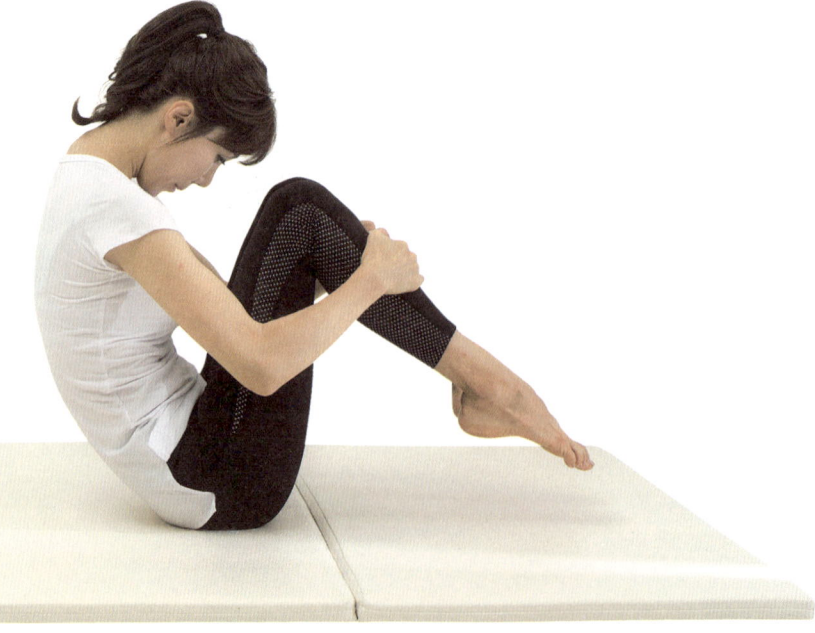

2 숨을 내쉬며 등을 둥글게 만 뒤 양발을 바닥에서 뗀다.

무릎을 세우고 몸을 구부려 앞뒤로 구르는 동작을 통해 척추의 피로를 풀고 변형된 척추를 바로잡는다.

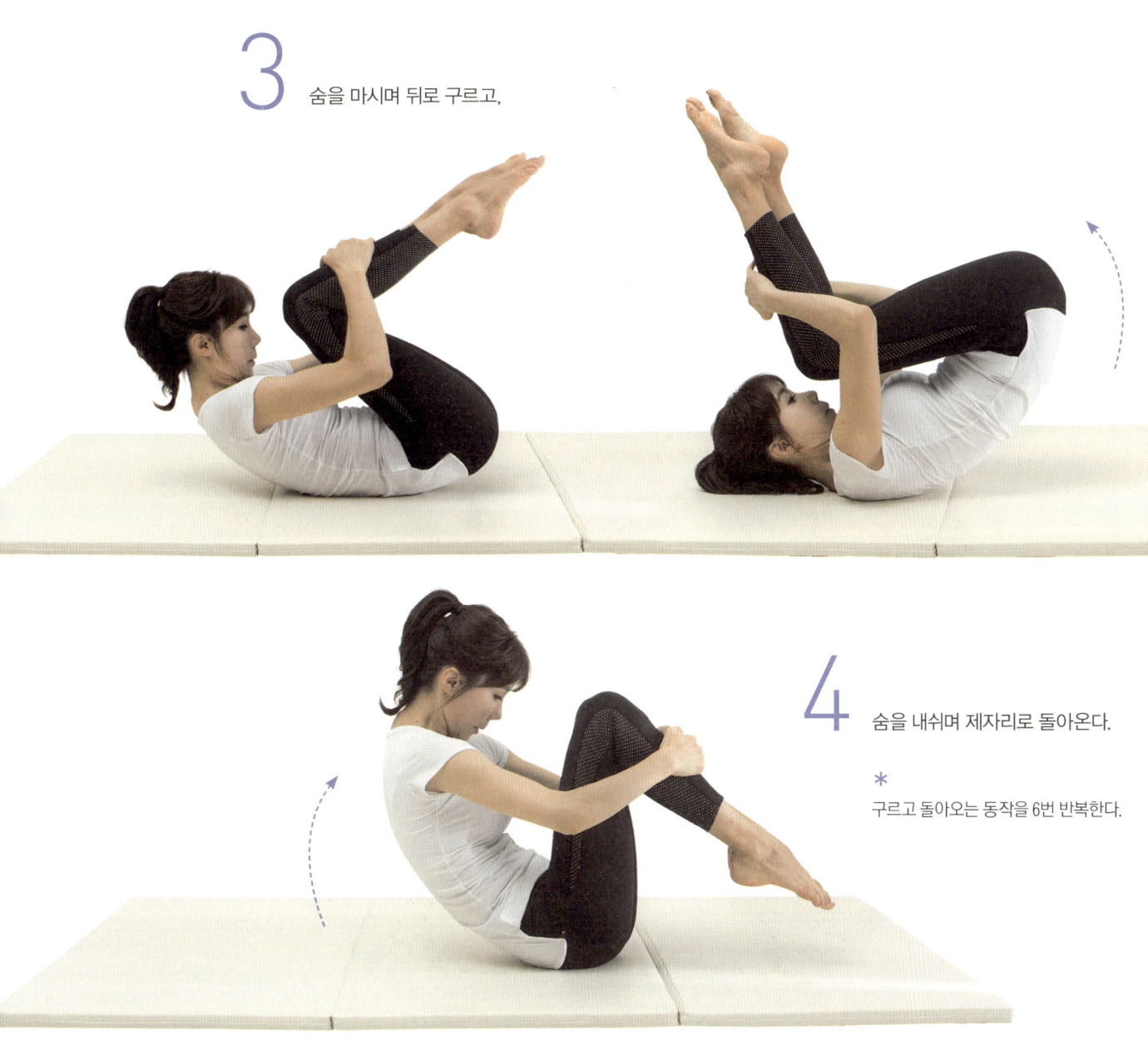

3 숨을 마시며 뒤로 구르고,

4 숨을 내쉬며 제자리로 돌아온다.

* 구르고 돌아오는 동작을 6번 반복한다.

---- Tip ----

무릎 뒤 오금을 잡으면 뒤로 구르기가 조금 쉽다. 오금을 잡고 뒤로 구르는 동작을 연습하다가 익숙해지면 정강이를 잡고 구르고, 좀 더 익숙해지면 발목을 잡고 완전히 수축한 자세로 구르는 동작을 한다.

Supine 가위질하기 Scissors

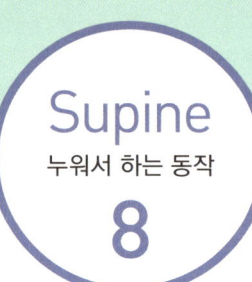
누워서 하는 동작 8

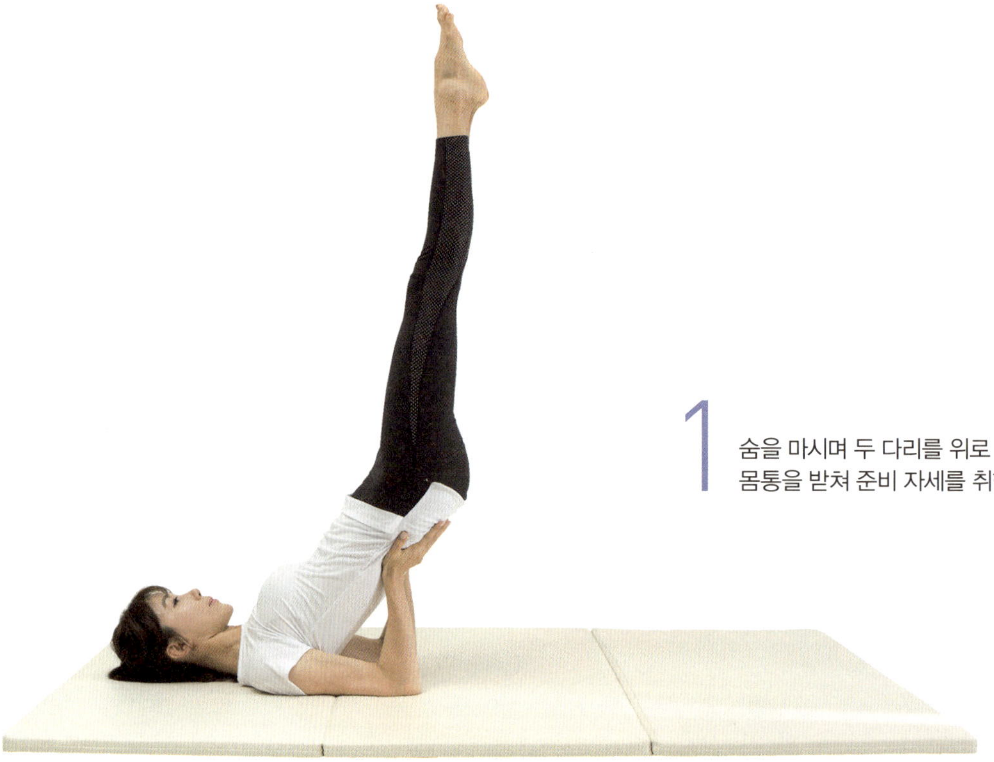

1. 숨을 마시며 두 다리를 위로 뻗고 팔로 몸통을 받쳐 준비 자세를 취한다.

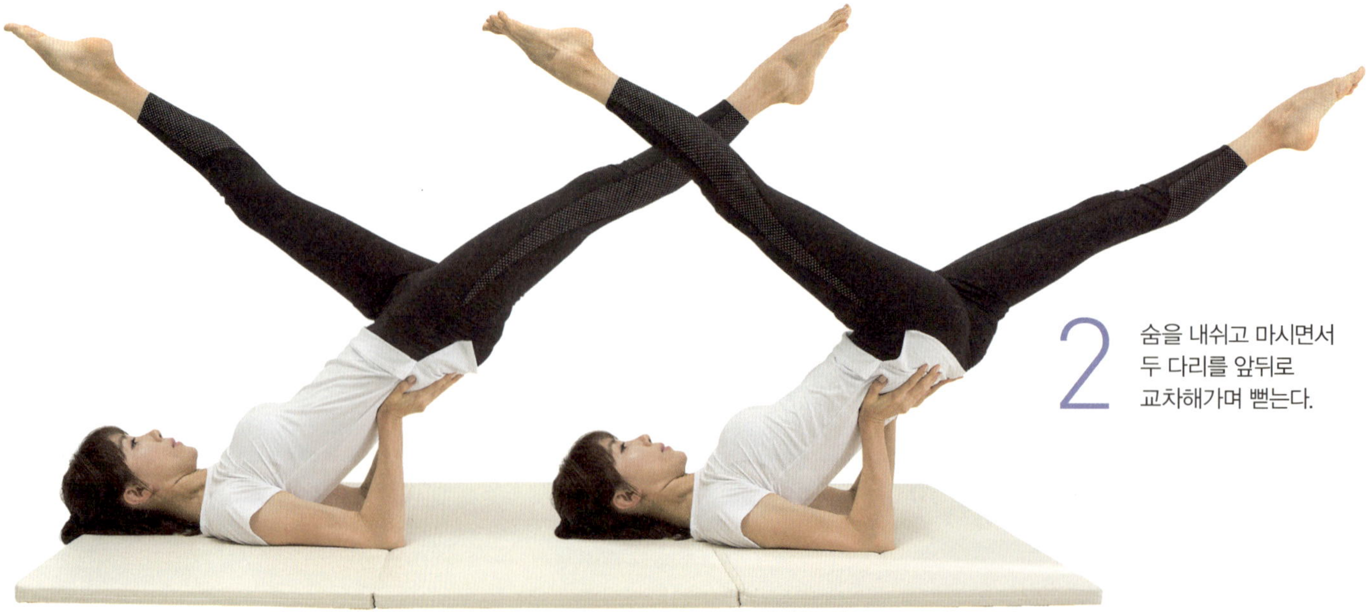

2. 숨을 내쉬고 마시면서 두 다리를 앞뒤로 교차해가며 뻗는다.

* 좌우 5번씩 10세트 반복한다.

하체의 기혈순환을 돕고 다리의 유연성을 좋게 하는 동작이다. 꾸준히 훈련하면 하체비만을 해소하는 데 도움이 된다.

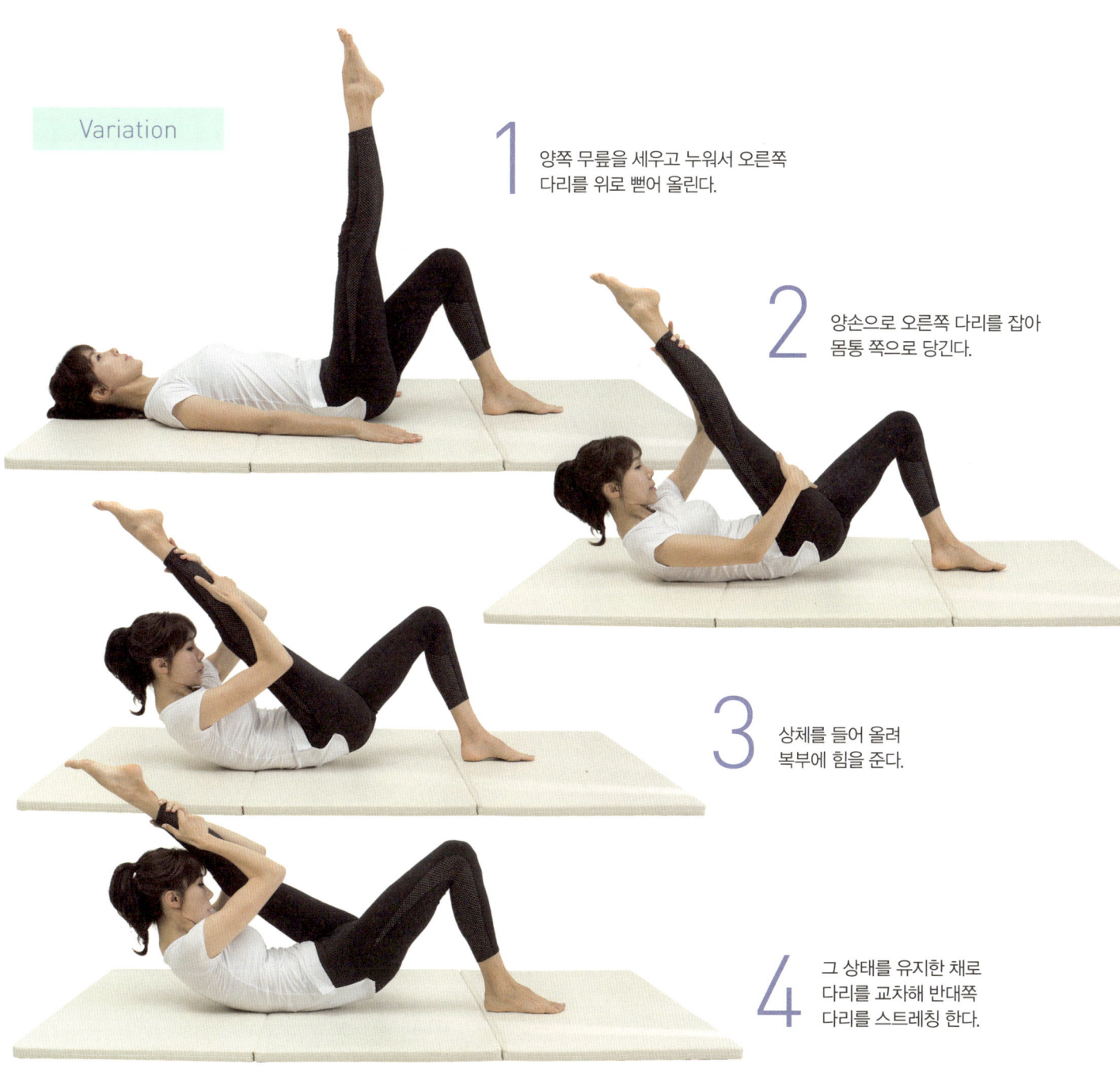

Variation

1. 양쪽 무릎을 세우고 누워서 오른쪽 다리를 위로 뻗어 올린다.

2. 양손으로 오른쪽 다리를 잡아 몸통 쪽으로 당긴다.

3. 상체를 들어 올려 복부에 힘을 준다.

4. 그 상태를 유지한 채로 다리를 교차해 반대쪽 다리를 스트레칭 한다.

Tip

시저스는 다양하게 응용할 수 있다. 위에서처럼 등을 바닥에 댄 채 다리를 교차해가며 스트레칭을 하거나, 등허리를 받치고 하는 방법이 있다. 또는 1번과 2번을 혼합해 등을 바닥에 댄 채 2번 동작을 하는 방법이 있고, 옆으로 벌려 가위질을 하는 방법도 있다. 자신의 유연성과 근력의 범위를 알고 자신에게 맞는 동작을 한다.

Supine 9
누워서 하는 동작

골반 들기 Shoulder Bridge

1 무릎을 골반 너비로 세우고 누운 자세를 취한다.

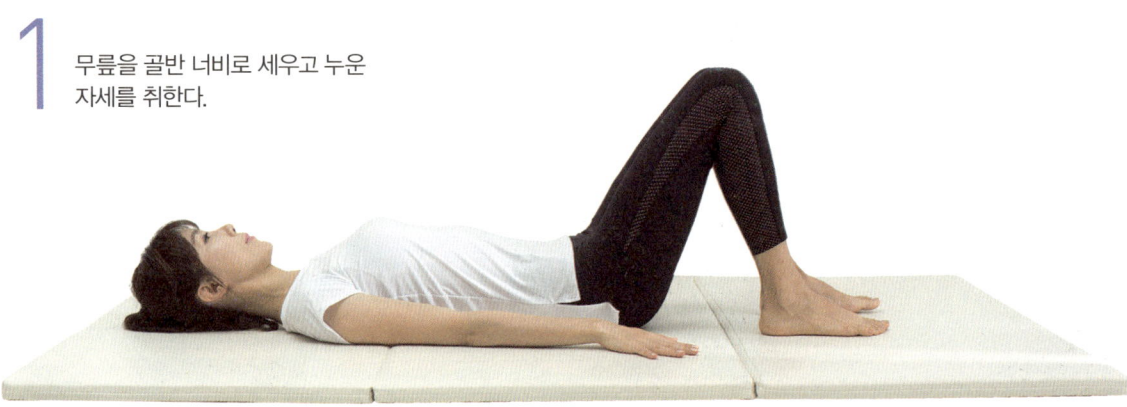

2 숨을 마시며 골반을 들어 올리고,

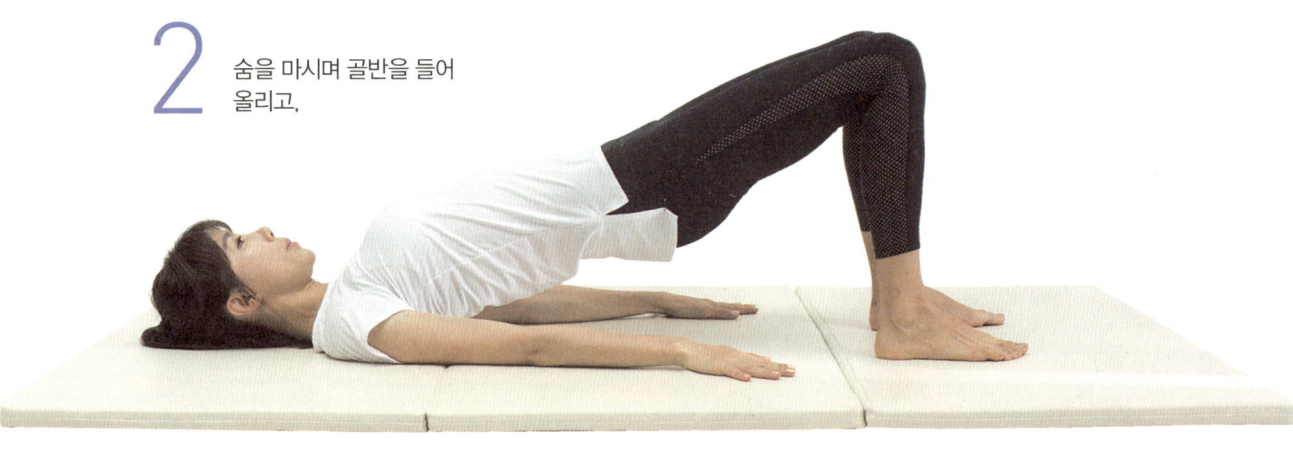

3 양손으로 몸통을 받쳐 준비 자세를 취한다.

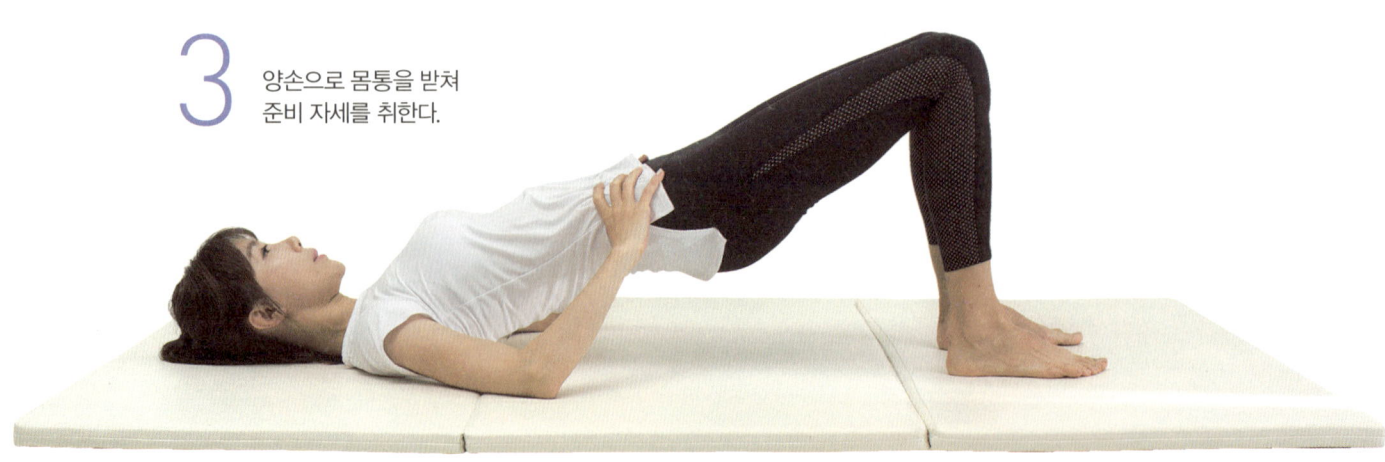

대퇴부를 강화하고 척추기립근과 골반의 위치를 바르게 잡아준다. 심장의 혈액순환을 좋게 하는 효과도 있다.

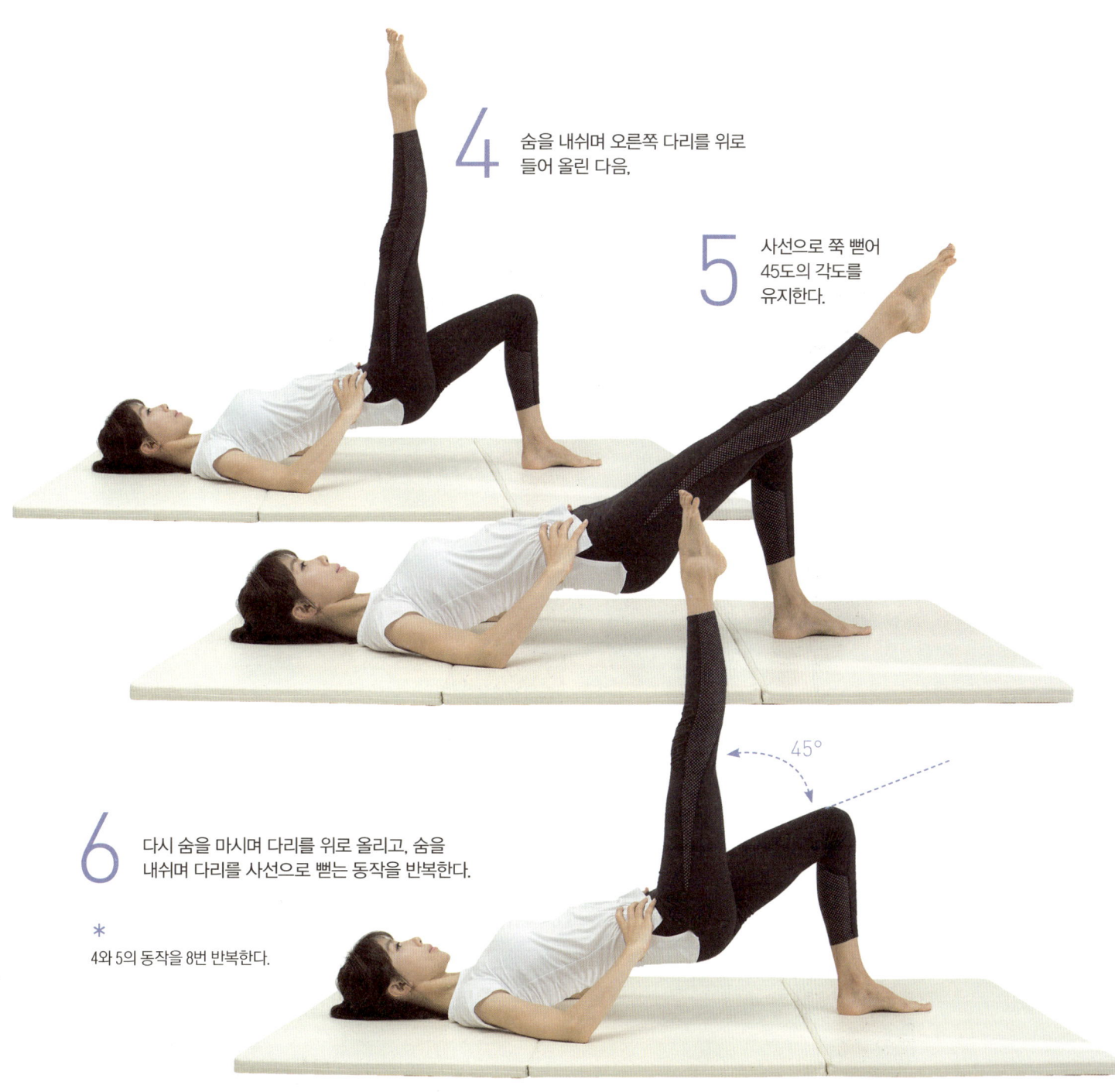

4 숨을 내쉬며 오른쪽 다리를 위로 들어 올린 다음.

5 사선으로 쭉 뻗어 45도의 각도를 유지한다.

6 다시 숨을 마시며 다리를 위로 올리고, 숨을 내쉬며 다리를 사선으로 뻗는 동작을 반복한다.

* 4와 5의 동작을 8번 반복한다.

Tip

동작을 할 때 몸통이 흔들리거나 주저앉지 않도록 주의한다. 구부려서 지탱하고 있는 넓적다리와 사선으로 뻗은 다리가 45도 정도로 같은 높이와 각도를 유지해야 한다. 허리의 유연성이 부족하거나 손목이 약해 골반을 지탱하기 어려운 경우는 소도구를 이용하여 허리를 받쳐주는 것이 도움이 된다.

Supine 누워서 하는 동작 10

두 다리 뻗기 Double Leg Stretch

1. 자연스럽게 누워 있는 자세로 준비 자세를 취한다.

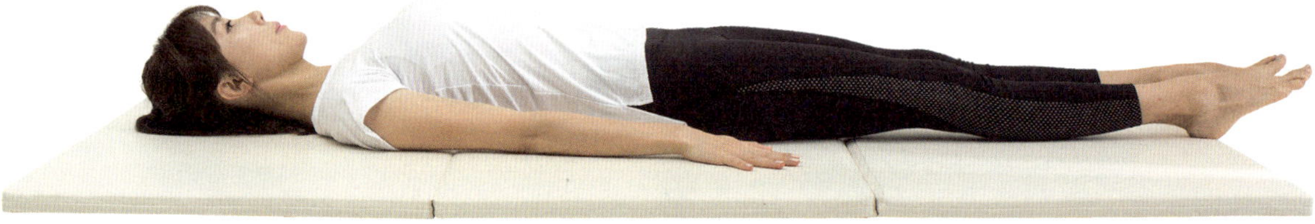

2. 숨을 마시며 무릎을 끌어안는다.

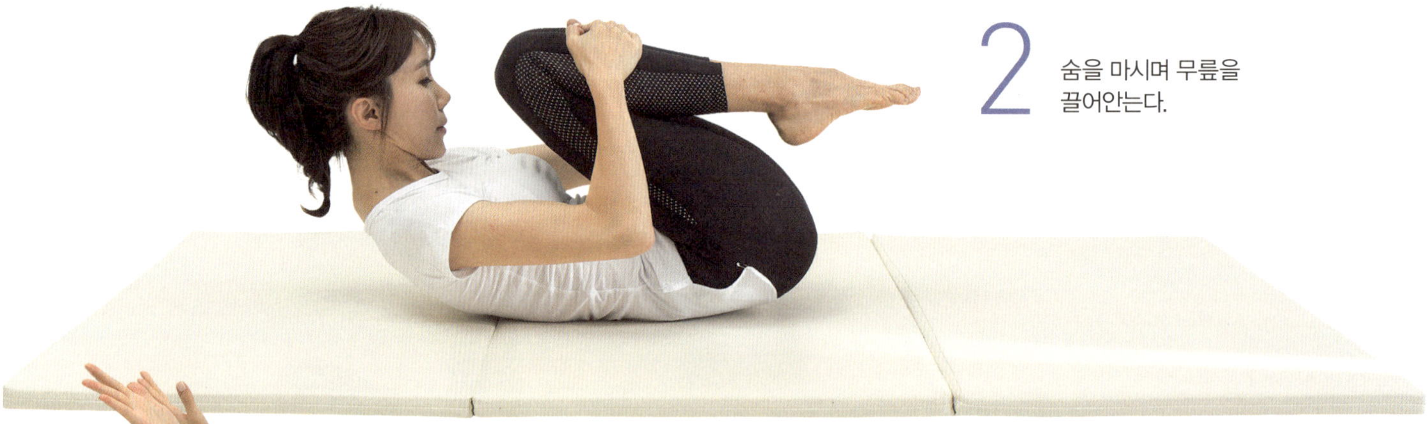

3. 내쉬며 팔과 다리를 멀리 뻗는다.

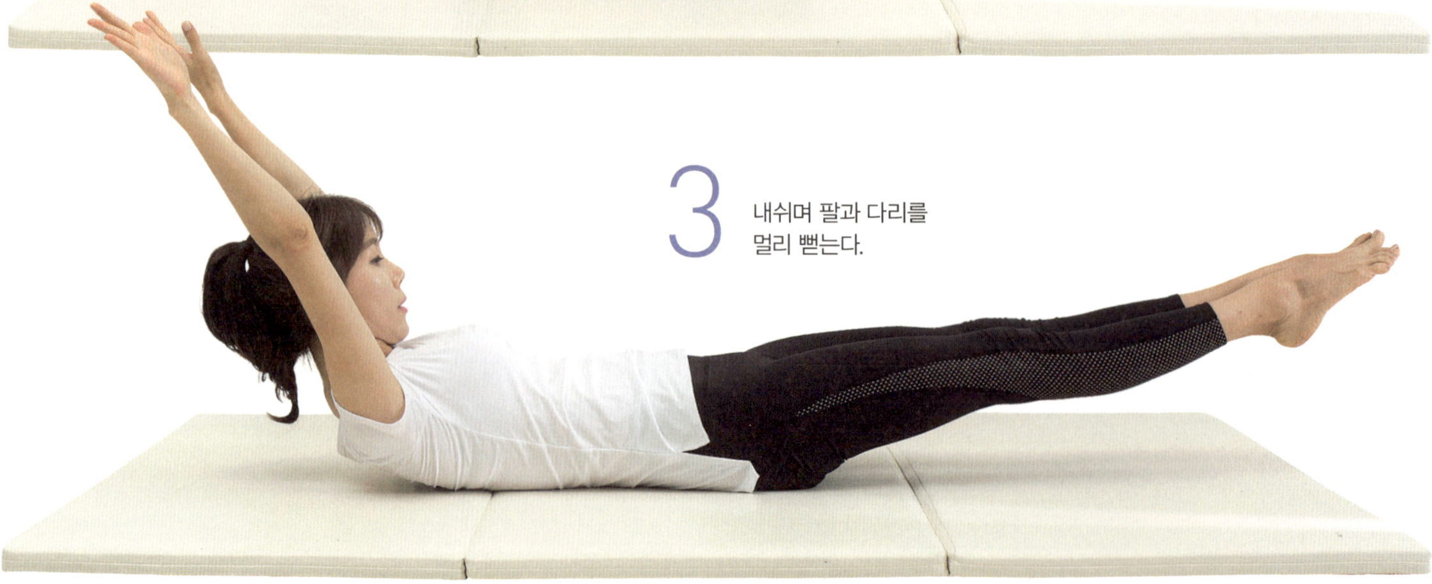

복부의 힘을 강화해 복부 근육을 탄력 있고 아름답게 가꾸어주고, 전신을 조절하는 능력을 길러준다.

4 숨을 마시며 무릎을 구부리고, 팔은 바깥쪽으로 큰 원을 그리면서 돌려 무릎을 감싸 안는다.

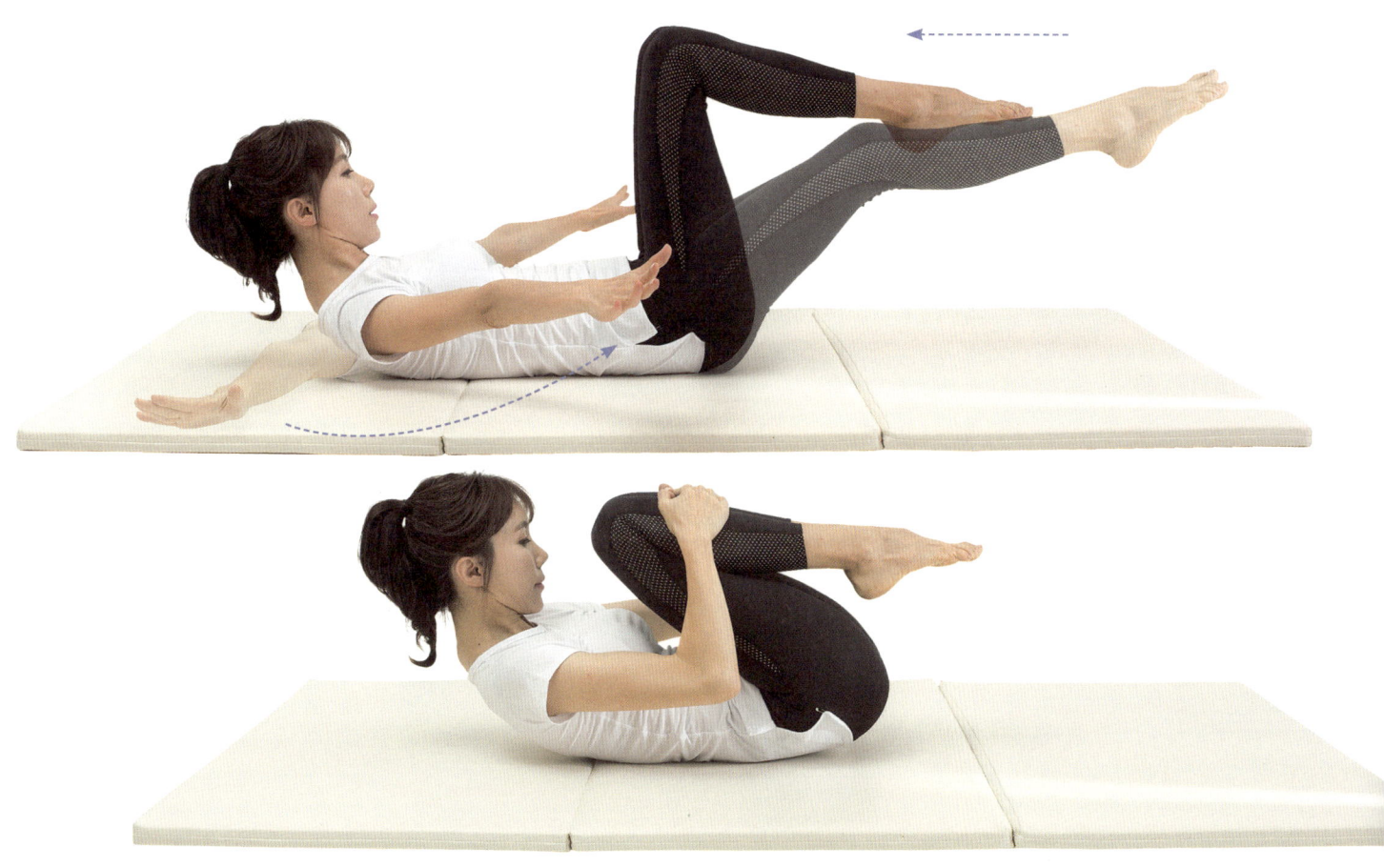

* 8번 반복한다.

--- Tip ---
동작을 잘 익혀 자연스러운 호흡으로 연결해서 운동한다. 8번 반복한 뒤에는 처음의 준비 자세로 돌아가 머리를 좌우로 움직여가며 목의 근육을 이완한다.

Standing

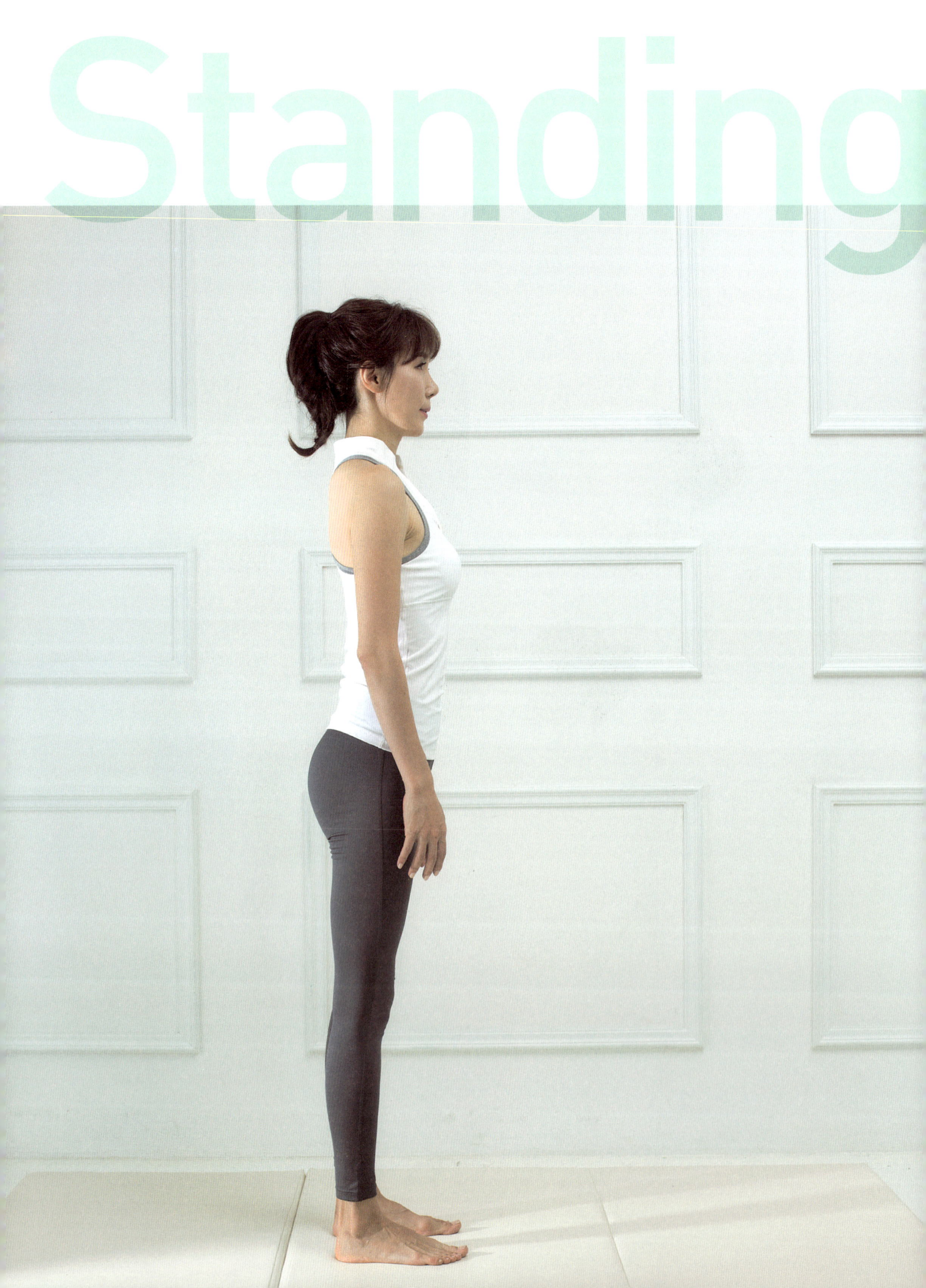

서서 하는 동작

서서 하는 동작들로 운동을 마무리한다. 이 동작들은 몸의 균형을 유지하며 호흡을 정리하는 데 도움을 준다. 자연스럽게 서서 중력을 느끼고 신체를 자각하는 시간을 가져보자.
자칫 지나친 긴장과 수축으로 인해 척추의 곡선이 무너지지 않도록 항상 코어를 의식하며 운동하고 호흡하는 것이 중요하다.

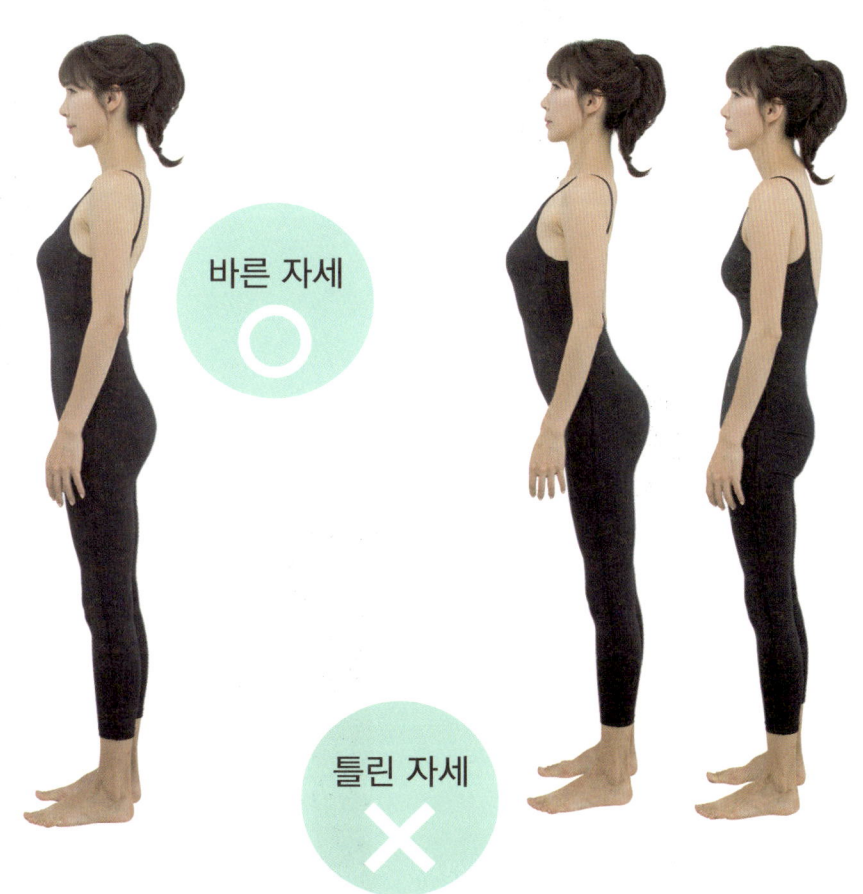

바른 자세 ○

틀린 자세 ✕

Standing
서서 하는 동작
1

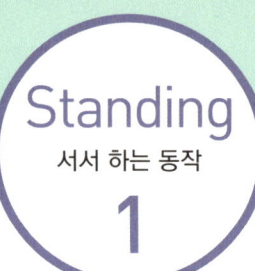

서서 앞으로 숙이기 Standing Roll-Down

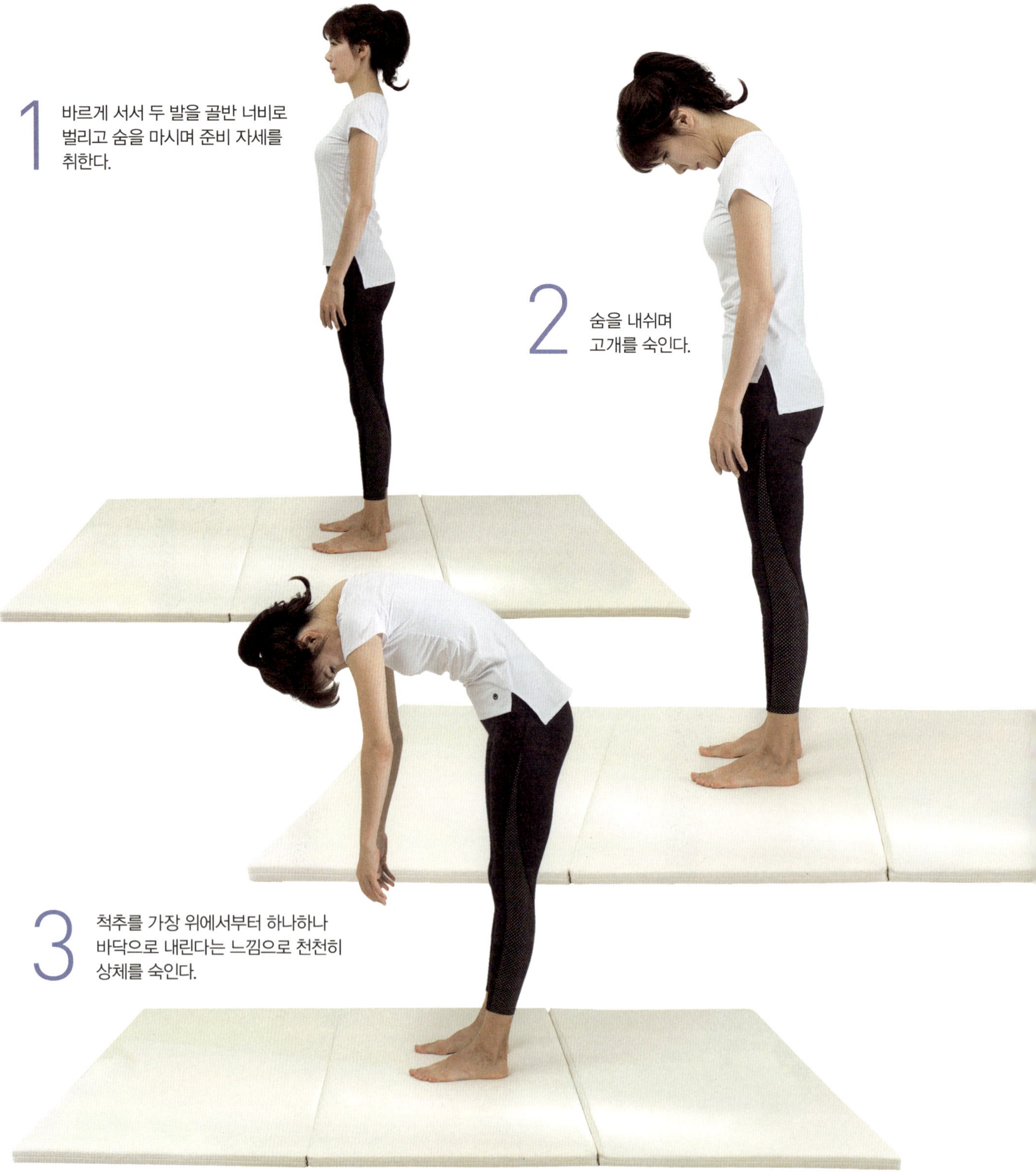

1 바르게 서서 두 발을 골반 너비로 벌리고 숨을 마시며 준비 자세를 취한다.

2 숨을 내쉬며 고개를 숙인다.

3 척추를 가장 위에서부터 하나하나 바닥으로 내린다는 느낌으로 천천히 상체를 숙인다.

굳어진 척추를 부드럽게 만들어주고 하체의 유연성을 좋게 하는 동작이다. 혈액순환을 도와 두통을 완화하는 효과도 있다.

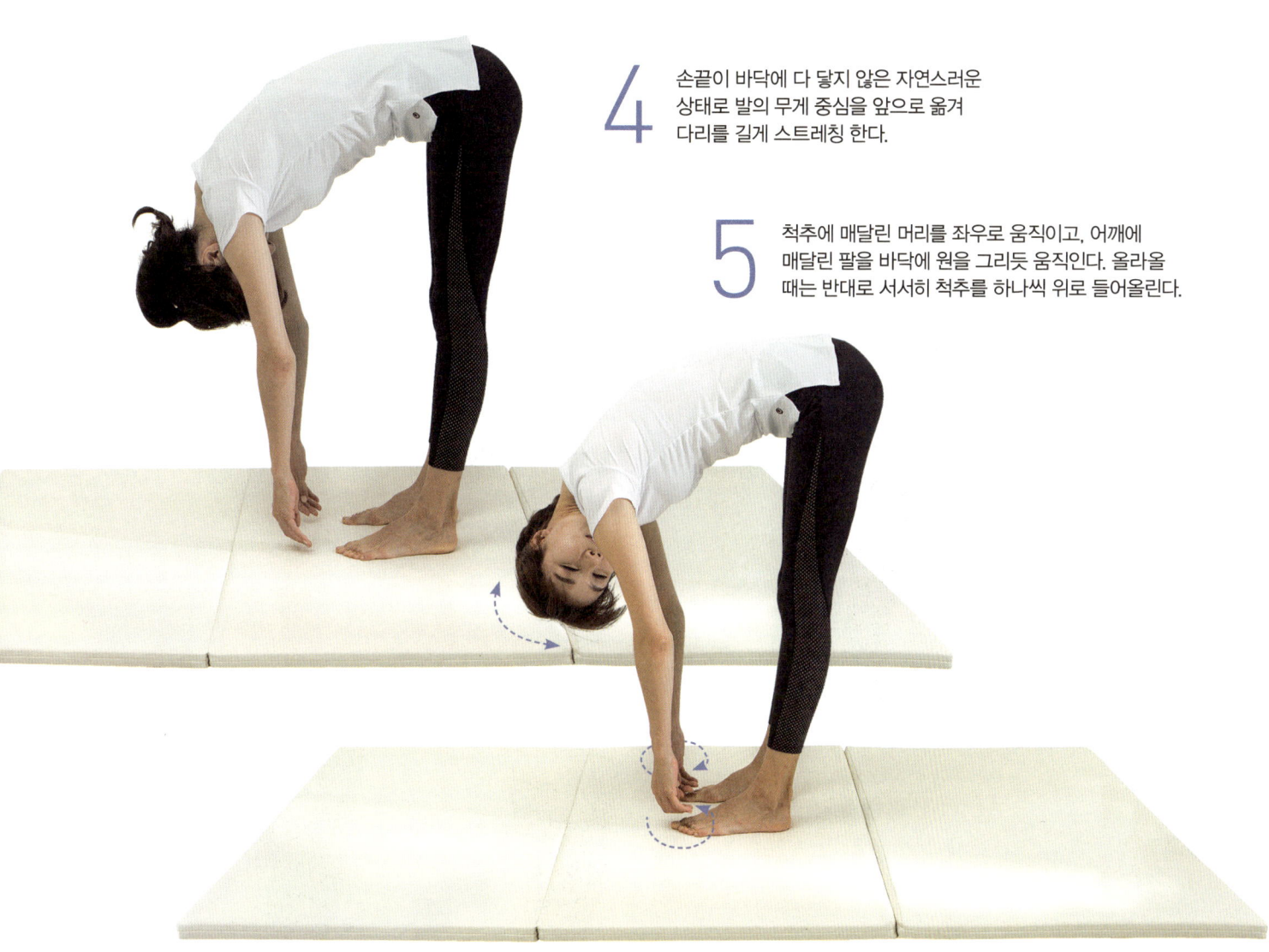

4 손끝이 바닥에 다 닿지 않은 자연스러운 상태로 발의 무게 중심을 앞으로 옮겨 다리를 길게 스트레칭 한다.

5 척추에 매달린 머리를 좌우로 움직이고, 어깨에 매달린 팔을 바닥에 원을 그리듯 움직인다. 올라올 때는 반대로 서서히 척추를 하나씩 위로 들어올린다.

* 1부터 5까지의 동작을 2번 반복한다.

---- Tip ----

척추의 질환이 있거나 동작이 힘든 경우에는 무리하지 말고 양손을 다리에 지탱하면서 천천히 단계별로 동작을 진행한다. 다리의 유연성이 부족할 경우 무릎이 잘 펴지지 않기도 하지만 그렇다고 무릎을 구부리는 것은 좋지 않다. 다리 뒤쪽이 당겨지는 범위 내에서 최선을 다한다.

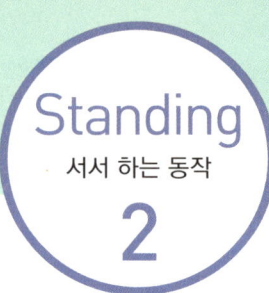

Standing
서서 하는 동작
2

필라테스 호흡 Pilates Breathing

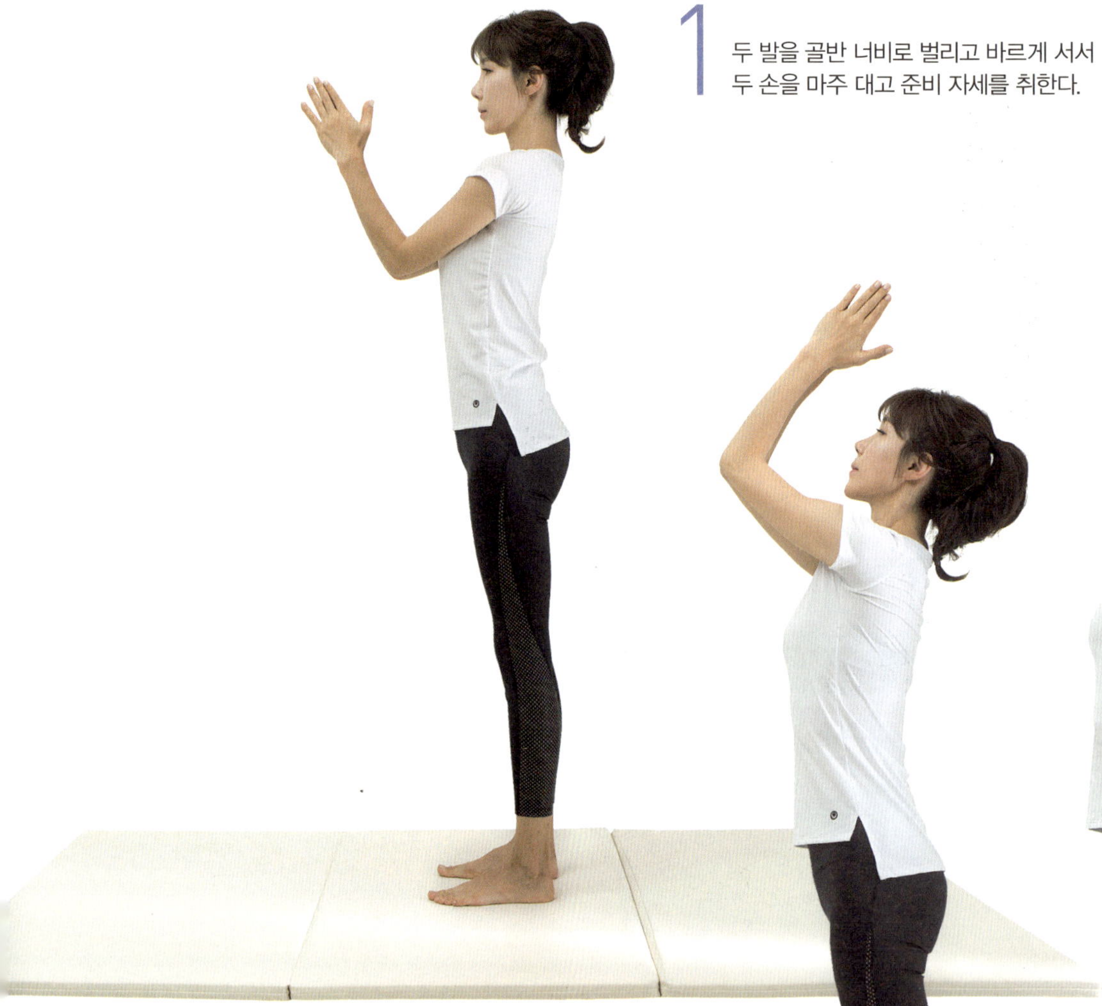

1 두 발을 골반 너비로 벌리고 바르게 서서
두 손을 마주 대고 준비 자세를 취한다.

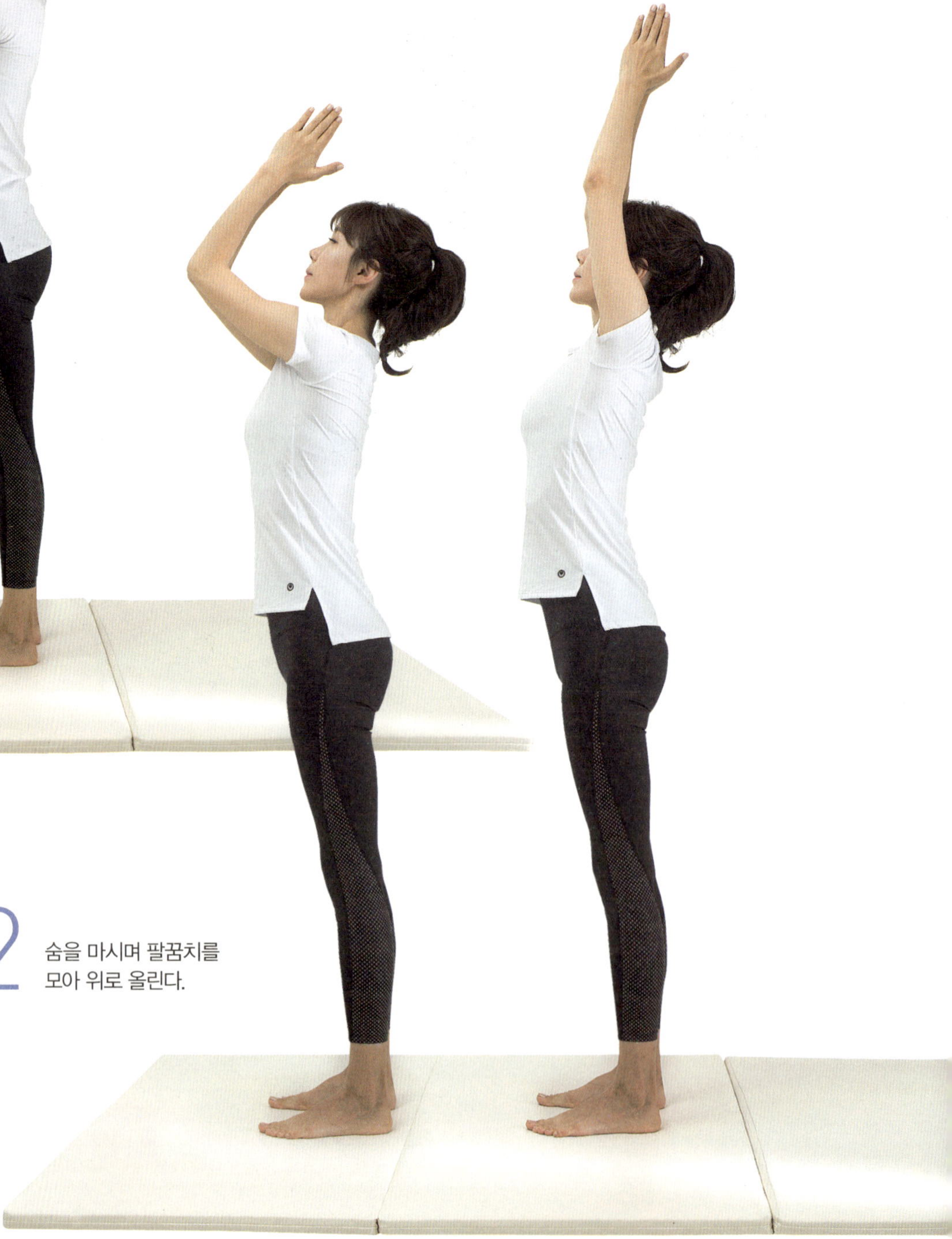

2 숨을 마시며 팔꿈치를
모아 위로 올린다.

호흡으로 마무리하는 동작이다. 깊은 호흡을 하면서 심장박동과 체온을 안정시키고 쌓여 있던 스트레스를 해소한다.

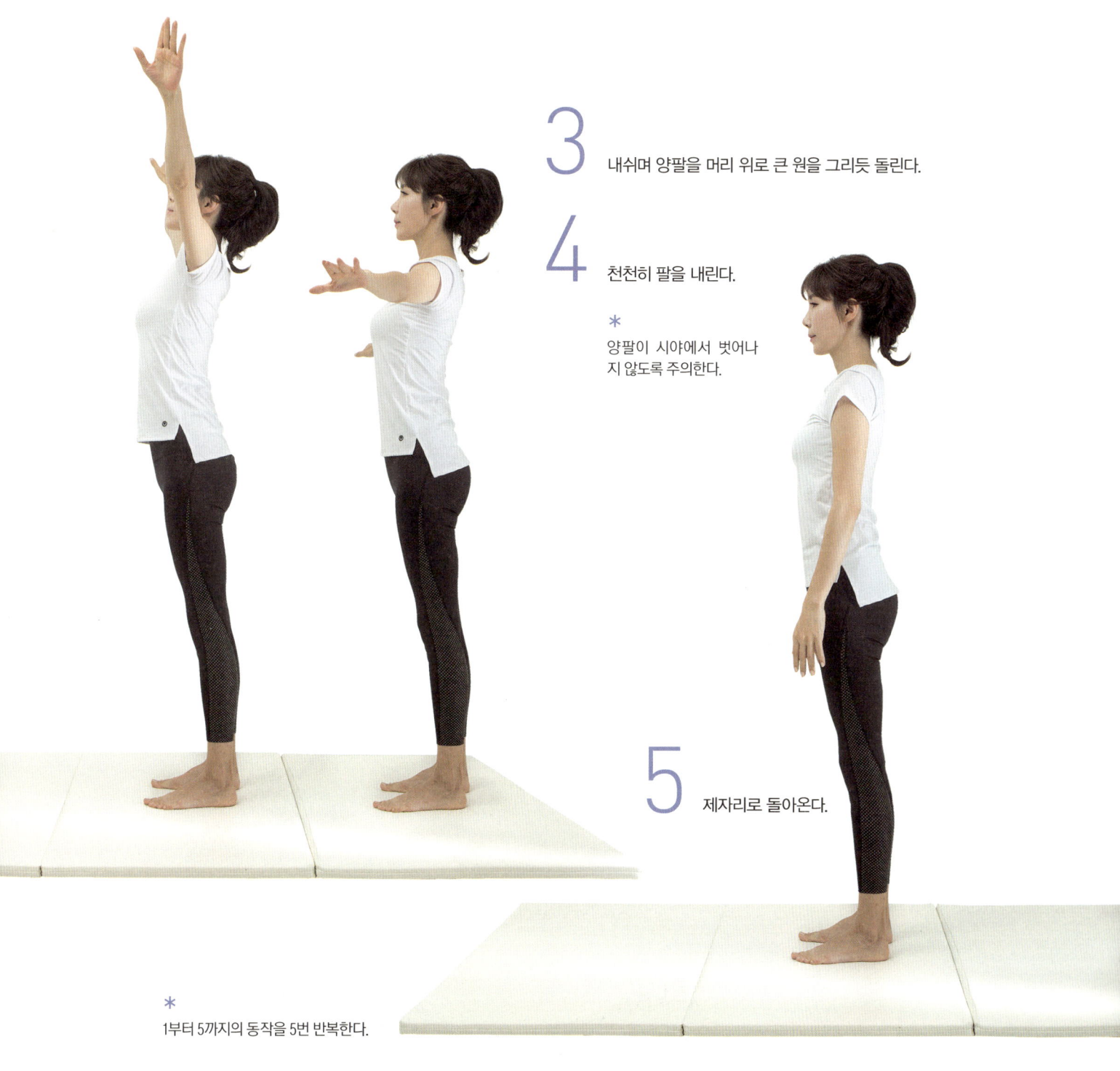

3 내쉬며 양팔을 머리 위로 큰 원을 그리듯 돌린다.

4 천천히 팔을 내린다.

* 양팔이 시야에서 벗어나지 않도록 주의한다.

5 제자리로 돌아온다.

* 1부터 5까지의 동작을 5번 반복한다.

— Tip —
팔꿈치를 위로 올릴 때 가슴을 활짝 열거나 허리가 뒤로 꺾이지 않도록 한다.

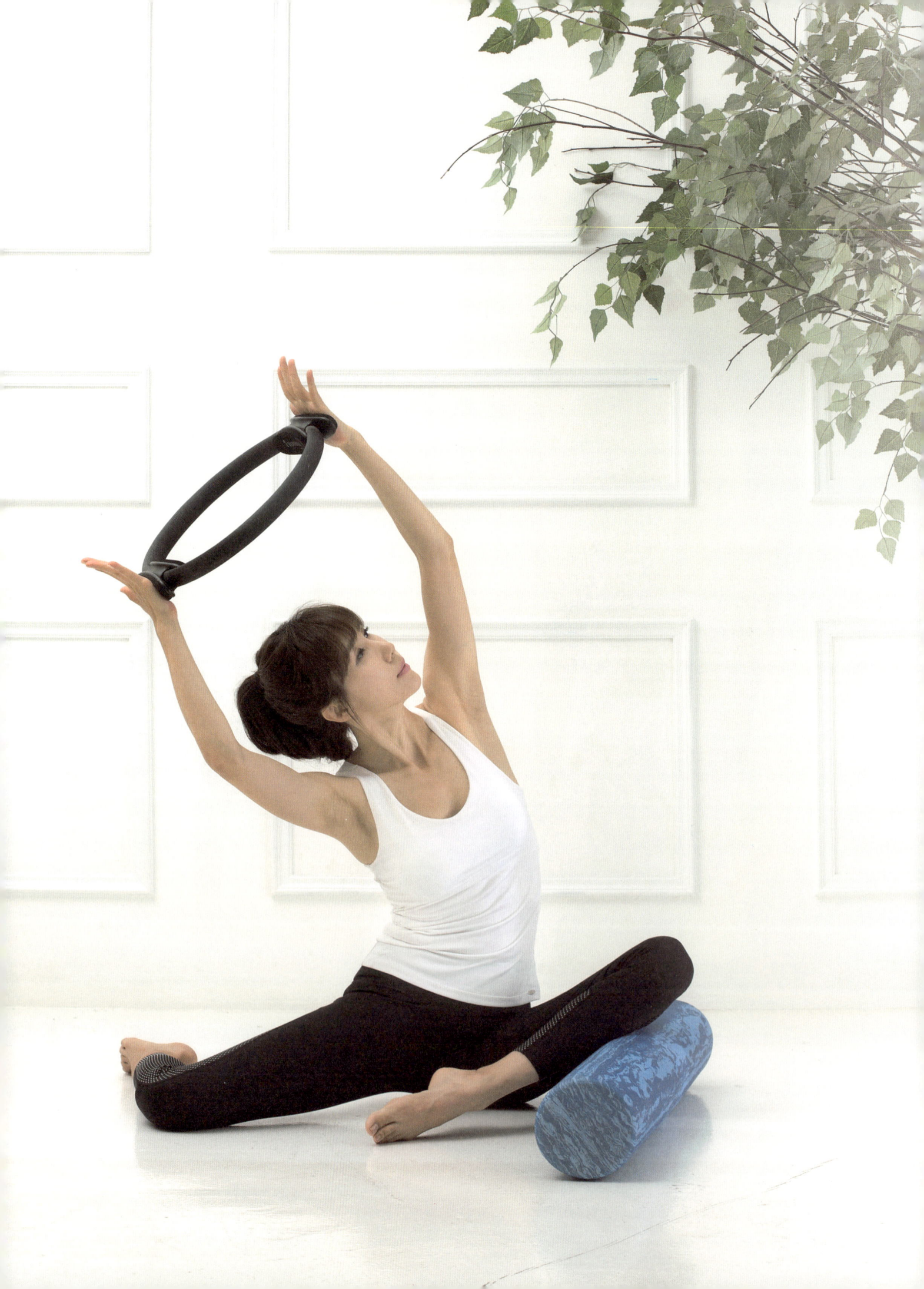

Part 3

소도구 필라테스
Plates with Props

효과적인 운동을 위해 보조기구를 활용하기도 한다. 보조기구를 이용하면 체중 부하에 따른 저항을 주어 운동 효과를 높일 수 있고, 신체를 안전하게 보호할 수 있다. 전문 스튜디오의 특수한 도구 대신 폼롤러, 짐볼, 링, 근력밴드 등 소도구를 활용해 변화를 주면서 효과적으로 운동해보자.

폼롤러 운동
Form Roller

목 스트레칭 Neck Stretching 승모근을 이완해 목과 어깨 주변의 피로감을 해소한다.

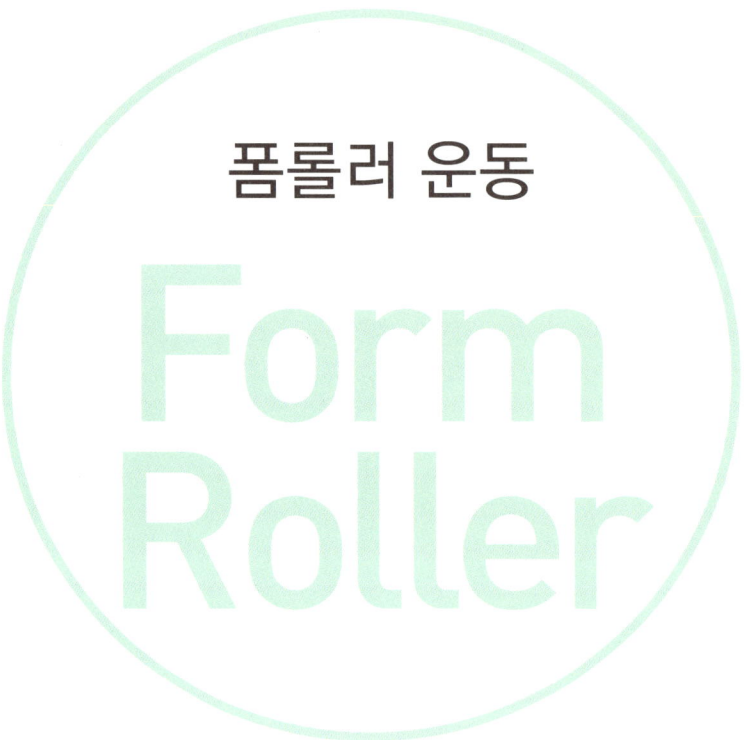

1 무릎을 세우고 누운 자세를 취한 다음, 목 뒤에 폼롤러를 받친다.

2 턱을 아래로 당겨 목 뒤쪽을 늘인 상태에서 고개를 좌우로 움직이며 승모근을 이완한다.

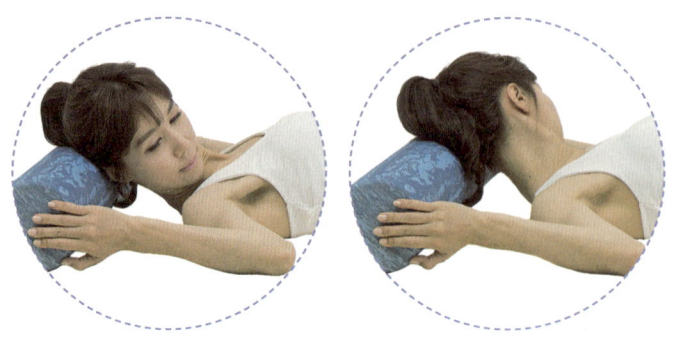

어깨 스트레칭 Shoulder Stretching 굽은 어깨를 개선하고 오십견을 예방한다.

1 폼롤러를 세로로 놓고 조심스럽게 누워 머리부터 꼬리뼈까지 폼롤러 위에 잘 맞춘다.

2 팔을 들어 머리 위로 뻗고, 팔을 내리며 어깨를 회전해 어깨 주변 근육을 이완한다.

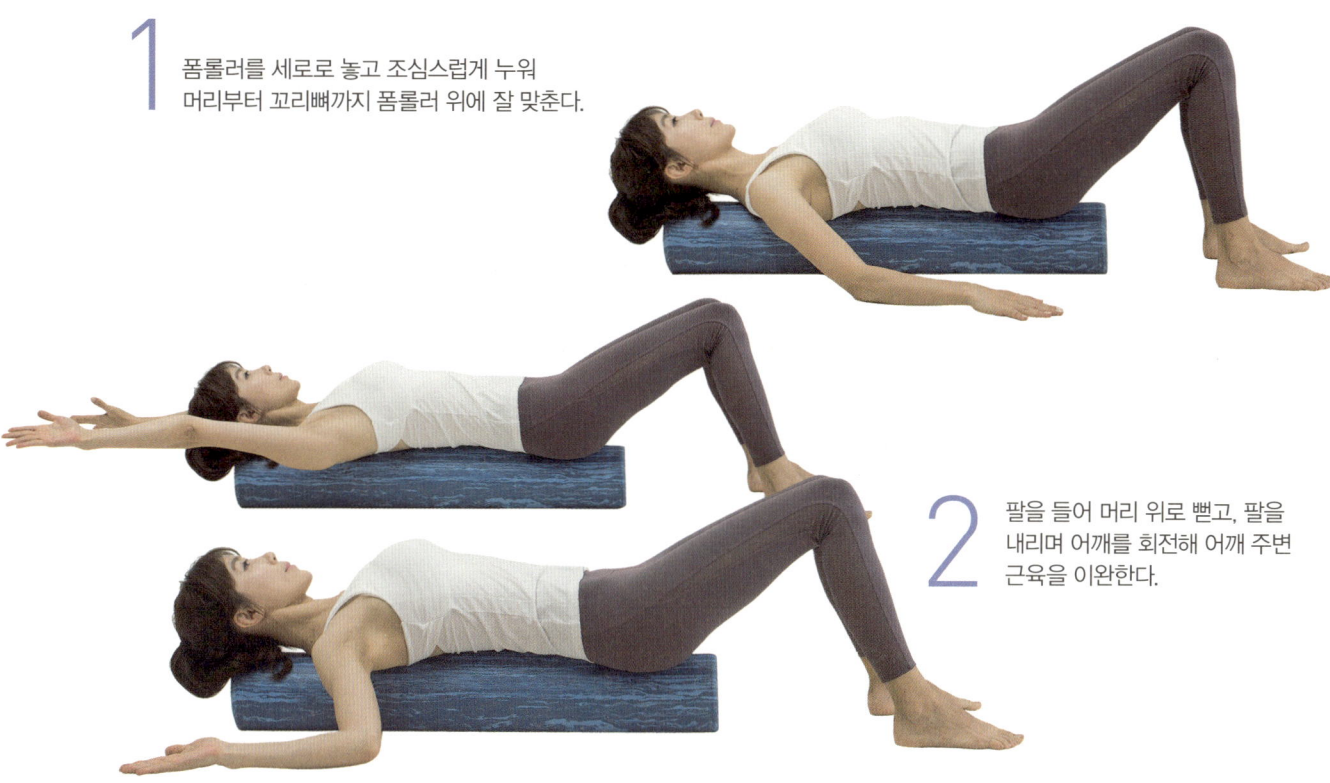

상체 스트레칭 Upper Body Stretching 굽은 상체를 교정하고 명치 주변을 자극해 소화를 돕는다.

1 무릎을 세우고 뒤로 누운 다음, 폼롤러를 등 뒤에 놓고 조심스럽게 준비 자세를 취한다.

2 상체를 뒤로 젖히고 양손으로 머리 뒤를 받친 다음, 상체를 둥글게 말아 올린다.

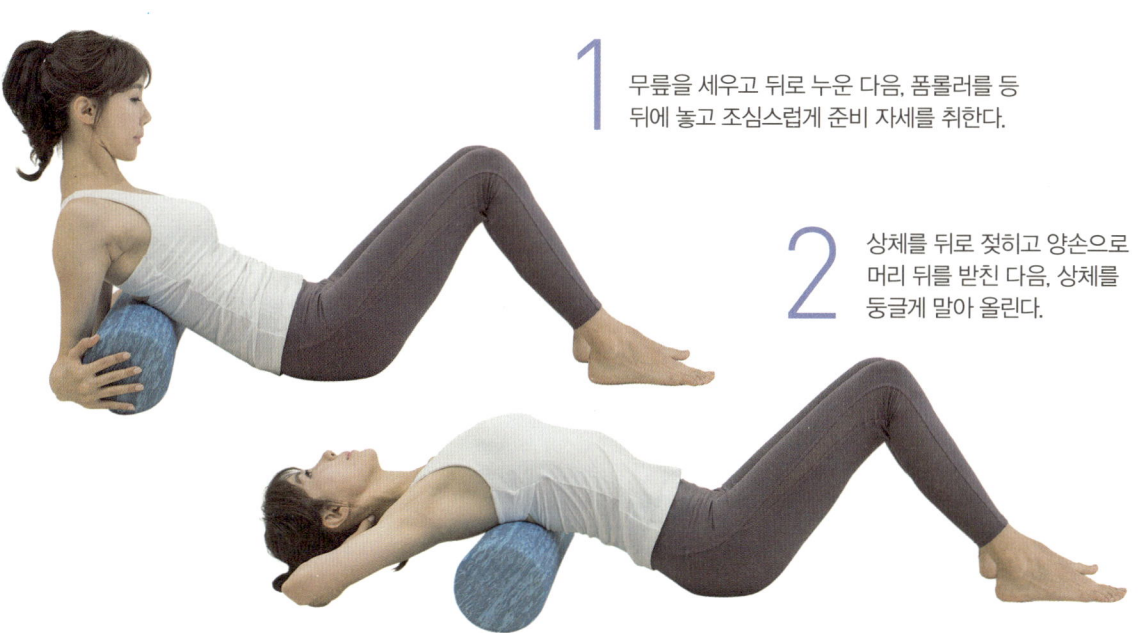

하체 스트레칭 Lower Body Stretching

폼롤러 위에서 하체 근육을 마사지함으로써 다리의 피로를 풀고 부종을 예방한다.

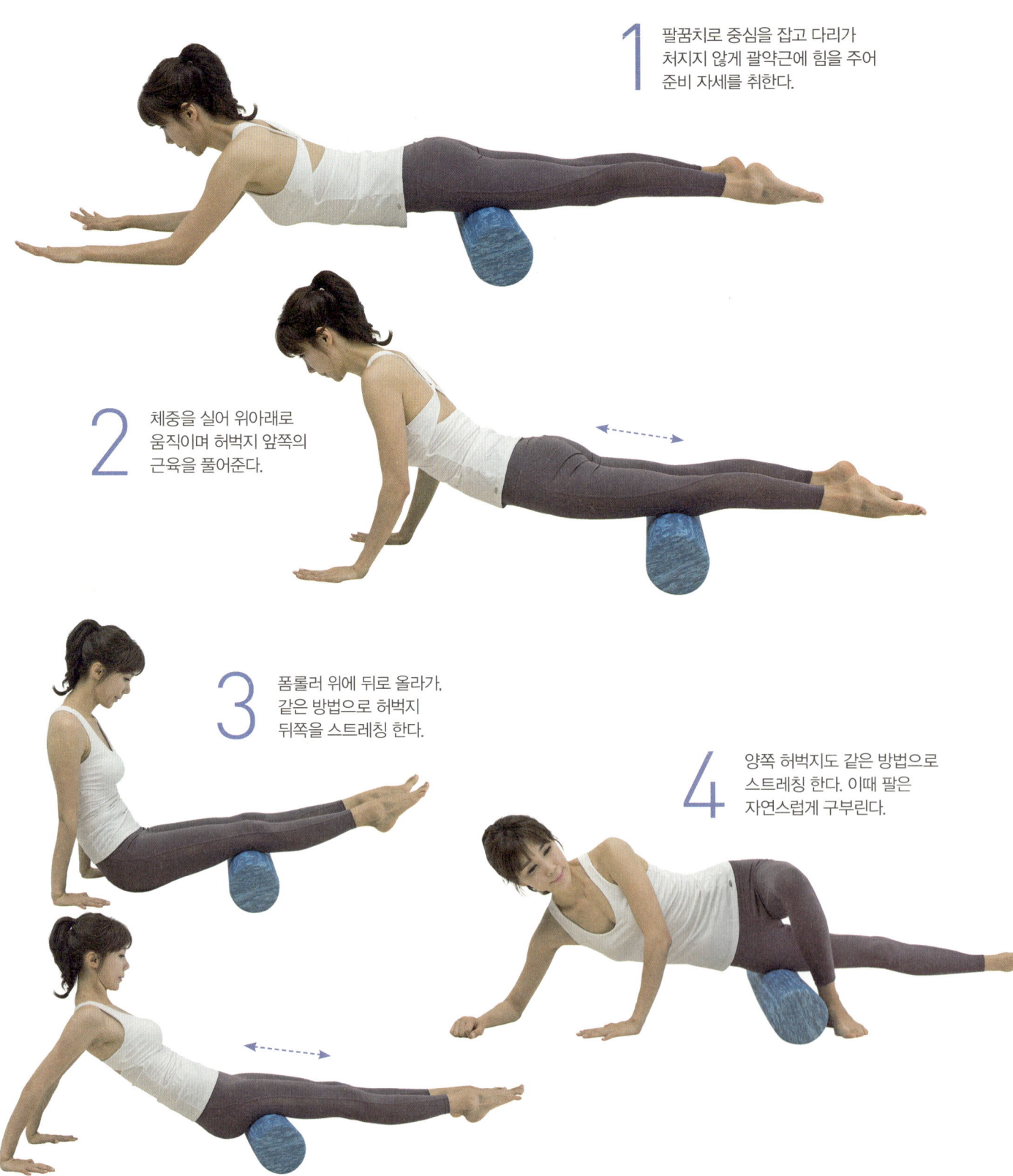

1. 팔꿈치로 중심을 잡고 다리가 처지지 않게 괄약근에 힘을 주어 준비 자세를 취한다.

2. 체중을 실어 위아래로 움직이며 허벅지 앞쪽의 근육을 풀어준다.

3. 폼롤러 위에 뒤로 올라가, 같은 방법으로 허벅지 뒤쪽을 스트레칭 한다.

4. 양쪽 허벅지도 같은 방법으로 스트레칭 한다. 이때 팔은 자연스럽게 구부린다.

후면 스트레칭 Back of the Body Stretching

등에서 허리, 다리까지 이어지는 전신의 후면을 이완해 유연성을 높인다.

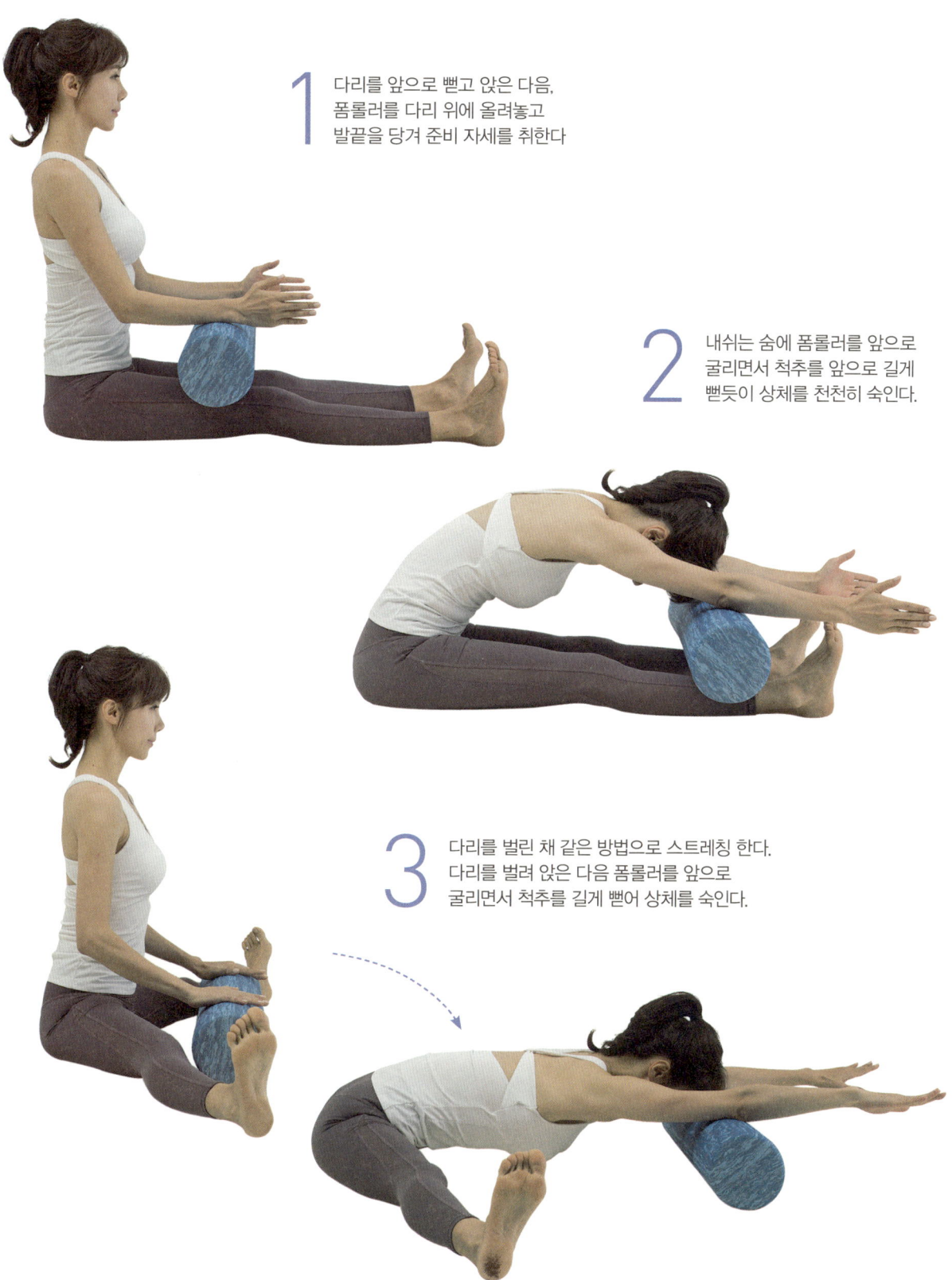

1. 다리를 앞으로 뻗고 앉은 다음, 폼롤러를 다리 위에 올려놓고 발끝을 당겨 준비 자세를 취한다

2. 내쉬는 숨에 폼롤러를 앞으로 굴리면서 척추를 앞으로 길게 뻗듯이 상체를 천천히 숙인다.

3. 다리를 벌린 채 같은 방법으로 스트레칭 한다. 다리를 벌려 앉은 다음 폼롤러를 앞으로 굴리면서 척추를 길게 뻗어 상체를 숙인다.

윗몸일으키기 Curl Up
뱃살 제거에 효과적인 대표적인 운동. 윗배 근육을 단련하는 데 도움이 된다.

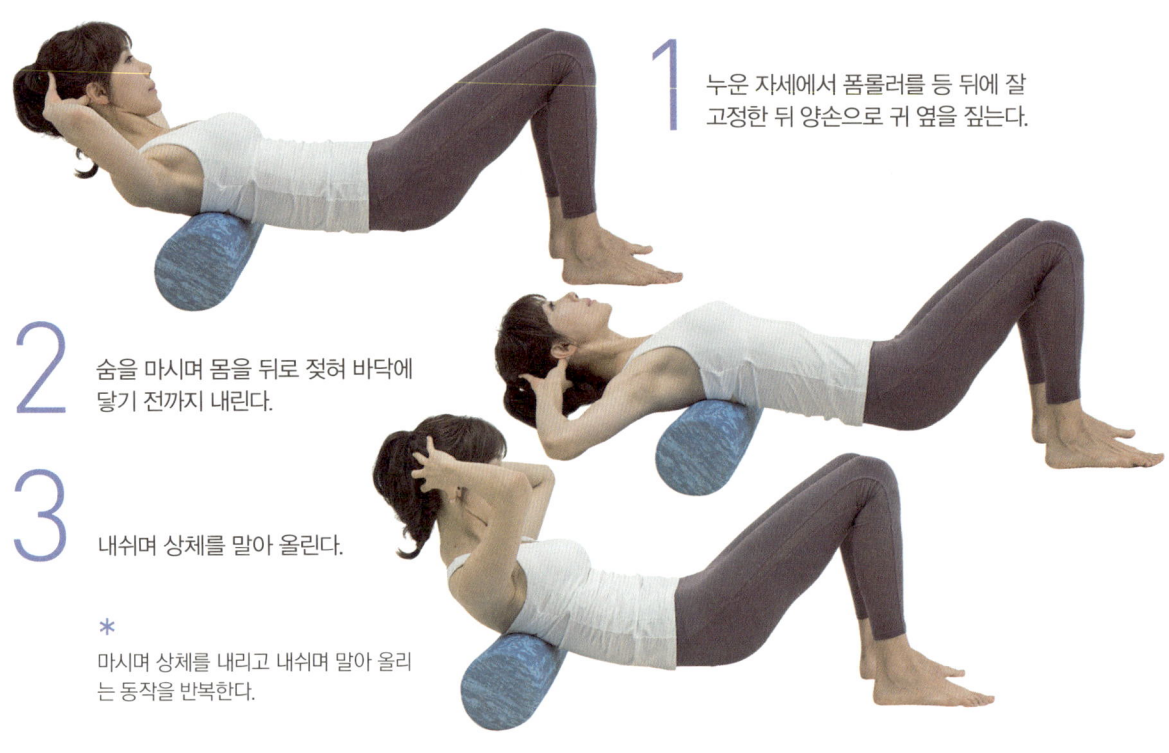

1 누운 자세에서 폼롤러를 등 뒤에 잘 고정한 뒤 양손으로 귀 옆을 짚는다.

2 숨을 마시며 몸을 뒤로 젖혀 바닥에 닿기 전까지 내린다.

3 내쉬며 상체를 말아 올린다.

* 마시며 상체를 내리고 내쉬며 말아 올리는 동작을 반복한다.

다리 들어올리기 Leg Raise
컬업과 함께 뱃살 제거에 효과적이다. 특히 아랫배 근육을 단련하는 데 도움이 된다.

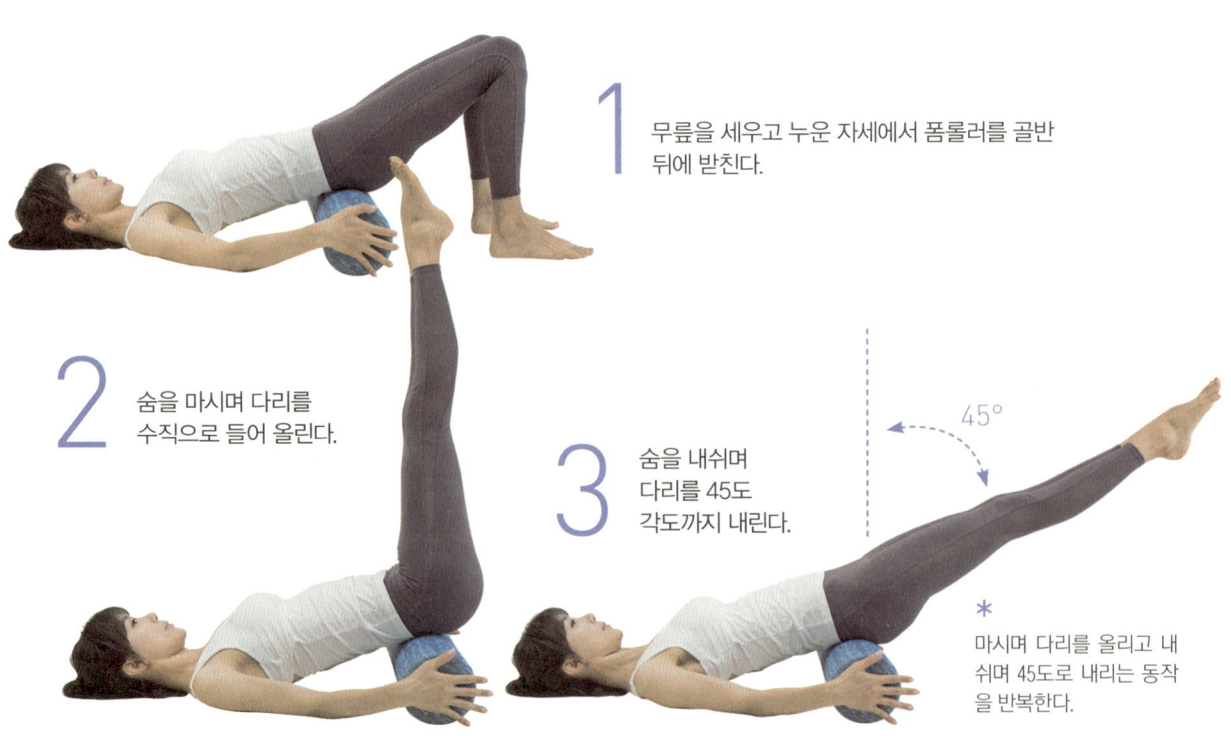

1 무릎을 세우고 누운 자세에서 폼롤러를 골반 뒤에 받친다.

2 숨을 마시며 다리를 수직으로 들어 올린다.

3 숨을 내쉬며 다리를 45도 각도까지 내린다.

* 마시며 다리를 올리고 내쉬며 45도로 내리는 동작을 반복한다.

다리 번갈아 뻗기 Single Leg Stretch

코어의 힘과 유연성을 향상시키고 하체의 혈액순환을 돕는다.

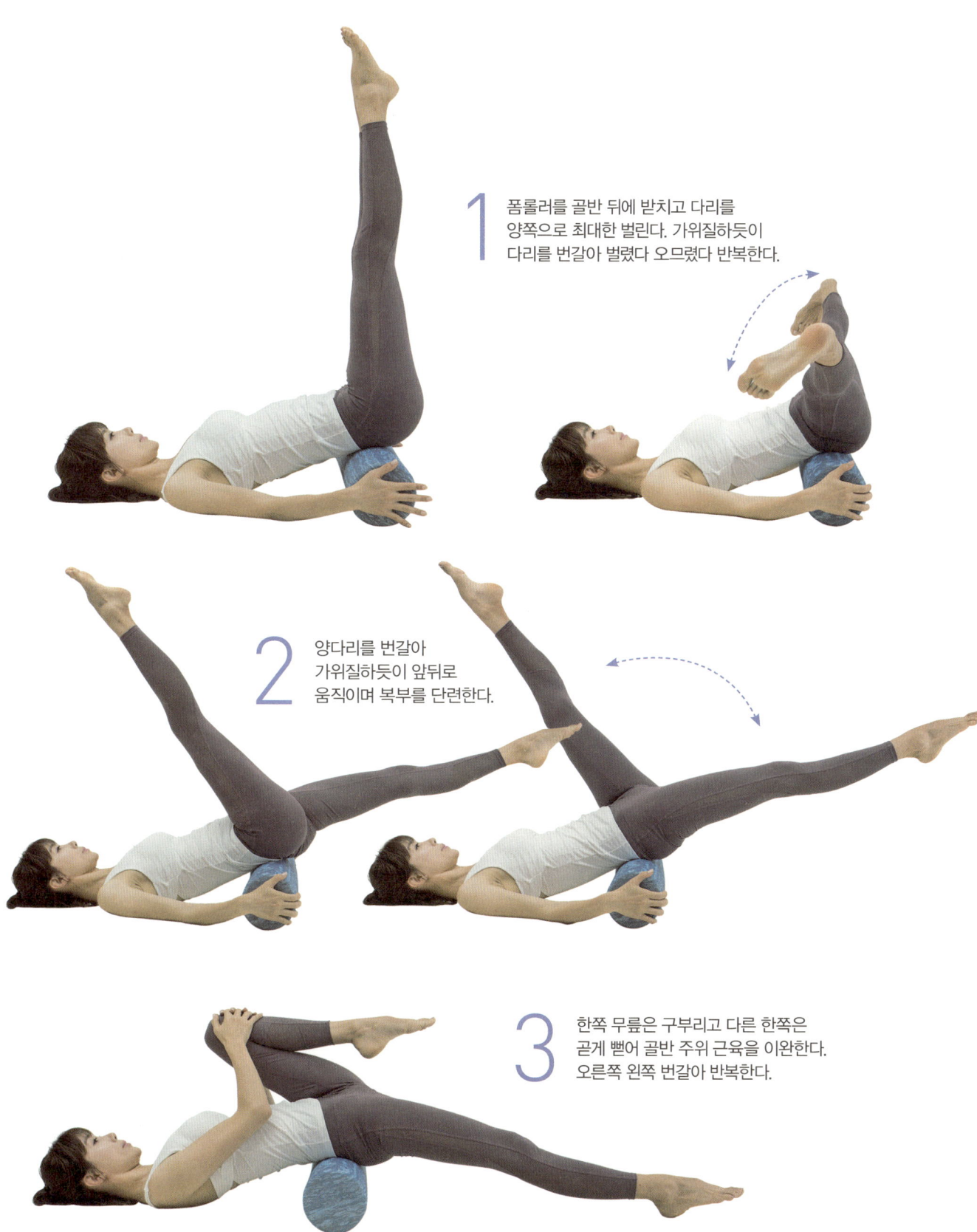

1. 폼롤러를 골반 뒤에 받치고 다리를 양쪽으로 최대한 벌린다. 가위질하듯이 다리를 번갈아 벌렸다 오므렸다 반복한다.

2. 양다리를 번갈아 가위질하듯이 앞뒤로 움직이며 복부를 단련한다.

3. 한쪽 무릎은 구부리고 다른 한쪽은 곧게 뻗어 골반 주위 근육을 이완한다. 오른쪽 왼쪽 번갈아 반복한다.

백조 자세 Swan 　척추기립근을 강화해 어깨와 등, 엉덩이를 탄탄하고 반듯하게 가꿔준다.

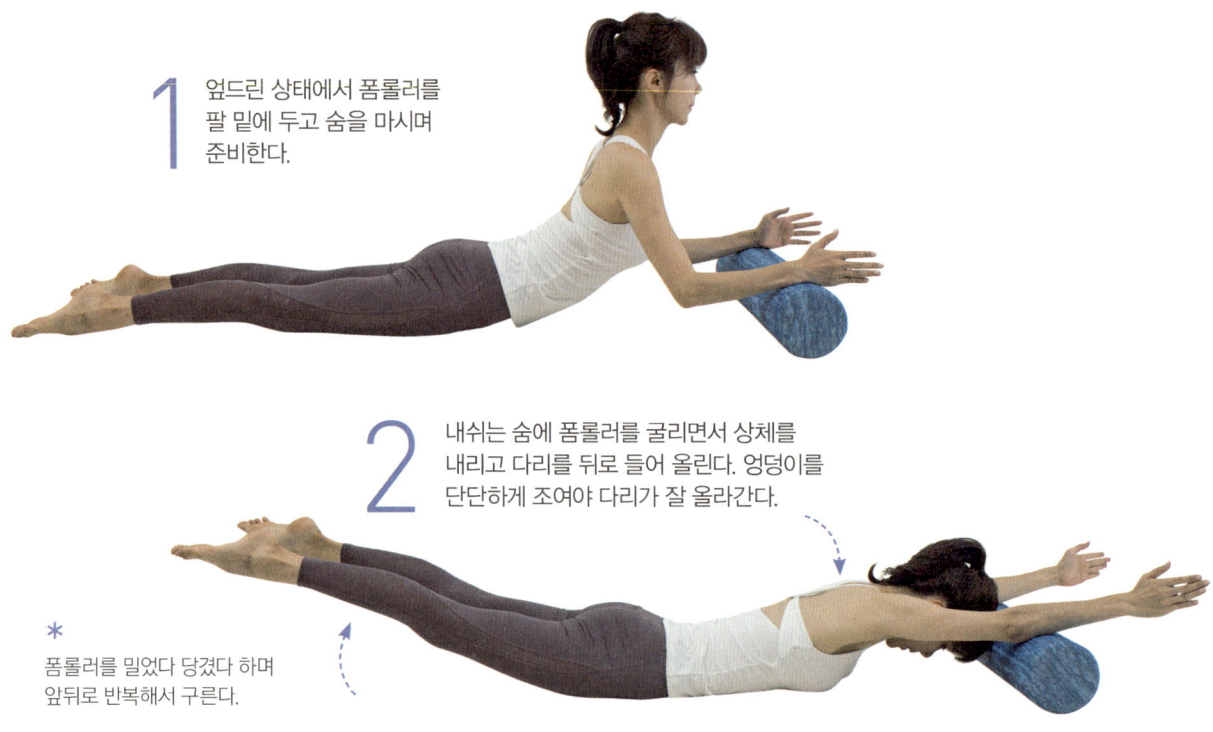

1 엎드린 상태에서 폼롤러를 팔 밑에 두고 숨을 마시며 준비한다.

2 내쉬는 숨에 폼롤러를 굴리면서 상체를 내리고 다리를 뒤로 들어 올린다. 엉덩이를 단단하게 조여야 다리가 잘 올라간다.

* 폼롤러를 밀었다 당겼다 하며 앞뒤로 반복해서 구른다.

무릎 구부려 앉기 Squat 　하체의 근력을 향상시키고 다리와 엉덩이를 탄력 있게 가꿔준다.

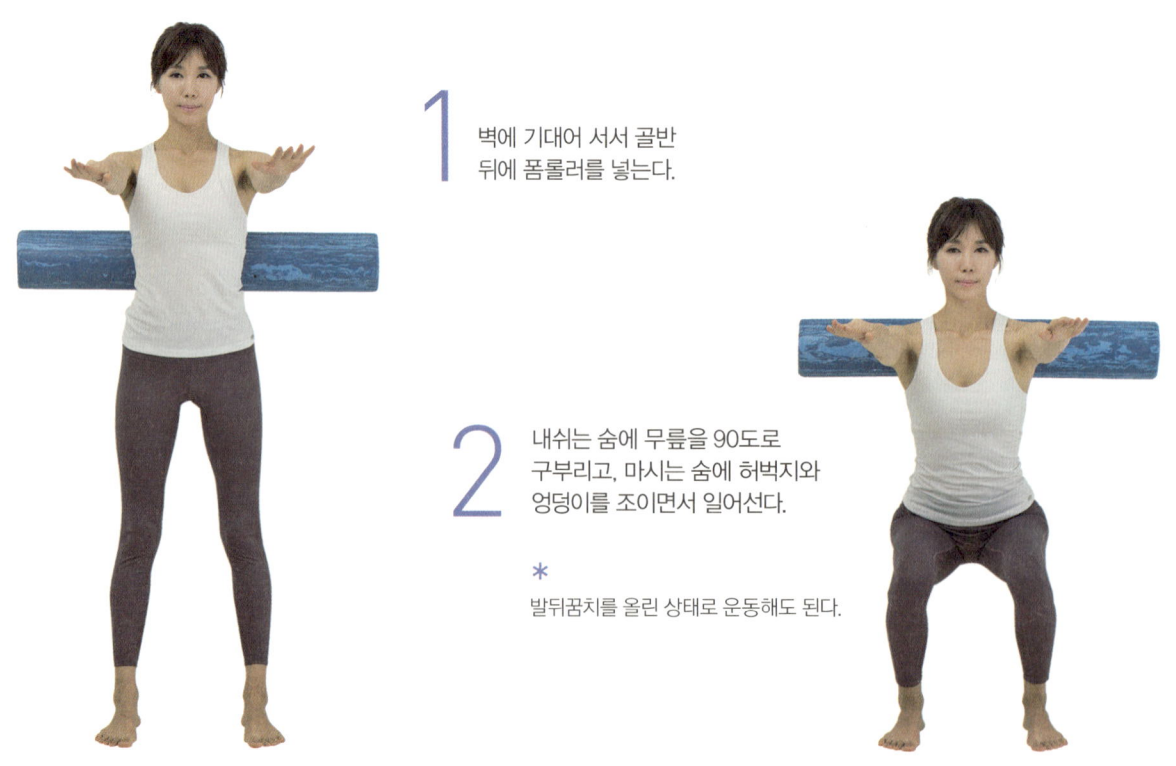

1 벽에 기대어 서서 골반 뒤에 폼롤러를 넣는다.

2 내쉬는 숨에 무릎을 90도로 구부리고, 마시는 숨에 허벅지와 엉덩이를 조이면서 일어선다.

* 발뒤꿈치를 올린 상태로 운동해도 된다.

링 운동
Pillates Ring

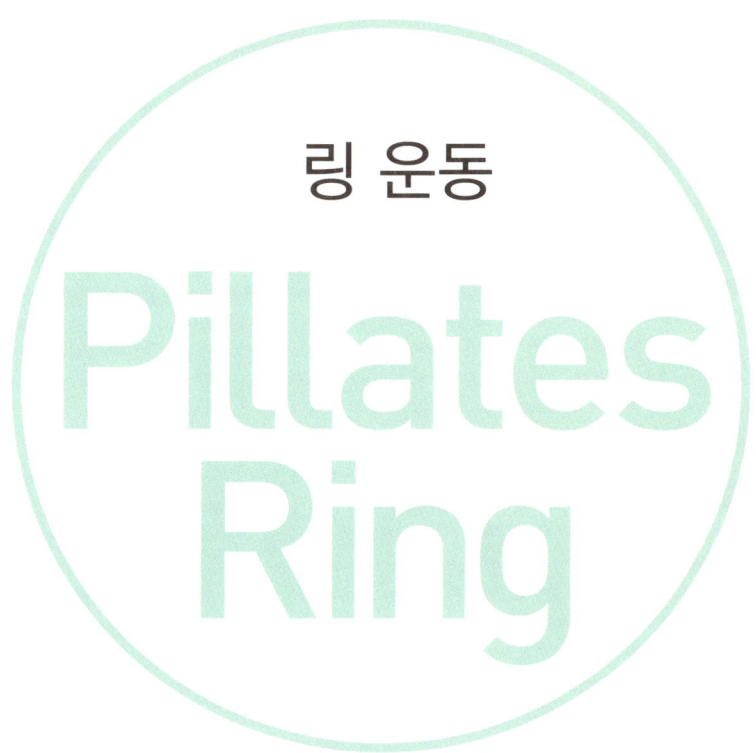

옆구리 스트레칭 Side Stretching — 소화를 돕고 피로를 풀어주며 상체를 날씬하게 가꾸어준다.

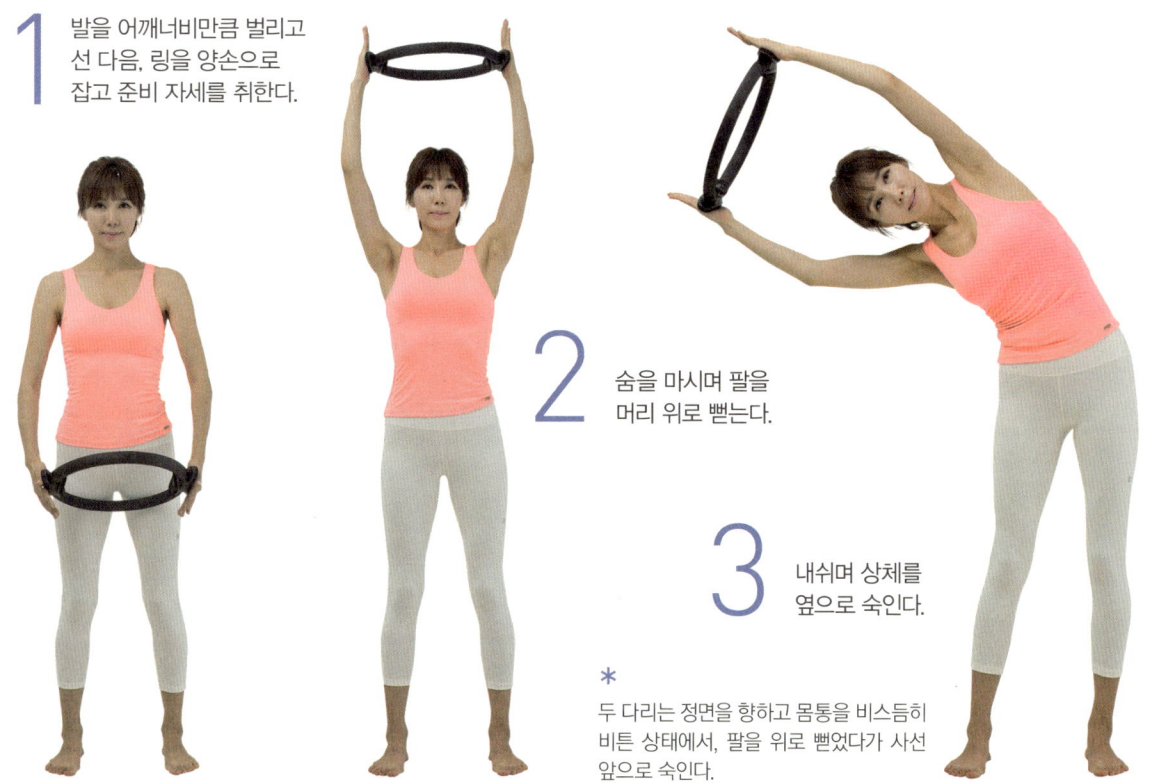

1. 발을 어깨너비만큼 벌리고 선 다음, 링을 양손으로 잡고 준비 자세를 취한다.
2. 숨을 마시며 팔을 머리 위로 뻗는다.
3. 내쉬며 상체를 옆으로 숙인다.

* 두 다리는 정면을 향하고 몸통을 비스듬히 비튼 상태에서, 팔을 위로 뻗었다가 사선 앞으로 숙인다.

전신 스트레칭 Full Body Stretching

온몸의 피로를 해소하고 어깨와 가슴, 허리와 다리를 유연하게 만들어준다.

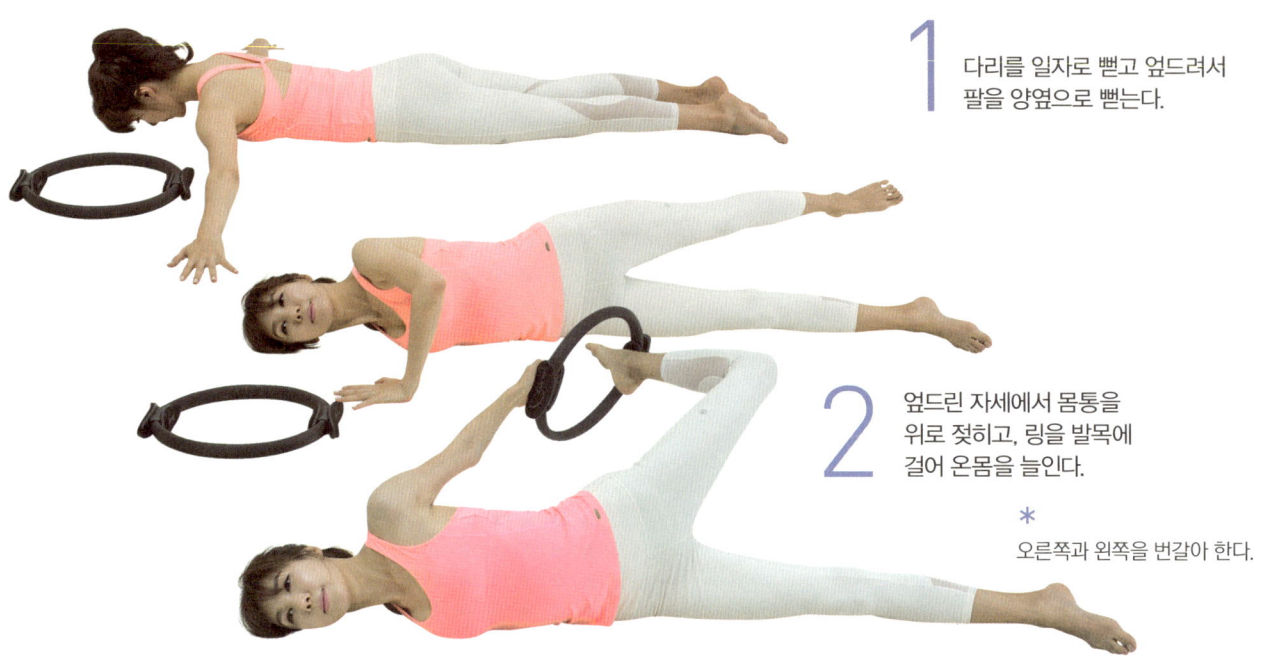

1. 다리를 일자로 뻗고 엎드려서 팔을 양옆으로 뻗는다.

2. 엎드린 자세에서 몸통을 위로 젖히고, 링을 발목에 걸어 온몸을 늘인다.

* 오른쪽과 왼쪽을 번갈아 한다.

종아리 스트레칭 Calf Stretching

제2의 심장이라 불리는 종아리를 자극해서 온몸의 혈액순환을 돕는다.

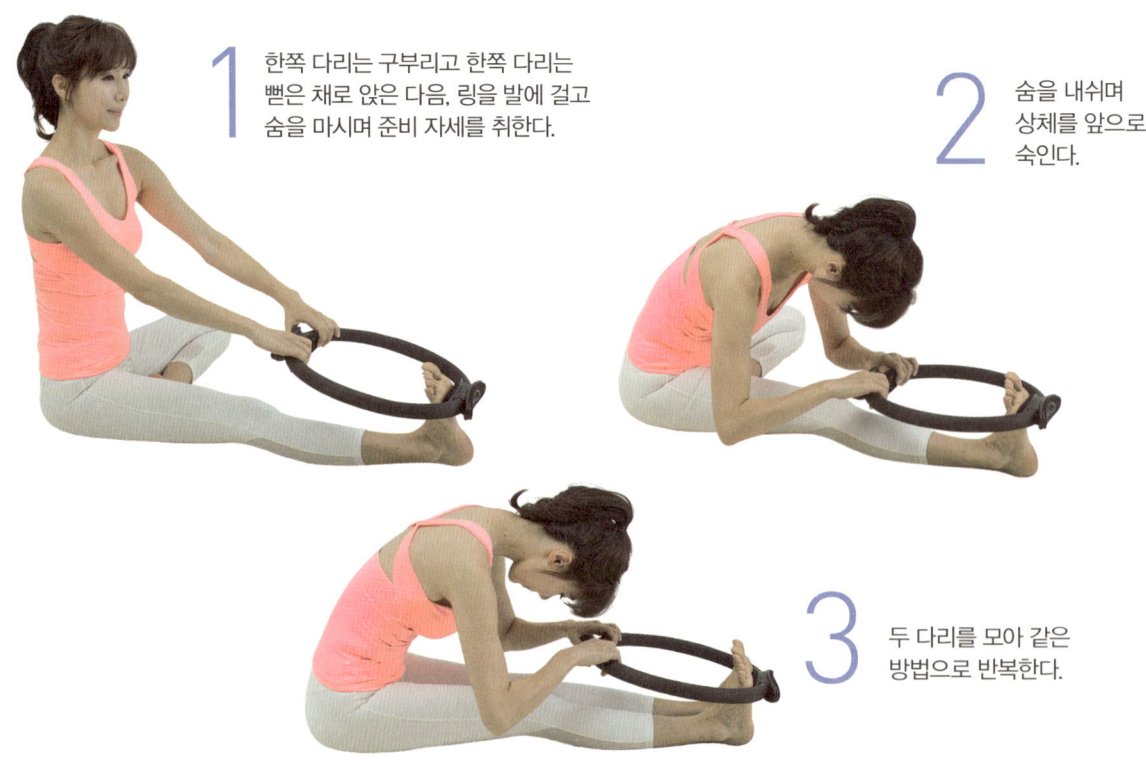

1. 한쪽 다리는 구부리고 한쪽 다리는 뻗은 채로 앉은 다음, 링을 발에 걸고 숨을 마시며 준비 자세를 취한다.

2. 숨을 내쉬며 상체를 앞으로 숙인다.

3. 두 다리를 모아 같은 방법으로 반복한다.

허벅지 스트레칭 Thigh Stretching
허리와 다리 주변의 신경통을 예방하고, 하체 비만을 해소하며, 몸을 유연하게 만들어준다.

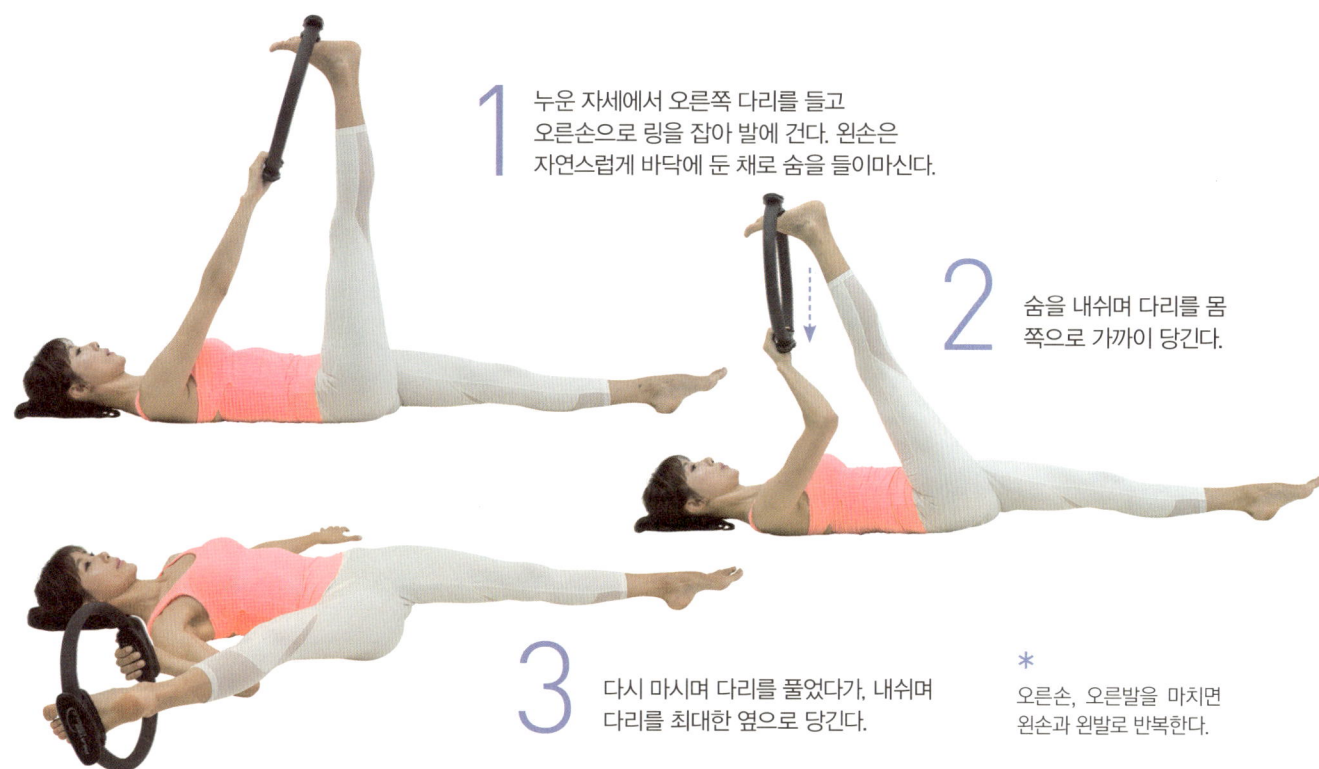

1. 누운 자세에서 오른쪽 다리를 들고 오른손으로 링을 잡아 발에 건다. 왼손은 자연스럽게 바닥에 둔 채로 숨을 들이마신다.

2. 숨을 내쉬며 다리를 몸 쪽으로 가까이 당긴다.

3. 다시 마시며 다리를 풀었다가, 내쉬며 다리를 최대한 옆으로 당긴다.

* 오른손, 오른발을 마치면 왼손과 왼발로 반복한다.

척추 스트레칭 Single Leg Roll-Up
척추를 늘여 주변 근육을 부드럽게 하고 복부의 힘을 길러준다.

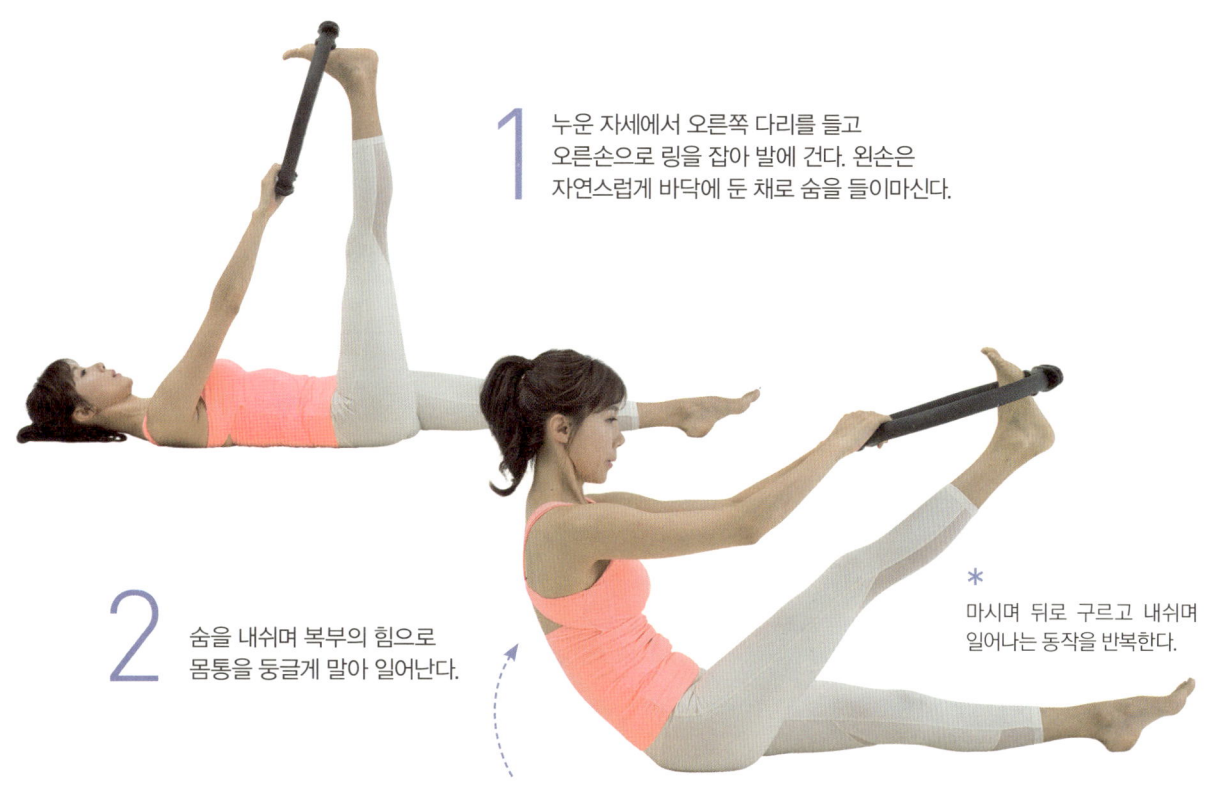

1. 누운 자세에서 오른쪽 다리를 들고 오른손으로 링을 잡아 발에 건다. 왼손은 자연스럽게 바닥에 둔 채로 숨을 들이마신다.

2. 숨을 내쉬며 복부의 힘으로 몸통을 둥글게 말아 일어난다.

* 마시며 뒤로 구르고 내쉬며 일어나는 동작을 반복한다.

가슴 운동 Chest Press
가슴 주변의 근육을 단련해 팔과 어깨를 탄력 있고 아름답게 가꾸어준다.

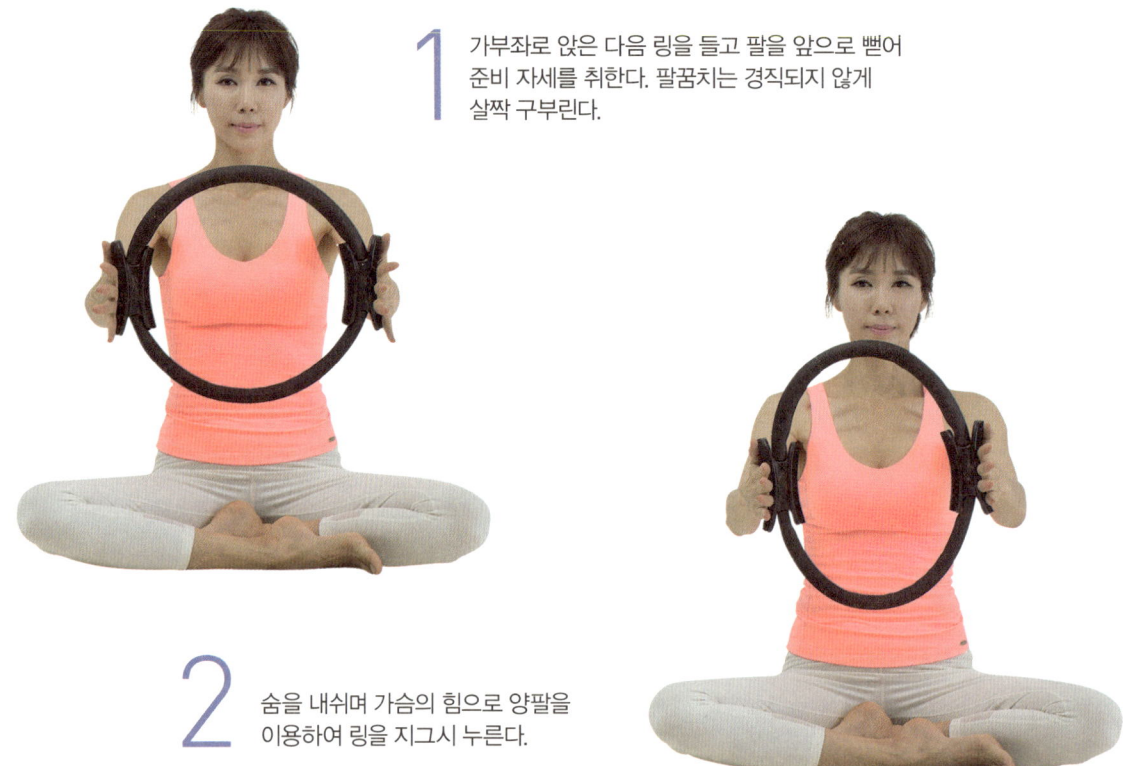

1 가부좌로 앉은 다음 링을 들고 팔을 앞으로 뻗어 준비 자세를 취한다. 팔꿈치는 경직되지 않게 살짝 구부린다.

2 숨을 내쉬며 가슴의 힘으로 양팔을 이용하여 링을 지그시 누른다.

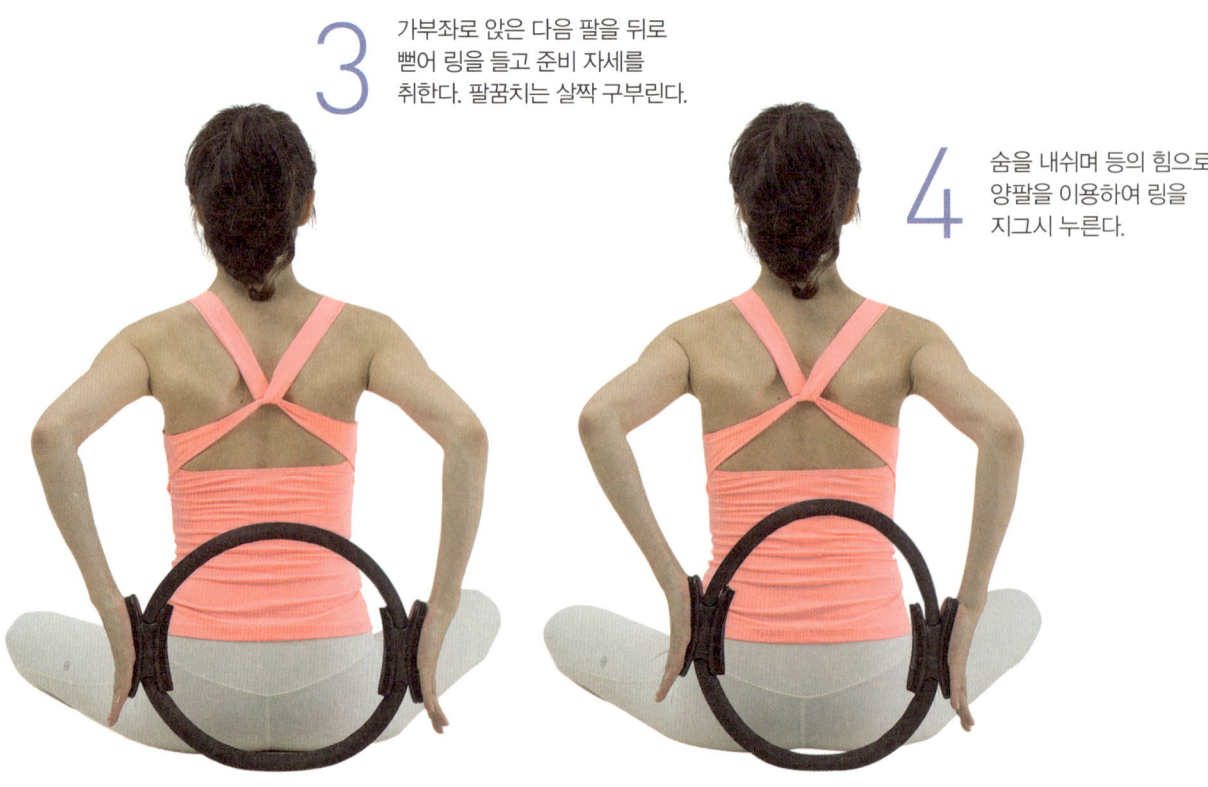

3 가부좌로 앉은 다음 팔을 뒤로 뻗어 링을 들고 준비 자세를 취한다. 팔꿈치는 살짝 구부린다.

4 숨을 내쉬며 등의 힘으로 양팔을 이용하여 링을 지그시 누른다.

허벅지 운동 Bridge

허벅지 안쪽의 근육을 단련해 탄력 있는 허벅지를 만들고 처진 엉덩이를 올려준다.

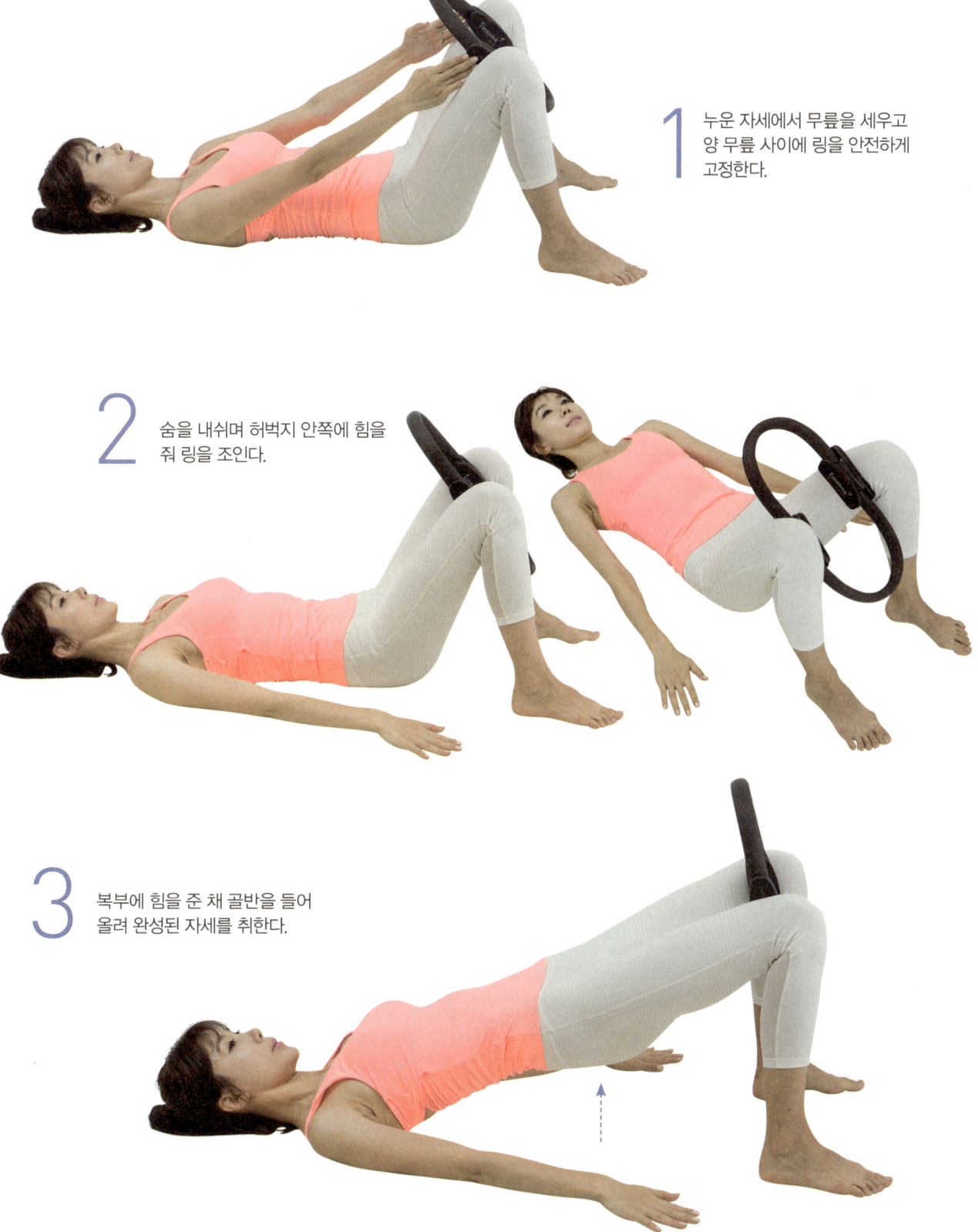

1 누운 자세에서 무릎을 세우고 양 무릎 사이에 링을 안전하게 고정한다.

2 숨을 내쉬며 허벅지 안쪽에 힘을 줘 링을 조인다.

3 복부에 힘을 준 채 골반을 들어 올려 완성된 자세를 취한다.

백 번 숨쉬기 Hundred

복부와 허벅지 근육을 단련하는 동작으로 코어의 힘을 길러주고 허벅지를 탄탄하게 만든다.

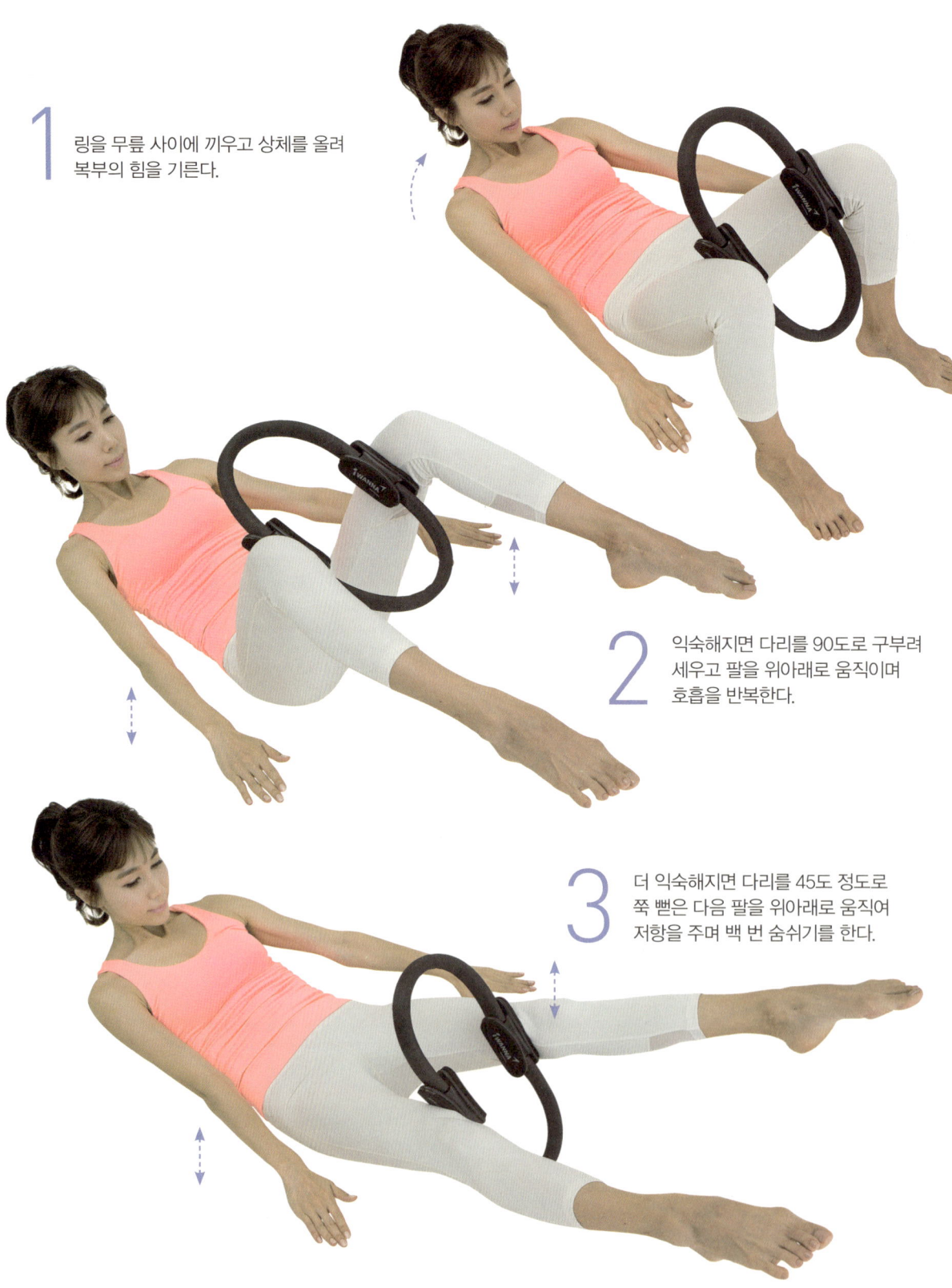

1. 링을 무릎 사이에 끼우고 상체를 올려 복부의 힘을 기른다.

2. 익숙해지면 다리를 90도로 구부려 세우고 팔을 위아래로 움직이며 호흡을 반복한다.

3. 더 익숙해지면 다리를 45도 정도로 쭉 뻗은 다음 팔을 위아래로 움직여 저항을 주며 백 번 숨쉬기를 한다.

복부 운동 Leg Raise 코어 근육을 강화해 복부를 탄탄하게 하고 신체 조절 능력을 향상시킨다.

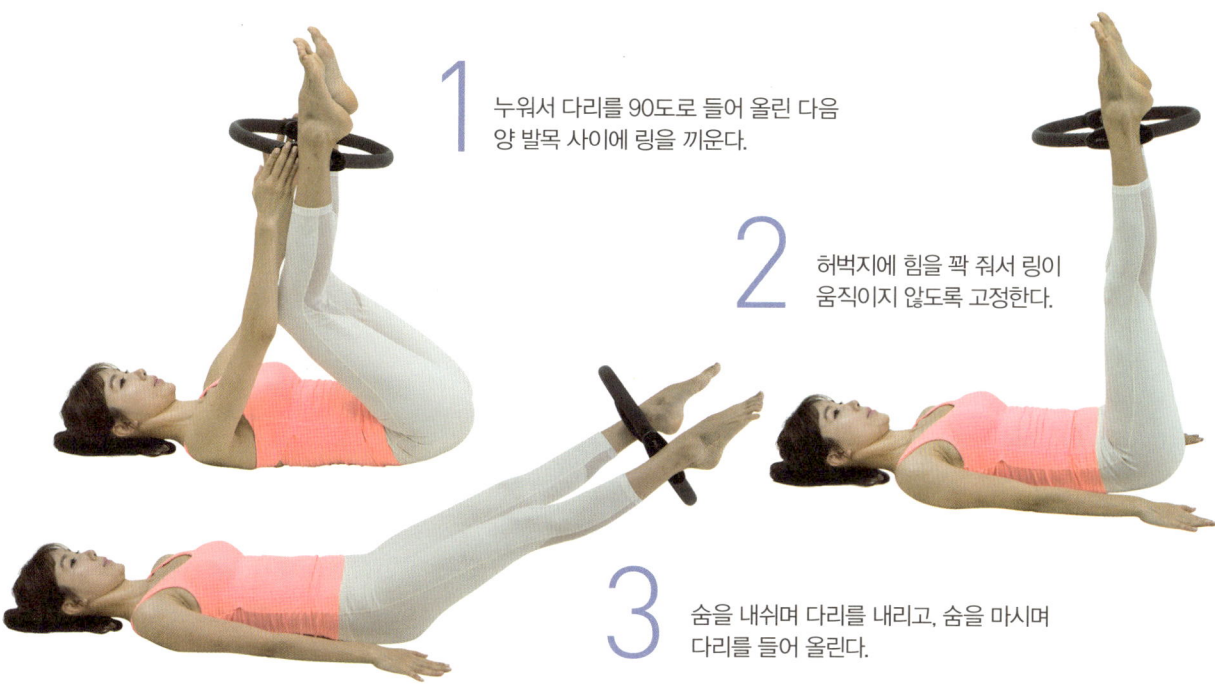

1 누워서 다리를 90도로 들어 올린 다음 양 발목 사이에 링을 끼운다.

2 허벅지에 힘을 꽉 줘서 링이 움직이지 않도록 고정한다.

3 숨을 내쉬며 다리를 내리고, 숨을 마시며 다리를 들어 올린다.

코어 균형 운동 Teasere 복부의 근력을 향상시키고 신체 균형감각을 길러준다.

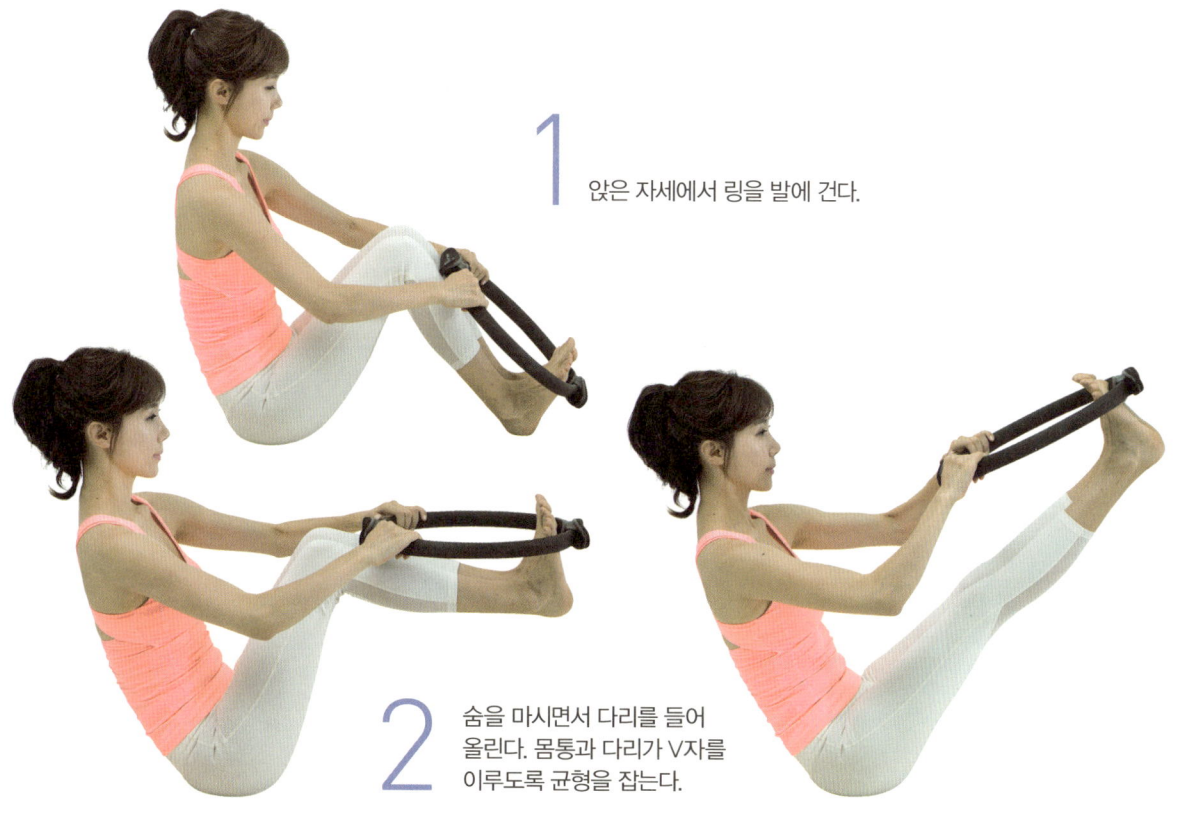

1 앉은 자세에서 링을 발에 건다.

2 숨을 마시면서 다리를 들어 올린다. 몸통과 다리가 V자를 이루도록 균형을 잡는다.

유익한 정보와 다양한 이벤트가 있는
리스컴 블로그로 놀러 오세요!

홈페이지 www.leescom.com
리스컴 블로그 blog.naver.com/leescomm
페이스북 facebook.com/leescombook

Sophia's
필라테스 홈트

지은이 | 박서희

사진 | 최해성(Bay Studio 02-3446-7426)
의상 협찬 | 트루폭시(www.truefoxy.com 1688-0781)
메이크업 & 헤어 | 롭코스티아민(010-2902-7353)

편집 | 안혜진 이희진
디자인 | 양혜민 이미정
마케팅 | 김종선 이진목 박인지
경영관리 | 서민주

출력·인쇄 | HEP

초판 1쇄 | 2018년 1월 22일
초판 13쇄 | 2021년 9월 1일

펴낸이 | 이진희
펴낸 곳 | 리스컴

주소 | 서울시 강남구 밤고개로 1길 10, 수서현대벤처빌 1427호
전화번호 | 대표번호 02-540-5192
　　　　　　영업부 02-540-5193
　　　　　　편집부 02-544-5922, 5933 / 544-5944
FAX | 02-540-5194
등록번호 | 제2-3348

이 책은 저작권의 보호를 받는 출판물입니다.
이 책에 실린 사진과 글의 무단 전재 및 복제를 금합니다.
잘못된 책은 바꾸어 드립니다.

ISBN 979-11-5616-129-5　13510
책값은 뒤표지에 있습니다.